症例から学ぶ
発見・診断・治療・フォローのポイント

ESDエキスパートが教える

上部消化管内視鏡診療のすべて

［編集］
菊池大輔

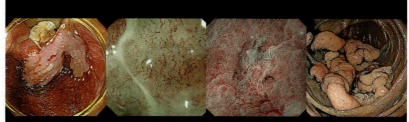

日本医事新報社

●執筆者（掲載順）

菊池大輔	虎の門病院分院消化管センター内科
鈴木悠悟	虎の門病院消化器内科
上山浩也	順天堂大学医学部消化器内科
加藤元彦	慶應義塾大学医学部内視鏡センター
飯塚敏郎	都立駒込病院消化器内科
堅田親利	京都大学医学部附属病院腫瘍内科
岸本　曜	京都大学医学部附属病院耳鼻咽喉科・頭頸部外科
伊藤寛朗	京都大学医学部附属病院病理診断科
武藤　学	京都大学医学部附属病院腫瘍内科
石山晃世志	がん研有明病院上部消化管内科
川田研郎	東京医科歯科大学消化管外科
引地拓人	福島県立医科大学附属病院内視鏡診療部
門田智裕	国立がん研究センター東病院消化管内視鏡科
矢野友規	国立がん研究センター東病院消化管内視鏡科
由雄敏之	がん研有明病院上部消化管内科
根本大樹	福島県立医科大学附属病院内視鏡診療部
本多晶子	竹田綜合病院消化器内科
松浦倫子	慶應義塾大学医学部腫瘍センター低侵襲療法研究開発部門
立田哲也	弘前大学医学部消化器内科
山本佳宣	兵庫県立がんセンター消化器内科
島村勇人	昭和大学江東豊洲病院消化器センター
田中一平	昭和大学江東豊洲病院消化器センター
井上晴洋	昭和大学江東豊洲病院消化器センター
土橋　昭	東京慈恵会医科大学附属柏病院内視鏡部
山本純平	東京慈恵会医科大学附属柏病院内視鏡部
八田和久	東北大学病院消化器内科
山下　聡	虎の門病院分院 消化管センター内科
前畑忠輝	聖マリアンナ医科大学消化器内科
滝沢耕平	神奈川県立がんセンター消化器内科
佐々木文郷	鹿児島大学病院消化器内科
鳥谷洋右	岩手医科大学消化器内科
大野亜希子	杏林大学医学部消化器内科
阿部清一郎	国立がん研究センター中央病院内視鏡科
落合頼業	虎の門病院消化器内科
鈴木　翔	国際医療福祉大学市川病院消化器内科
藤浪　斗	富山大学附属病院光学医療診療部
中山敦史	慶應義塾大学医学部腫瘍センター低侵襲療法研究開発部門
矢作直久	慶應義塾大学医学部腫瘍センター低侵襲療法研究開発部門
土肥　統	京都府立医科大学消化器内科
郷田憲一	獨協医科大学内科学（消化器）講座
石川　学	獨協医科大学内科学（消化器）講座
川田陽介	獨協医科大学内科学（消化器）講座
近藤真之	獨協医科大学内科学（消化器）講座
金森　瑛	獨協医科大学内科学（消化器）講座
阿部圭一朗	獨協医科大学内科学（消化器）講座
入澤篤志	獨協医科大学内科学（消化器）講座
石田和之	獨協医科大学病理診断学講座
竹内洋司	群馬大学医学部附属病院光学医療診療部

編集にあたって

　上部消化管は、咽頭から食道、胃、十二指腸までそれぞれに機能や形態が異なる。各臓器のリスクファクターを熟知し、全体をくまなく観察することは発見において重要であるが、より発生頻度の高い部位に注意を払うべきである。また、それぞれの臓器で様々な診断基準が提唱されているが、実際にはどの所見をより着目し重点を置くべきかについて判断に迷う。そして、同じ ESD といっても、使用する内視鏡やナイフ、高周波の設定まで、各臓器・各術者で治療のコツとポイントがある。治療後の病理診断による治癒基準も各臓器で異なり、自ずとフォローの方法も異なってくる。

　内視鏡医の最も楽しく、厳しいところは、これらのすべてのフェーズをひとりで責任をもって行うことである。発見から診断、治療、そしてフォローまで患者さんを丁寧に診療することで、多くのことを経験し、学ぶことができる。ただし、実際にはすべてのフェーズを通して経験できる機会は決して多くはない。また各フェーズの専門的な知識を羅列する書籍は多いが、すべてのフェーズを網羅的に学べる書籍は少ない。

　本書では各臓器のエキスパートの内視鏡医に直接執筆をお願いし、症例を通して内視鏡診療の神髄を解説していただいた。発見、診断、治療、そしてフォローのすべてのフェーズを通して学ぶことで内視鏡診療の全貌をとらえることができ、各フェーズでどのようなことに注意して診療にあたり、次のフェーズにどのように入るべきかを考えられるような書籍となっている。なかなか経験することのない稀な病態だけでなく、比較的よく遭遇する病態にもエキスパートならではの極意が存在しており丁寧に解説をいただいている。お忙しい中ご執筆いただいた先生方に、この場を借りて御礼を申し上げます。

　本書がこれからの内視鏡診療のレベル向上の一助になれば幸いである。

菊池大輔

ESD エキスパートが教える
上部消化管内視鏡診療のすべて ◉ 目次

第1章　総論

1	咽頭病変の内視鏡診断と治療	菊池大輔	2
2	食道病変の内視鏡診断と治療	鈴木悠悟	16
3	胃病変の内視鏡診断と治療	上山浩也	28
4	十二指腸病変の内視鏡診断と治療	加藤元彦	39

第2章　咽頭

1	症例：70歳台、男性 検査目的：食道癌内視鏡治療後のフォロー	飯塚敏郎	52
2	症例：50歳台、男性 検査目的：食道癌治療後の定期検査	鈴木悠悟	58
3	症例：70歳台、女性 検査目的：食道癌治療前の精査	堅田親利・岸本 曜・伊藤寛朗・ 武藤 学	64
4	症例：70歳台、男性 検査目的：スクリーニングで発見された病変の精査	石山晃世志	71
5	症例：60歳台、男性 検査目的：下咽頭癌治療前の精査	川田研郎	78

第3章　食道

1	症例：60歳台、男性 検査目的：スクリーニング（対策型検診）	引地拓人	88
2	症例：70歳台、男性 検査目的：CRT後の経過観察	門田智裕・矢野友規	99
3	症例：70歳台、男性 検査目的：スクリーニング	由雄敏之	106
4	症例：70歳台、男性 検査目的：嚥下痛の精査	根本大樹・本多晶子	113
5	症例：70歳台、男性 検査目的：体重減少の精査	松浦倫子	121
6	症例：40歳台、男性 検査目的：胃癌検診後の精査	立田哲也	130
7	症例：70歳台、男性 検査目的：放射線治療後のフォロー	山本佳宣	137
8	症例：80歳台、男性 検査目的：食道アカラシアの精査	島村勇人・田中一平・井上晴洋	144
9	症例：80歳台、男性 検査目的：胃癌に対する精査目的	山本純平・土橋 昭	150

| 10 | 症例：70歳台、男性
検査目的：スクリーニング | 菊池大輔 | 159 |

第4章　胃

1	症例：80歳台、女性 検査目的：スクリーニング	上山浩也	168
2	症例：50歳台、男性 検査目的：胃粘膜下腫瘍様病変の精査	八田和久	174
3	症例：60歳台、男性 検査目的：大腸癌術後のスクリーニング	山下 聡	180
4	症例：60歳台、女性 検査目的：HP除菌後のスクリーニング	前畑忠輝	186
5	症例：60歳台、女性 検査目的：早期胃癌ESD後のサーベイランス	滝沢耕平	192
6	症例：70歳台、男性 検査目的：HP除菌後のスクリーニング	佐々木文郷	200
7	症例：80歳台、女性 検査目的：胃癌検診スクリーニング	鳥谷洋右	207
8	症例：70歳台、女性 検査目的：スクリーニング	大野亜希子	214
9	症例：70歳台、女性 検査目的：スクリーニング	阿部清一郎	222
10	症例：60歳台、男性 検査目的：スクリーニング	落合頼業	228
11	症例：70歳台、男性 検査目的：慢性胃炎のサーベイランス目的	鈴木 翔	235
12	症例：70歳台 検査目的：HP除菌後のスクリーニング	藤浪 斗	241

第5章　十二指腸

1	症例：40歳台、女性 検査目的：スクリーニング	中山敦史・矢作直久・加藤元彦	250
2	症例：60歳台、男性 検査目的：スクリーニング（対策型検診）	土肥 統	257
3	症例：70歳台、男性 検査目的：早期胃癌内視鏡治療後のサーベイランス	郷田憲一・石川 学・川田陽介・ 近藤真之・金森 瑛・阿部圭一朗・ 入澤篤志・石田和之	264
4	症例：80歳台前半、女性 検査目的：下腿浮腫、貧血の精査	竹内洋司	272

ESD エキスパートが教える
上部消化管内視鏡診療のすべて

第1章

総 論

| 第1章 | 総論 | 虎の門病院分院消化管センター内科 ● 菊池大輔 |

1 咽頭病変の内視鏡診断と治療

咽頭病変の診断

- 咽頭・喉頭は解剖学的に凹凸が強く、声帯や喉頭蓋が存在することから一視野ですべてを網羅することは困難である。また軟骨やリンパ濾胞、嚢胞などの隆起もよく遭遇し、それらも内視鏡観察の妨げとなる。そのために定点的な観察が必須である。決められた順番で、決められた部位を毎回撮影することで、見落としを少なくする効果がある。

- その際に適宜 narrow band imaging（NBI）や blue laser imaging（BLI）などの画像強調内視鏡（image enhancement endoscopy：IEE）に拡大内視鏡を併用することが重要である[1]。筆者はまず白色光で観察を開始し、病変や異常を指摘した際には適宜 IEE に変更している。非常に反射が強く、できるだけ観察を短時間にしたいときには IEE で観察を行う。左右の梨状陥凹は病変の好発部位であり、白色光、IEE の両者でできるだけ観察をするようにしている。

1. ハイリスク症例の選定

- 咽頭の内視鏡観察は患者に苦痛を伴うため、すべての患者に定点的観察を行うのではなく、ハイリスク症例を選定するべきである。

- 咽頭癌のリスク因子は、アルコールやタバコの摂取量が多い、食道癌や咽頭癌の治療歴がある、緑黄色野菜を摂取しない、低 BMI など様々報告されている[2]。その中でもアルコール摂取は一番重要であるが、少量のアルコール摂取後に顔面が紅潮するフラッシングは、特に咽頭癌の大きなリスク因子である。また、内視鏡検査時に口腔内に黒色調の色素沈着（メラノーシス）や角化領域が認められる症例も、咽頭癌の危険が高いため注意深い観察が必要となる[3]。

2. 咽頭観察時の鎮静

- 咽頭観察の際には適切に鎮静剤を用いるべきである。発声を行ったり、バルサルバ法を行ったりすると観察がしやすくなるため、できるだけ意識を保った状態で苦痛を取り除く必要がある。ミダゾラムやプロポフォールでは鎮静は得られるものの、指示動作が困難となる。そのため我々は麻薬系鎮痛剤である塩酸ペチジンを用いている。山崎らはミダゾラム、ペチジンを比較する前向きランダム化比較試験を行っており、その結果においてもペチジンの有効性が報告されている[4]。

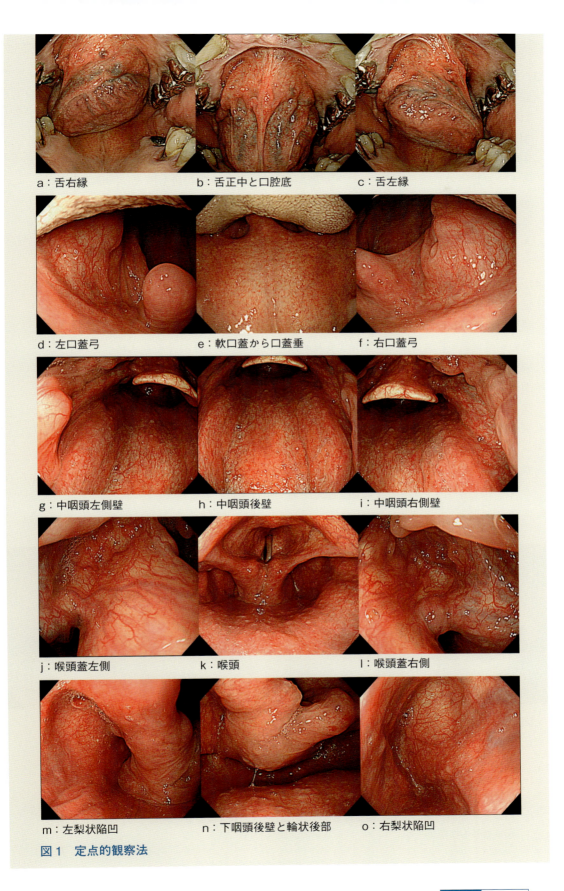

図1 定点的観察法

3. 定点的観察法

- 我々はハイリスク症例には定点的観察（図1）を行っている。まず硬口蓋や軟口蓋、口蓋垂、左右の口蓋弓を観察する[5]。この際「イー」と発声をさせることにより視野が広がり観察しやすくなる。その後少しずつupアングルをかけながら挿入し、中咽頭の後壁、左右側壁を観察する。まず左側壁の唾液や粘液を吸引して観察を行うと、検査中の誤嚥を予防することができる。ゆっくりと内視鏡を挿入し、喉頭、左右の梨状陥凹を観察する。発声をして声帯を閉じることで左右の梨状陥凹が広がるため、同部位の観察には発声は不可欠である。喉頭蓋谷を観察し、最後にバルサルバ法を行い輪状後部から下咽頭後壁を観察したのち、食道に挿入する。

4. バルサルバ法

- 定点的観察を行っても輪状後部から下咽頭後壁の癌は非常に見落としやすい。咽頭癌における輪状後部の癌の割合は1割弱と決して多くはないものの、進行癌での発見の割合が高い。より早期に発見するためにバルサルバ法（図2）を取り入れる施設、術者が増えている。
- 消化器内視鏡検査におけるバルサルバ法の報告は様々ある。経鼻内視鏡を用いる方法、マウスピースを使用しない方法、小型マウスピースを使用する方法などあるが、我々は専用のマウスピース（バルサマウス®）を用いるようにしている[6-9]。
- バルサマウス®は息止めをするための着脱可能な弁がついているため、通常内視鏡を経口挿入してもバルサルバ法を行うことが可能である。また、拡大内視鏡を用いて高画質の画像で診断ができることが本法の最大のメリットである。我々の検討

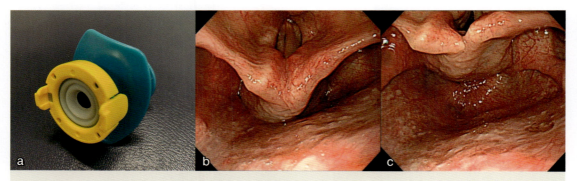

図2 バルサマウス®を用いたバルサルバ法

a：バルサマウス®は着脱可能な膜があり、バルサルバ法を行ったのちにワンタッチで外すことができ、通常のマウスピースとして使用できる。
b：発声時。「イー」と発声すると声帯が閉じ、左右の梨状陥凹が開くが、下咽頭後壁から輪状後部は観察できない。
c：バルサルバ施行時。患者に頬を膨らますように一気に息を吹くよう指導する。喉頭が挙上し、柵状血管も視認できる。

では約 6 割の成功率であり、バルサルバ法をしないと発見困難であった病変も複数経験（図 3）しておりハイリスク症例には必ず行うべきと考えている。

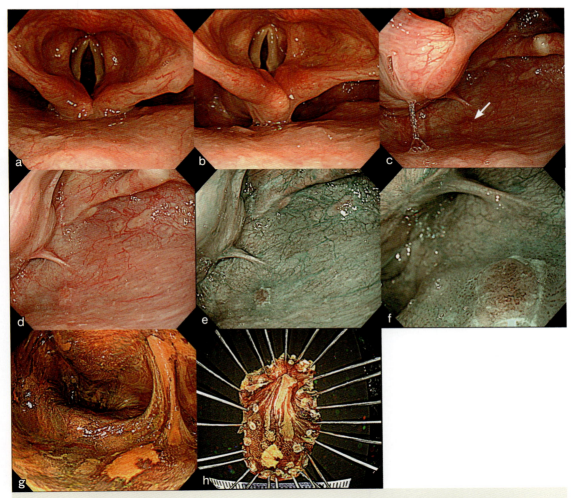

図 3　バルサルバ法により発見した下咽頭癌の一例（下咽頭 ESD 後フォロー中の症例）

a：発声前。b：発声時。
c：白色光像。バルサルバ施行時。喉頭が挙上し下咽頭後壁が視認できる。わずかに発赤調の扁平隆起性病変が認められる（矢印）。
d：近接像。背景の樹枝状血管が透見されない領域として認識される。
e：NBI 非拡大像。Brownish area として認識される。
f：NBI 拡大像。拡張・蛇行した異型血管が認められる。ループ構造が消失しており日本食道学会分類 type B2 血管と診断した。生検を行い扁平上皮癌と診断された。
g：ヨード散布像では明瞭な不染領域として認識された。
h：ESD 切除検体。周囲の淡染領域も併せて ESD で切除した。病理結果は squamous cell carcinoma, SEP 1100μm, 6×4mm, ly0, v0, HM0, VM0 であった。

5．口腔癌発見のコツ

- 近年、舌から口腔底などの口腔癌を重複する症例を経験し、同じ扁平上皮癌である口腔癌もスクリーニングするべきと考えている（図4）。12領域を観察する従来の観察方法を一部改訂し、現在では口腔底から左右の舌縁を含めた全15領域を観察するようにしている（図1）。
- マウスピースを噛ませる前に巻き舌をしてもらう。患者に舌の先端を上顎につけるように指示し、続いて舌先端を左右の頬粘膜につけるように指示する。指示動作にうまく従えない患者さんもいるため、その時は鏡を持ってもらい自身の舌の動きを患者さん自身に見てもらうと成功率が向上する。

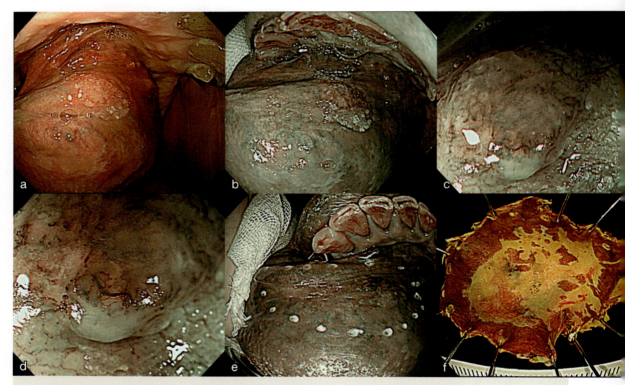

図4　舌癌の一例（咽頭癌、食道癌に対するESD後フォロー中の症例）

a：白色光像。舌右縁に角化を伴う粗造な扁平隆起性病変が認められる。
b：NBI非拡大像。Brownish areaとして認識される。
c：NBI拡大像。病変内には拡張・蛇行した血管が増生している。
d：NBI拡大像。一部に周囲の血管より顕著に拡張した血管が認められる。日本食道学会分類type B3血管と診断した。
e：内視鏡治療時のマーク像。全身麻酔下に耳鼻科と合同で切除した。
f：切除後検体。病理診断はsquamous cell carcinoma, SEP 921μm, 24×19mm, ly0, v0, HM0, VM0であった。

6．咽頭癌の深達度診断

- 咽頭癌の深達度診断は、同じ扁平上皮癌である食道癌と類似する。しかし、食道と異なり咽頭には粘膜筋板が存在せず、上皮と上皮下組織そして筋層から構成される。つまり表在咽頭癌は、食道の T1a-EP（M1）の表在癌か、それ以外となる。
- 腫瘍の厚み（tumor thickness）をもって深達度の代替とすることが一般的である。深達度診断はリンパ節転移のリスクの層別化のために行うので、我々は上皮内癌（carcinoma in situ：以下 CIS）か上皮下浸潤癌を区別するのではなく、転移リスクのある表在癌つまり tumor thickness ≧ 1000μm か否かを区別するような診断学を構築している[10]。
- IEE 拡大での血管診断は食道と同様に有用である（図 5〜7）。白色光と IEE 拡大を組み合わせて診断することが重要である。まず白色光で肉眼形態を観察する。肉眼形態が 0-Ⅰ型の場合はそれだけで tumor thickness ≧ 1000μm と診断する。0-Ⅱa 型の場合は隆起部の血管を IEE 併用の拡大観察し、食道学会分類 type B2 の場合は tumor thickness ≧ 1000μm と診断する。逆に 0-Ⅱb 病変の場合は tumor thickness ≧ 1000μm ではないと診断できるが、CIS か上皮下浸潤癌かを区別するには血管を見る必要がある。

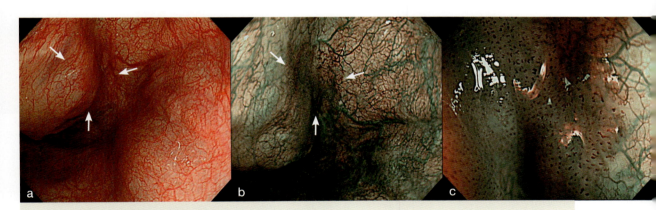

図 5 下咽頭右梨状陥凹の表在癌（type B1 血管）
a：白色光像。わずかに発赤し、樹枝状血管が透見されない領域として認識される。
b：NBI 非拡大像。Brownish area として認識され発見が容易になる。
c：NBI 拡大像。ドット状の血管が増生している。それぞれの血管はループ構造が保たれており日本食道学会分類 type B1 と診断した。病理診断は squamous cell carcinoma in situ, 18×16mm, ly0, v0, HM0, VM0 であった。

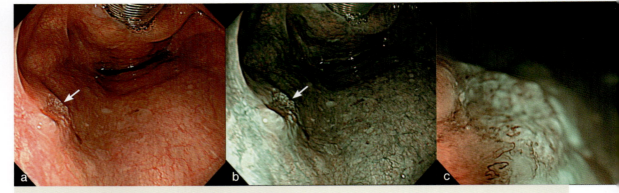

図6 中咽頭左側壁の表在癌（type B2 血管）
a：白色光像。辺縁に角化領域を伴う陥凹性病変である。
b：NBI 非拡大像。非角化領域は brownish area として認識される。
c：NBI 拡大像。拡張・蛇行した血管が増生しているが、始点と終点が異なる場所となり、ループ構造が消失していると判断した。日本食道学会分類 type B2 と診断した。病理診断は squamous cell carcinoma, SEP 600μm, 12×9mm, ly0, v1, HM0, VM0 であった。

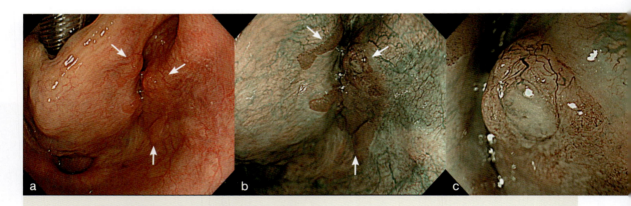

図7 下咽頭右梨状陥凹の表在癌（type B3 血管）
a：白色光像。発赤し、病変内に隆起性成分が認められる。
b：NBI 非拡大像。Brownish area として認識される。
c：NBI 拡大像。隆起部の拡大観察をすると明らかに周囲より高度に拡張した血管が認められた。日本食道学会分類 type B3 と診断した。病理診断は squamous cell carcinoma, SEP 1700μm, 28×18mm, ly1, v1, HM0, VM0 であった。

7. ヨード染色

◆ 咽頭・喉頭領域の病変に対しヨード染色を通常検査で行うことは誤嚥のリスクがあるため避けるべきである。そのため全身麻酔下でのヨード散布時に病変以外の部位もできるだけ散布し、まだら不染の状態を把握するべきである。食道と同様に咽頭においてもまだら不染が高度になるにつれて、ESD 後の異時発癌の発生率が有意

に高い[11]。この情報はフォローの際に非常に有用であるため、ESD の際には必ず病変以外もヨードを散布するべきである。

- また咽頭・喉頭領域は生理的にヨードの染色性が悪い領域がある。披裂結節上、中咽頭後壁は生理的にヨードが染まりづらいので、ESD の際のマーキングは同領域は NBI で行うことが多い。

8．生検

- 咽頭・喉頭の治療は全身麻酔となる。治療前には基本的には生検を行い、腫瘍性病変であることを確認するべきである。高度異型上皮以上の腫瘍性病変であるときに内視鏡切除を検討する。ESD の際に生検瘢痕の影響を少なくするために、病変肛門側の辺縁から生検を行うようにしている。過去に食道癌や咽頭癌の治療歴があり、抗血栓療法の休薬が困難な症例では生検をしないこともあるが、その場合は患者にその旨を十分説明する必要がある。

咽頭病変の内視鏡治療

- 咽頭の内視鏡治療の際に最も重要なことは、いかに適切な視野を確保するかである。病変にうまくアプローチでき適切な視野が確保され、処置具の変更や様々なトラクションを利用することができれば、咽頭 ESD は決して難しくはない。
- 本稿では咽頭病変に対する内視鏡治療を ESD を中心に解説する。EMR は解剖学的に複雑でありスネアリングを展開することが難しく、ESD と比べて一括切除率や治癒切除率が有意に低い[12]。ELPS（endoscopic laryngo-pharyngeal surgery）は迅速で有効な治療法であり、手技としての優劣はないと考えられる。施設や術者が習熟した方法を選択するべきである[13]。

1．挿管法と喉頭鏡の選択

- 咽頭の ESD は基本的に全身麻酔で行う。有茎性病変をスネアリングで切除する際でも誤嚥のリスクがあるので、全身麻酔で行うべきである。挿管チューブと内視鏡が干渉しないように心がける。経口挿管、経鼻挿管、気管切開の3つの選択肢が存在する[3]。
- 経口挿管は最も多く、咽頭 ESD の9割以上は経口挿管で行う（図8）。このとき喉頭鏡の先端は声帯前にして喉頭展開を行う。下咽頭の左右の梨状陥凹、後壁、中咽頭後壁や左右の側壁の病変は、基本的には経口挿管で声帯前に喉頭鏡先端を配置する（図9）。
- 経鼻挿管は病変部位が喉頭蓋谷や舌根などの時に選択される。挿管チューブを背側に位置させ、喉頭鏡の先端を舌上にする。喉頭鏡の安定性がやや悪いため、術中に喉頭鏡の先端が移動していないことを常に確認する必要がある。また、口腔底から

第1章　総論　9

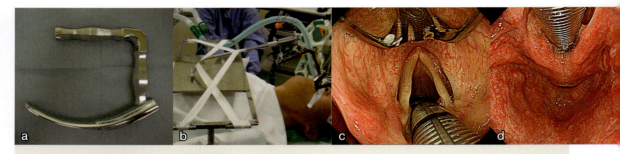

図8 通常の咽頭 ESD の喉頭展開

a：佐藤式湾曲型直達喉頭鏡
b：喉頭鏡をスタンドに設置。喉頭鏡の位置が変わらないようにテープで固定する。
c：喉頭鏡先端の内視鏡像。通常の咽頭 ESD 時には喉頭鏡先端を声帯前に配置し喉頭を挙上させる。
d：喉頭挙上後の内視鏡像。全身麻酔下では舌根沈下して視野が得られないが、喉頭挙上をすることで食道入口部まで観察可能となる。

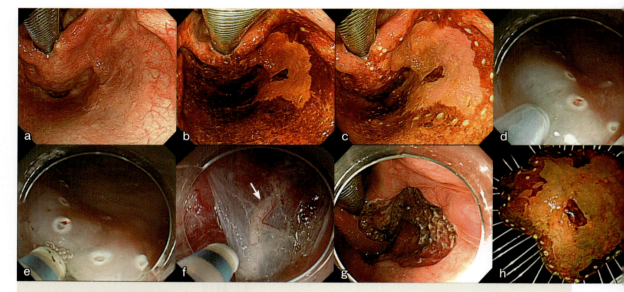

図9 右梨状陥凹の ESD

a：白色光内視鏡像。下咽頭右梨状陥凹に樹枝状血管の透見が不良な粗造な発赤領域が認められる。
b：ヨード散布像。1％のヨードを散布すると明瞭なヨード不染領域として認識される。
c：マーキング像。病変の2mm外側にマーキングを行う。Dual knife を用い Soft 凝固 effect 4, 50W で行う。
d：局注時の内視鏡像。マークの1〜2mm外側に局注を行う。グリセオールを使用している。
e：切開時の内視鏡像。局注針の針孔をつなぐようにマークの外側1〜2mmを切開する。Endocut effect 1, duration 1, interval 1 を間欠的に使用している。
f：剥離時の内視鏡像。喉頭鉗子を用いてトラクションをかけつつ剥離する。下咽頭披裂側の剥離中に神経と思われる索状物（矢印）を認めることがある。できるだけ温存するように剥離する。
g：病変切除後の潰瘍底。露出血管を焼灼止血し、喉頭浮腫がないことを確認して抜管する。
h：切除検体。病理診断は squamous cell carcinoma, 42×38mm, SEP 890μm, ly0, v0, HM0, VM0 であった。

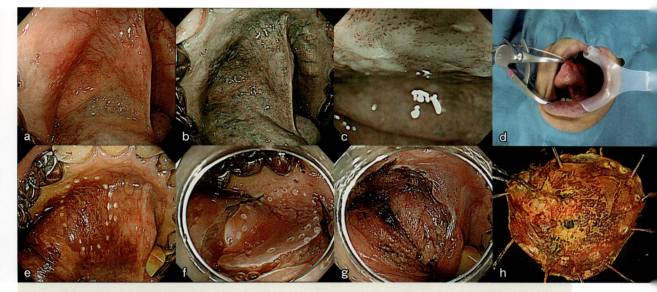

図10 口腔底の内視鏡治療
a：白色光内視鏡像。口腔底左側にわずかな発赤領域が認められる。
b：NBI 非拡大像。わずかな Brownish area として認識される。白色光と比較すると発見しやすい。
c：NBI 拡大像。ドット状の血管が増生している。日本食道学会分類 type B1 血管と判断した。
d：治療時の外観。経鼻挿管を行い、開口器を用いる。舌に一針かけて牽引することで口腔底の視野が確保できる。
e：マーキングの内視鏡像。拡大内視鏡を用いて内視鏡の視野でマークを行う。
f：全周切開後の内視鏡像。マーキングを直視下に耳鼻科医が切開を行う。
g：病変切除後の潰瘍底。剥離も耳鼻科医が直視下に行うことで迅速に治療が終了した。
h：切除検体。病理診断は squamous cell carcinoma, 15×15mm, SEP 220μm, ly0, v0, HMX, VM0 であった。

舌縁の病変の時も状況に応じて経鼻挿管を行い、開口器で視野を確保する（図10）。舌に一針糸をかけて手前に牽引しながら内視鏡の視野でマークを行い、その後は耳鼻科医により直視下に切除を行う。

- 気管切開法は病変が梨状陥凹から披裂喉頭蓋襞、声帯前に及ぶ場合に行う（図11）。まず通常の経口挿管をして気管切開を行ったのちに気管口からの人工呼吸管理に変更する。挿管チューブとの干渉がなくなるため、声帯前に及ぶ病変では有用である。また同部位の大型病変の切除の際に、気道が確保されていることは大きな安心材料である。喉頭鏡の先端は、病変の部位と大きさによって声帯前にする場合と喉頭蓋谷にする場合がある。

2. 咽頭 ESD の切開

- マーキングをした後に局注を行う。マーキングは内視鏡もしくは内視鏡補助下で行ったほうが拡大視効果があるため正確である。局注量が多くなると喉頭浮腫をき

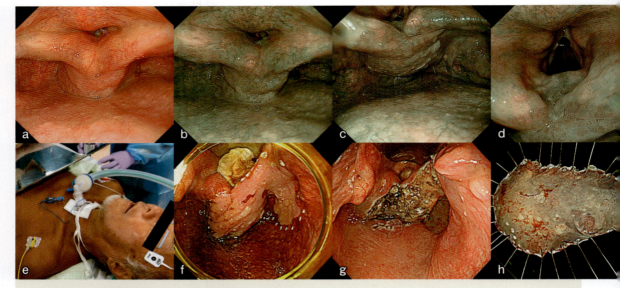

図11　下咽頭輪状後部から右梨状陥凹の気管切開下のESD

a：白色光内視鏡像。下咽頭輪状後部に発赤調の粘膜面が認められる。
b：NBI非拡大像。ごくわずかなbrownish areaとして認識される。
c：バルサルバ法実施時。バルサルバ法を行うと病変の全貌が確認できる。
d：NBI拡大像。NBI拡大を行うと披裂喉頭蓋襞より声帯前への病変の進展が確認できる。挿管チューブがあることにより一括切除が困難であると判断した。
e：ESD時の外観。気管切開後に気管口から人工呼吸管理を行う。
f：マーキングの内視鏡像。挿管チューブがないため披裂喉頭蓋襞から声帯前までアプローチが可能である。
g：病変切除後の潰瘍底。偶発症なく病変を切除することが可能であった。喉頭浮腫も軽度でありESD当日に抜管した。
h：切除検体。病理診断はsquamous cell carcinoma, 58×39mm, SEP 527μm, ly0, v0, HMX, VM0であった。

たして抜管できないことがあるので、局注量はできるだけ最小限にとどめる。特に下咽頭梨状陥凹の披裂側の病変や食道癌術後の症例では喉頭浮腫をきたすリスクが高いため注意を要する。

- 咽頭は管腔が狭いためDualナイフやFlushナイフ、もしくはエンドセイバーfineのような先端系を用いることが多い。先端系ナイフの切開の多くはスコープをpushして行うことが多いが、咽頭ESDではスコープが不安定なこともあるため適宜pullとpushを組み合わせて切開を行う。切開後にトリミングを行いトラクションのためのフラップをできるだけ早く作成するべきである。最初の潜り込みを作成する上では細径内視鏡が有用である[15]。また近年では十二指腸ESDで有用と言われているwater pressure methodを用いることも報告[16]されている。

3. 咽頭 ESD の剥離

- 咽頭 ESD ではいかにトラクションをかけるかが重要である。咽頭は体外からアプローチがしやすいため様々なトラクションデバイスを用いることができる。我々は喉頭鉗子（フレンケル氏、先端回転式）を主に用いている。咽頭・喉頭のどの領域へもアプローチが可能であり、長さも過不足がなくコントロールしやすい。また先端が回転するため、検体を適切な方向から把持しやすいのが特徴である。本法の最大のメリットはトラクションをかける方向を任意に選択できることである[17]。しかし糸付きクリップとは異なり、スコープと干渉することがある。剥離開始時に剥離層に近づきすぎるとスコープと干渉しやすくなるため、剥離開始直後はできるだけナイフを長く突出させて剥離をするべきである。

- 咽頭 ESD の際にナイフの出し入れをするときに内視鏡を手放すと、すぐに内視鏡の視野がずれてしまう。内視鏡の視野を確保しながらナイフの出し入れをするための工夫が必要であり[18]、術者が内視鏡、介助者がナイフの出し入れをすることが多い。

- 下咽頭披裂側の病変の ESD では、剥離中に神経と思われる構造物に遭遇することがある。できるだけ温存しながら剥離をするべきである。

- 中咽頭後壁は経口的に内視鏡を挿入すると上から見下ろす形になるため全貌を確認しやすい（図12）。マーキングや切開はしやすいが、垂直のアプローチであることと上皮下組織が菲薄であるため剥離がしづらいことがある。このような時には細径内視鏡を経鼻挿入すると手技が容易となる。水平にアプローチすることができ、細径内視鏡を用いることで狭い上皮下組織を直視下に剥離することができる[15]。また経口的に挿入した喉頭鉗子との干渉もないため、トラクションをかけつつ剥離を

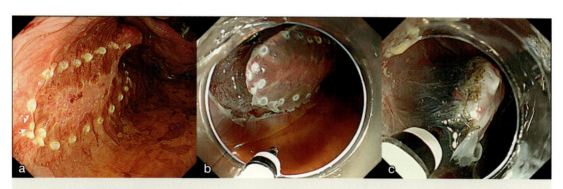

図12 中咽頭後壁左側の ESD

a：マーキングの内視鏡像。ピンクカラーサイン陽性の不染像が認められる。
b：全周切開後の内視鏡像。経口的に通常内視鏡で全周切開を行った。剥離をしようとしても上皮下組織に垂直にアプローチしてしまい、狭い上皮下組織に潜り込むことができない。
c：経鼻挿入時の内視鏡像。細径内視鏡の先端にフード（Nichendo®；フジフィルム社）を装着し経鼻挿入することで水平にアプローチできる。

することができる。止血が困難なことと、吸引力が弱いことが最大のデメリットである。しかし、剥離困難な状況には細径内視鏡、経鼻内視鏡が有用なことがあるため考慮するべきである。

4. 抜管

◆ 咽頭 ESD において抜管するか否かは大きな決断である。喉頭浮腫と出血リスクが高い場合には気道確保を考慮するべきである。

◆ 実際には、左右梨状陥凹にまたがる大型病変、喉頭蓋谷の大型病変は喉頭浮腫のリスクがありうる。二期的に行うことが可能であれば二期的に行うほうが ESD 自体の手技時間も短く、かつ安全性も担保される。また声帯前の病変の場合は出血リスクを考慮して気管切開を検討するべきである。

◆ 病変を切除し、喉頭鏡による喉頭挙上を解除して左右声帯が視認できない場合は抜管せず、翌日に浮腫改善を確認してから抜管する。抜管困難に最も影響を及ぼす因子は病変サイズであるが、局注量や食道術後なども大きな因子である。

5. 病理診断とフォロー

◆ 咽頭 ESD において完全な治癒基準は決まっていない。このことは必ず術前に説明し、代替治療である放射線治療や手術についても提示するべきである。十分なインフォームドコンセントの後に内視鏡治療を選択された場合、まずは病変を断端陰性で一括切除することが重要である。ESD をすればほぼ一括切除となるが、検体挫滅や焼灼の影響で側方断端が陽性や不明瞭となることがある。今までに我々は局所再発を経験していないが、慎重な経過観察が必要である。

◆ 咽頭癌の局所の進行度である T 因子は未だに腫瘍の大きさであり、腫瘍径が 2 cm を超えると T2、4 cm を超えると T3 となる。多くの消化管の内視鏡治療では壁深達度が重要であり、咽頭においても同様であると考えられる。上皮下浸潤癌で、腫瘍の厚みが 1000 μm 以上、およびリンパ管侵襲陽性がリンパ節転移の有意なリスク因子といわれている[19, 20]。

◆ フォローに際しては、リンパ節再発と異時発癌の 2 点を考慮するべきである。リンパ節再発は腫瘍の厚みと脈管侵襲でリスクの層別化をし、high risk 例では年に 2 回ずつ CT や US を行う。適宜 PET-CT も組み合わせるべきである。異時発癌に対しては禁酒、禁煙の指導とともに年 2 回の内視鏡検査を行う[11]。

文献

1. Muto M, Minashi K, Yano T, *et al.* Early detection of superficial squamous cell carcinoma in the head and neck region and esophagus by narrow band imaging: a multicenter randomized controlled trial. *J Clin Oncol* 2010; 28: 1566-1571.

2. 石原 立：咽頭・食道癌のリスクファクターとスクリーニング・サーベイランス．消化器内視鏡 2017; 29(8): 1329-1333.

3. Yokoyama A, Mizukami T, Omori T, *et al.* Melanosis and squamous cell neoplasms of the upper aerodigestive tract in Japanese alcoholic men. *Cancer Sci.* 2006; 97: 905-911.

4. Yamasaki Y, Ishihara R, Hanaoka N, *et al.* Pethidine hydrochloride is a better sedation method for pharyngeal observation by transoral endoscopy compared with no sedation and midazolam. *Dig Endosc* 2017; 29: 39-48.

5. 菊池大輔, 田中匡実, 飯塚敏郎ほか：咽頭腫瘍性病変の内視鏡診断. 胃と腸 2020; 55: 472-481.

6. Kikuchi D, Tanaka M, Suzuki Y, *et al.* Utility of Valsalva maneuver in the endoscopic pharyngeal observation. *Esophagus* 2020; 17: 323-329.

7. Iwatsubo T, Ishihara R, Nakagawa K, *et al.* Pharyngeal observation via transoral endoscopy using a lip cover-type mouthpiece. *J Gastroenterol Hepatol* 2019; 34: 1384-1389.

8. Yamasaki Y, Ishihara R, Hamada K. Usefulness of the Valsalva maneuver without a mouthpiece to observe the hypopharynx using transoral endoscopy. *Dig Endosc* 2017; 29: 643-644.

9. 川田研郎, 河邊浩明, 春木茂男ほか：咽喉頭表在癌の内視鏡的診断；経鼻内視鏡の立場から. 胃と腸 2023; 58: 1120-1127.

10. Kikuchi D, Iizuka T, Yamada A, *et al.* Utility of magnifying endoscopy with narrow band imaging in determining the invasion depth of superficial pharyngeal cancer. *Head Neck* 2015; 37: 846-850.

11. Ogasawara N, Kikuchi D, Tanaka M, *et al.* Comprehensive risk evaluation for metachronous carcinogenesis after endoscopic submucosal dissection of superficial pharyngeal squamous cell carcinoma. *Esophagus* 2022; 19: 460-468.

12. Iizuka T, Kikuchi D, Hoteya S, *et al.* Clinical advantage of endoscopic submucosal dissection over endoscopic mucosal resection for early mesopharyngeal and hypopharyngeal cancers. *Endoscopy* 2011; 43: 839-43.

13. Kawakubo H, Omori T, Kitagawa Y. ELPS (endoscopic laryngo-pharyngeal surgery) for superficial head and neck cancer. *Nihon Shokakibyo Gakkai Zasshi* 2018; 115: 856-861.

14. Iizuka T, Kikuchi D, Suzuki Y, *et al.* Clinical relevance of endoscopic treatment for superficial pharyngeal cancer: feasibility of techniques corresponding to each location and long-term outcomes. *Gastrointest Endosc* 2021; 93: 818-827.

15. Kikuchi D, Tanaka M, Suzuki Y, *et al.* Endoscopic submucosal dissection for superficial pharyngeal carcinoma using transnasal endoscope. *VideoGIE* 2020; 6: 67-70.

16. Matsuura N, Kato M, Iwata K, *et al.* Efficacy and safety of the water pressure method for endoscopic submucosal dissection in superficial pharyngeal cancer. *Endosc Int Open* 2024; 12: 621-628.

17. Iizuka T, Kikuchi D, Hoteya S, *et al.* A new technique for pharyngeal endoscopic submucosal dissection: peroral countertraction (with video). *Gastrointest Endosc* 2012; 76: 1034-1038.

18. Kikuchi D, Iizuka T, Yamada A, *et al.* Feasibility of a newly developed thumb control device for simultaneous manipulation of the endoscope and treatment devices in endoscopic submucosal dissection: a clinical feasibility study. *Digestion* 2016; 94: 123-128.

19. Katada C, Muto M, Fujii S, *et al.* Transoral surgery for superficial head and neck cancer: National Multi-Center Survey in Japan. *Cancer Med* 2021; 10: 3848-3861.

20. Ogasawara N, Kikuchi D, Tanaka M, *et al.* Long-term outcome of cervical lymph node metastasis in superficial pharyngeal squamous cell carcinoma after endoscopic submucosal dissection. *Gastrointest Endosc* 2023; 98: 524-533.

| 第1章 | 総論 | 虎の門病院消化器内科◉鈴木悠悟 |

2 食道病変の内視鏡診断と治療

食道病変の診断

- 食道は咽頭と胃をつなぐ約25 cmの管腔臓器で、前壁は左主気管支、後壁は椎体や大動脈による圧排がみられる。形態に個人差が少なく、消化器内視鏡検査において観察自体は比較的容易な領域である。
- 食道を観察する際は解剖学的な特徴を認識し、食道癌の好発部位や見落としやすい部位に留意しながら系統的に撮影する。
- 病変を見つけたら可能な限り画像強調内視鏡（image enhancement endoscopy：IEE）を併用した拡大観察を行い病変の質的診断を行う。

1．食道病変の存在診断（病変の拾い上げ）

- 2015年の日本食道癌全国登録によれば、本邦における食道癌の86.7%が扁平上皮癌である[1]。食道扁平上皮癌に対しては、narrow band imaging（NBI）や blue laser imaging（BLI）、linked color imaging（LCI）といった IEE が白色光と比較して病変発見能に優れていることが示されており[2-4]、挿入時または抜去時のどちらでもよいので一度は網羅的に IEE による観察を行うことが重要である。
- また、ヨード染色を用いた色素内視鏡検査も食道扁平上皮癌の拾い上げに対する信頼性の高い方法として広く認知されており[5-7]、必要に応じてヨードの散布を検討する。
- しかし、IEE とヨード染色による色素内視鏡では食道扁平上皮癌の拾い上げに関する診断能に差はなく[8]、IEE に対するヨード散布の上乗せ効果については定まった見解がないことには留意する[9]。

2．食道病変の存在診断（観察の実際）

- 食道を観察する際に病変が見落とされやすい領域は食道入口部、前壁、食道胃接合部である。
- 食道癌全体のうち胸部食道を占拠部位とする病変は85.9%と多くの割合を占めるが、頸部食道を占拠部位とする食道癌も4.6%と頻度は少ないものの一定数存在する[1]。また表在癌においては、内視鏡治療例全体のうち2.3〜5.6%が頸部食道の病変であり[1, 10]、頸部食道に対しても慎重な観察が求められる。頸部食道の観察については、咽頭反射を誘発しやすい挿入時は観察が困難な場合があるため、内視鏡を抜去する際に注意深く観察を行う。また弱拡大にすることで被写体にピントが

合いやすくなるため、拡大内視鏡を使用している場合には弱拡大による観察が望ましい（図1）。
・前壁は後壁と比較して内視鏡の軸と平行（接線方向）に描出されるため、病変を認識しづらい場合があることに注意する。特に左主気管支による壁外圧排の肛門側は死角になりやすく、意識的な観察が必要である（図2）。

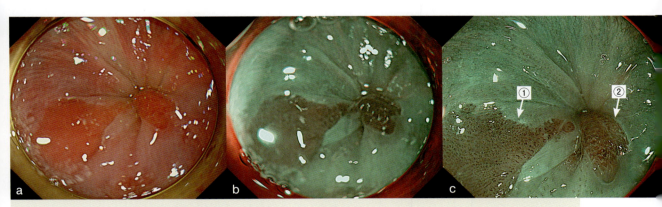

図1　頸部食道癌と近接する異所性胃粘膜
a：白色光内視鏡像。頸部食道癌と近接する異所性胃粘膜は区別が困難である。
b：非拡大NBI内視鏡像。食道癌も異所性胃粘膜もbrownish areaとして認識され、非拡大では腫瘍性病変と認識することは難しい。
c：弱拡大NBI内視鏡像。弱拡大で観察することで頸部食道癌（①）と異所性胃粘膜（②）を区別することができる。左側のbrownish areaはinter-vascular background colorationを伴ったドット状の拡張・蛇行するIPCLを有しており、腫瘍性病変と認識することができる。

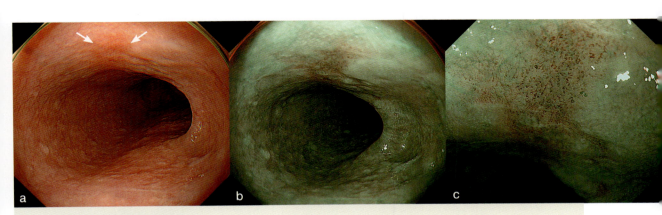

図2　胸部食道前壁の病変
a：白色光内視鏡像。前壁の病変は後壁の病変と比較すると内視鏡画面上で接線方向に位置しやすく、色調の変化がわかりづらいことがあり注意が必要である（矢印）。
b：非拡大NBI内視鏡像、c：拡大NBI内視鏡像。IEEを併用した観察で食道癌と認識することができる。

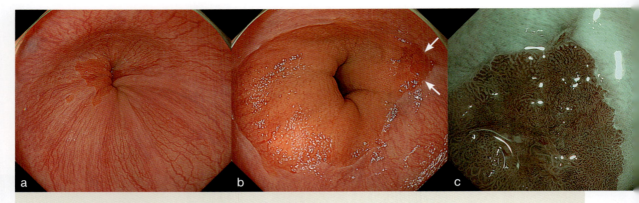

図3　SSBEに発生したバレット食道腺癌
a：深吸気をしていない状態で食道胃接合部を観察すると、バレット食道腺癌を視認することは難しい。
b：患者に深吸気をしていただくことで、3時方向に境界明瞭な発赤調を呈する陥凹性病変が認識できる（矢印）。
c：NBI拡大内視鏡像。表面構造はnon-pit irregular、血管構造はnet irregularを呈しており腫瘍性病変と判断することができる。

- 食道癌全体の7.4％がバレット食道腺癌を含めた腺癌であり、食道癌全体の8.5％[1]、表在癌の4.1〜8.6％[1, 10]の占拠部位が食道胃接合部であると報告されている。食道胃接合部を観察する際は下部食道の管腔を広げる工夫が必要であり、送気に加えて被験者に深吸気してもらう。鎮静剤を使用する際も軽度から中等度の鎮静下であれば深吸気を促すことは可能であるため、食道胃接合部の観察の際は積極的に声掛けを行うことが勧められる。またバレット食道腺癌、特にshort-segment Barrett's esophagus（SSBE）に発生する病変は前壁から右壁に発生しやすいことが知られており[11-13]、同領域に対する慎重な観察が必要である（図3）。

3．食道病変の質的診断

- IEEを併用した拡大観察は、食道癌の深達度診断だけでなく食道病変の質的診断にも有用であるため、非腫瘍性病変か腫瘍性病変か鑑別するために拡大内視鏡を使用できる環境においては積極的に拡大観察を行うことが望ましい。上皮性腫瘍の場合は、弱拡大でドット状に拡張・蛇行する扁平上皮下乳頭内血管（intra-epithelial papillary capillary loop：IPCL）とIPCL間の上皮が茶色に変化したinter-vascular background colorationが認められることが特徴である。

- 一方で非腫瘍性病変でもbrownish areaとして認識され、腫瘍性病変との鑑別を要する場合がある。代表的な病変として①食道メラノーシス、②異所性胃粘膜、③毛細血管拡張症、④限局型好酸球性食道炎が挙げられる。

- 食道メラノーシスは白色光でくすんだ黒色を呈すること、異所性胃粘膜は拡大観察で胃と同様の縞状や類円形の腺上皮模様を呈することから鑑別が容易である。Inter-vascular background colorationは毛細血管拡張症ではみられず、限局型好酸球

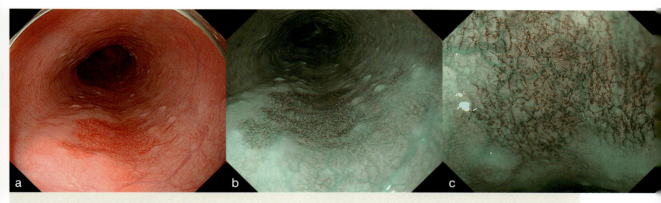

図4 毛細血管拡張症
a：白色光内視鏡像では発赤調の強い境界明瞭な領域である。
b：非拡大NBI内視鏡像。一見すると境界明瞭なbrownish areaのように認識され、腫瘍性病変との鑑別が必要となる。
c：拡大NBI内視鏡像。inter-vascular background colorationはなく、配列の整った拡張するIPCLが確認でき、非腫瘍性病変と判断することができる。

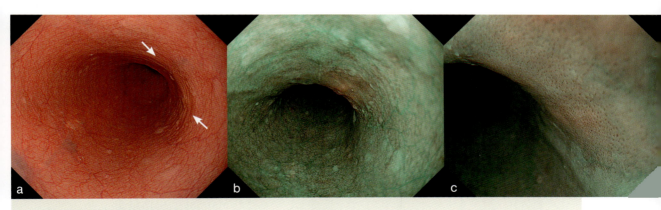

図5 限局型の好酸球性食道炎
a：白色光内視鏡像。右側壁に境界不明瞭な淡い発赤調領域が認められる（矢印）。
b：非拡大NBI内視鏡像。境界不明瞭なbrownish areaとして描出され、腫瘍性病変との鑑別が困難である。
c：拡大NBI内視鏡像。背景には淡いinter-vascular background colorationを伴うもののIPCLの拡張は乏しく、配列は規則的で密在性に乏しい。腫瘍性病変より好酸球性食道炎を考える所見である。

性食道炎や毛細血管拡張症ではIPCLの拡張はみられてもその配列は規則的であり、血管の密在性に乏しいことが上皮性腫瘍との鑑別点である（図4・図5）。
・バレット食道・バレット食道腺癌に対しては、2018年に日本食道学会より粘膜パターンおよび血管パターンの視認性、規則性から非腫瘍性病変か腫瘍性病変か評価する拡大内視鏡分類（JES-BE分類）が提唱され[14]、その有用性が示されている[13,

[15, 16]。SSBE に発生するバレット食道腺癌は、通常内視鏡のみでは炎症性変化との鑑別が困難な場合があるため、白色光観察で食道胃接合部に色調や形態が周囲と異なる病変が認められた際には積極的に IEE を併用した拡大観察を行うよう心がける。

4．食道癌の深達度診断

◆ 食道扁平上皮癌の深達度診断に有用な検査には、通常内視鏡検査の他に、日本食道学会分類[17] を基にした拡大内視鏡検査と病変の断層像を描出する超音波内視鏡検査（EUS）がある。拡大内視鏡検査は IEE を併用することで表層の微小血管や表面構造の変化から癌の微小浸潤を診断できる優れた検査である[18]。また、EUS は病変の病理割面像に近い断層像が得られ、画像に客観性を有するという利点を持った検査である。

白色光内視鏡検査

◆ まずは白色光で病変全体の大きさ（周在性）・色調・形態を評価する。隆起や陥凹が目立つ領域は粘膜筋板以深への浸潤が示唆され、特に白色調を呈する粘膜下腫瘍様隆起は粘膜下層への腫瘍の浸潤が想定される。また辺縁隆起を伴うスリット状の陥凹は導管内進展を示唆する形態である[19]。白色光でこれらの所見を有する関心領域を確認し、同領域を中心に拡大観察を行う。

拡大内視鏡検査

◆ 日本食道学会分類[17] では、腫瘍性血管の 4 徴（拡張・蛇行・口径不同・形状不均一）を満たすループ構造の保たれた IPCL を type B1 血管、満たさない場合を type A 血管と分類し、type B1 血管を有する病変は高異型度扁平上皮内腫瘍または EP/LPM の食道癌と診断する。

◆ ループ構造のほつれた血管を type B2 血管、type B2 血管の 3 倍もしくは 60 μm 以上の血管径を有するものを type B3 血管と定義し、それぞれ MM/SM1、SM2 以深の食道癌と診断する（図 6）。

◆ また、上記の血管が疎な領域である avascular area（AVA）も深達度と関連する重要な所見である。AVA の大きさが 0.5 mm 未満を AVA-small、0.5 mm 以上 3 mm 未満を AVA-middle、3 mm 以上を AVA-large と定義し、それぞれ EP/LPM、MM/SM1、SM2 以深を示唆する所見と判断する。

◆ さらに type B2 様にループ形成がほつれ、不規則で網目状に分枝する血管を type R 血管と判断し、低分化型扁平上皮癌や特殊組織型食道癌を示唆する所見と判断する[17, 20]。

◆ 拡大観察を行う際は、内視鏡と病変との距離を一定に保ちやすくするために内視鏡に先端フードを装着することが望ましい。また、食道癌は内視鏡の接触により容易に出血し、一度出血すると IEE による病変表層の拡大観察が困難となるため注意が必要である。そのため非拡大観察を行った後は、まず弱拡大で病変に接触しない

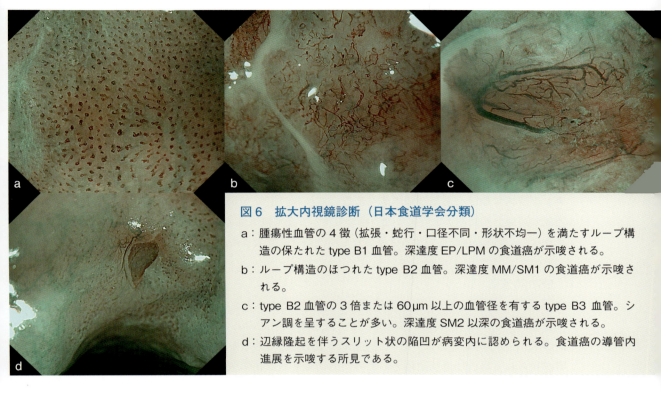

図6 拡大内視鏡診断（日本食道学会分類）
a：腫瘍性血管の4徴（拡張・蛇行・口径不同・形状不均一）を満たすループ構造の保たれた type B1 血管。深達度 EP/LPM の食道癌が示唆される。
b：ループ構造のほつれた type B2 血管。深達度 MM/SM1 の食道癌が示唆される。
c：type B2 血管の3倍または60μm以上の血管径を有する type B3 血管。シアン調を呈することが多い。深達度 SM2 以深の食道癌が示唆される。
d：辺縁隆起を伴うスリット状の陥凹が病変内に認められる。食道癌の導管内進展を示唆する所見である。

ように全体を観察し、その後関心領域に対して強拡大にて観察を行う。
・ 強拡大観察は、病変を画面の12時方向に位置するように内視鏡軸を調整し、up angle 操作で内視鏡を食道壁に接触させると、より安定した観察がしやすくなる。また、その際は呼吸性変動を抑制するため被検者に息止めをしてもらう。

超音波内視鏡検査

・ EUS は、内視鏡の先端に超音波端子が装着された専用機を使用する方法と、通常内視鏡の鉗子口から超音波細径プローブを挿入する方法に大別される。進行癌に対しては隣接する臓器との関係や血流シグナルを描出できる専用機が有用であり、表在癌に対しては20MHzの周波数により表層の層構造をより明瞭に描出できる超音波細径プローブを使用することが一般的である。
・ 表在型食道扁平上皮癌に対する EUS は、粘膜下層へ浸潤する病変に対する術前診断の感度や正診率が高いことが示されているが[21-23]、一方で実際の深達度より深く評価されやすい可能性が示唆されている[10, 24]。そのため深達度診断として拡大内視鏡検査に加えて EUS を行うべきかガイドラインでも一定の見解は得られておらず[18, 25, 26]、今後のさらなる検討が期待される。
・ 一方でバレット食道表在腺癌に対する EUS については報告が少なく、有用性に関するエビデンスに乏しい[18]。組織学的に粘膜筋板の二重化の影響で層構造が判別しづらく、技術的にも浸水下の scanning が難しいことが原因として考えられ、

pT1a と pT1b を判別する正診率が 79.6％と白色光と比較して有意差がないと報告されている [27]。

食道癌の内視鏡治療

◆食道癌に対する内視鏡治療には、内視鏡的切除術である内視鏡的粘膜下層剥離術（ESD）と内視鏡的粘膜切除術（EMR）の他に、光線力学的療法（PDT 療法）、アルゴンプラズマ療法、電磁波凝固法がある。これらの中でも ESD は、内視鏡や周辺機器の発展、技術進歩を背景に食道癌に対する安全で確実性の高い治療として確立され [28]、食道表在癌に対する低侵襲な局所治療として大きな役割を果たしている。

1．ESD の適応

◆食道扁平上皮癌のうち、術前深達度診断が EP/LPM である非全周性の病変または長径が 50 mm 以下の全周性病変、術前深達度が MM/SM1 である非全周性の病変が ESD 適応病変である [18, 29]。深達度が SM 以深であった場合、または脈管侵襲が見られる場合は追加治療として外科的切除または化学放射線治療が推奨される。pMM で脈管侵襲陰性の症例に対する追加治療についてはエビデンスが乏しく、個々の症例ごとに総合的に判断する必要がある。

◆バレット食道腺癌については、cT1a と診断された病変が ESD の適応病変である。病理組織診断で深達度が pSMM/LPM までにとどまる病変であれば治癒が期待でき、pDMM の病変であっても脈管侵襲を伴わない純粋分化型の場合は再発リスクがきわめて低く、追加外科手術をしないことが弱く推奨されている [18]。また、腫瘍径が 30 mm 以下で、脈管侵襲がなく、純粋分化型の組織像を呈し、深達度が粘膜筋板からの浸潤距離で 500 μm 以下である pSM 食道腺癌についても、後方視的な検討でリンパ節転移率がきわめて低いことが報告されており [30, 31]、これらの病変に対して診断的治療として ESD が選択される場合がある。

◆そのほかにも実臨床では患者の全身状態や年齢、併存疾患を考慮して cSM2 に対する局所制御を目的とした姑息的な ESD を行う場合もある。

2．ESD の実際

◆食道扁平上皮癌に対する ESD の基本的な手技について概説する。食道は解剖学的に内腔の狭い筒状の構造をしており、胃や大腸と比較して内視鏡の操作性に制限がある。また、粘膜下層が菲薄なことから筋層損傷をきたしやすいことに留意する。その反面、治療手技・戦略については病変ごとに大きく異なることはなく、比較的一定の手順で切除できるため、基本手技と治療戦略をしっかり確認することが重要である。

マーキング

◆ 病変のマーキングはヨード染色による色素内視鏡またはIEEを併用した拡大観察を用いて行う。筆者は、ヨード不染域が高度に多発する症例では、ヨード染色を行うことで目的の病変を見失ったり切除範囲が不必要に広範になってしまったりする可能性を考慮して、NBI拡大観察所見を参考にマーキングを行っている。

◆ 病変から約3mm程度外側にマーキングを行うが、広い周在性の病変に対しては可能な限り正常粘膜を残すべく、さらに病変に近接してマーキングを行うことを考慮する。

◆ なお、筆者はESD用ナイフとしてDualKnife J（Olympus社）、高周波装置としてVIO 3（ERBE社）を使用し、マーキング時はsoft COAG、effect 2.7に設定している。

局注

◆ 局注液は、生理食塩水、グリセオール、ヒアルロン酸ナトリウムが一般的に選択され、止血効果や粘膜下層の視認性の向上を目的として少量のエピネフリンとインジゴカルミンを添加して使用されることが多い。

◆ 局注針には鋭針と鈍針があり、鋭針の方が上皮を貫通しやすいと考えられているが、その反面、筋層内局注に注意が必要である。また、先端の断面積が大きいため刺入が浅くなると粘膜表面から液漏れする可能性がある。針突出長は3mmから4mmと種類があり、食道などの粘膜下層が菲薄な臓器では3mm針が選択されることが多い。

◆ 筆者は、TOP社の針突出長3mm、針先形状がファインエッジ（鈍針と同じ刃面長で先端の刃面がより鋭い）の局注針を使用している。

◆ いずれの局注針を選択した場合も、針先がしっかりと粘膜下層に位置しているか確認し、上皮下または筋層への局注を避けるように注意する。また、局注する前に局注後の膨隆をイメージして局注回数、注入量を必要最小限に止めるようにする。

粘膜切開

◆ 筆者は粘膜切開時の高周波の設定をendo CUT I、effect 2、duration 2、interval 2としている。

◆ 粘膜切開は内視鏡画面内でマーキングを視認しながら行い、盲目的に切開することは避ける。ITナイフなどのブレード型ナイフを使用する際は、画面奥から手前に向かって切開を行うため、管腔の狭い食道ではマーキングを視認しながら切開することが困難であり、切開ラインを慎重に確認しながら切開する必要がある。また、狭窄予防の観点から、可能な限り正常粘膜を残すために周在方向の粘膜切開時はマーキング部に近接して切開を行うことを心がける。

◆ また、治療後半には健常粘膜による牽引がなくなり、肛門側では特に切開が困難になるため、初めに病変の肛門側の粘膜切開およびトリミングを十分に行っておくことが治療戦略として重要である。

粘膜下層剥離

- 筆者は、粘膜下層剥離時の高周波の設定を precise SECT（effect 3.0）、twin COAG（effect 5.0）、swift COAG（effect 3.5）を基本設定とし、病変に応じて適宜設定を変更している。precise SECT は出力時のスモークや組織の炭化を抑えながら剥離ができ、出力の自動調整により出血により炭化した領域に対しても比較的剥離が容易であることが特徴であるが、粘膜下層の血管に対して予防的に焼灼を行う際には spray COAG（effect 1.3）等に設定を変更する必要がある。頸部食道や食道胃接合部など粘膜下層の血管が豊富であると想定される領域、または術中に血管が多く確認された場合は、あらかじめ剥離中に凝固止血が容易な twin COAG や swift COAG に設定している。

- 前述の通り食道は管腔の狭い筒状の臓器であるため、内視鏡を前後（長軸方向）に操作すると効率的に剥離しやすく、剥離層も一定となり確実性の高い ESD を行うことができる。また、糸付きクリップを使用することで治療時間の短縮や筋層損傷率を軽減させることが期待されており[32-34]、良好な視野とトラクションを維持するためにトラクションデバイスの使用が推奨されている[18]。

- また病変の位置も戦略に重要である。通常左側臥位で ESD を施行するため、左側の病変は重力方向で下に位置する。そのため少量の出血でも剥離部が血だまりになりやすく、止血が遅れると剥離層が視認しづらくなったり粘膜下層が炭化したりする。効率的な剥離を行うためにも、左側の病変では特に出血に対する止血操作を速やかに行う。

- 剥離深度は筋層直上を意識するが、食道扁平上皮癌は食道腺導管内進展を介して食道腺へ浸潤することがあるため、粘膜下層剥離時に食道腺を視認した場合は食道腺より下層を剥離するように留意する（図7）。

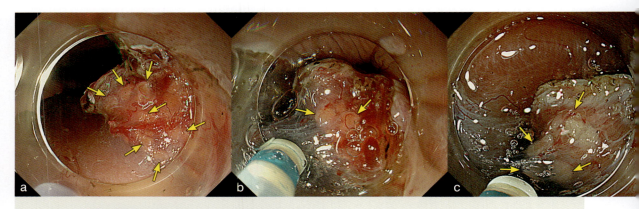

図7　粘膜下層剥離中に食道腺を視認した場合
粘膜下層内の食道腺（矢印）。粘膜下層剥離中に食道腺が確認された場合、食道腺より深部を剥離するように心掛ける。

狭窄予防

◆ 粘膜欠損が 3/4 周以上となる場合はトリアムシノロン局注療法などによる狭窄予防策を講じる必要があり、特に全周性の粘膜欠損に対してはトリアムシノロン局注のほかにプレドニゾロン内服または両者の併用を検討することが勧められる[18, 29]。瘢痕部の ESD など、創部に粘膜下層が残らず、筋層が露出している場合は穿孔のリスクを考慮しトリアムシノロンの局注は避けることが望ましく、狭窄予防として polyglycolic acid シートの貼付を考慮する[35]。

◆ いずれの狭窄予防策も、現時点では ESD 後の食道狭窄に対して満足できる効果が得られているわけではないため、術後狭窄に対するさらなる予防・治療の発展が期待される。

文献

1. Watanabe M, Toh Y, Ishihara R, Kono K, Matsubara H, Miyazaki T, *et al.* Comprehensive registry of esophageal cancer in Japan, 2015. *Esophagus* 2023; 20(1): 1-28.

2. Muto M, Minashi K, Yano T, Saito Y, Oda I, Nonaka S, *et al.* Early detection of superficial squamous cell carcinoma in the head and neck region and esophagus by narrow band imaging: a multicenter randomized controlled trial. *J Clin Oncol* 2010; 28(9): 1566-72.

3. Ono S, Kawada K, Dohi O, Kitamura S, Koike T, Hori S, *et al.* Linked color imaging focused on neoplasm detection in the upper gastrointestinal tract : a randomized trial. *Ann Intern Med* 2021; 174(1): 18-24.

4. Ogata Y, Hatta W, Koike T, Takahashi S, Matsuhashi T, Oikawa T, *et al.* Blue light imaging and linked color imaging as a screening mode for esophageal squamous cell carcinoma in high-risk patients: Multicenter randomized trial. *Dig Endosc* 2023; 35(7): 835-44.

5. Shiozaki H, Tahara H, Kobayashi K, Yano H, Tamura S, Imamoto H, *et al.* Endoscopic screening of early esophageal cancer with the Lugol dye method in patients with head and neck cancers. *Cancer* 1990; 66(10): 2068-71.

6. Yokoyama A, Ohmori T, Makuuchi H, Maruyama K, Okuyama K, Takahashi H, *et al.* Successful screening for early esophageal cancer in alcoholics using endoscopy and mucosa iodine staining. *Cancer* 1995; 76(6): 928-34.

7. Bisschops R, Areia M, Coron E, Dobru D, Kaskas B, Kuvaev R, *et al.* Performance measures for upper gastrointestinal endoscopy: a European Society of Gastrointestinal Endoscopy (ESGE) Quality Improvement Initiative. *Endoscopy* 2016; 48(9): 843-64.

8. Gruner M, Denis A, Masliah C, Amil M, Metivier-Cesbron E, Luet D, *et al.* Narrow-band imaging versus Lugol chromoendoscopy for esophageal squamous cell cancer screening in normal endoscopic practice: randomized controlled trial. *Endoscopy* 2021; 53(7): 674-82.

9. Takenaka R, Kawahara Y, Okada H, Hori K, Inoue M, Kawano S, *et al.* Narrow-band imaging provides reliable screening for esophageal malignancy in patients with head and neck cancers. *Am J Gastroenterol* 2009; 104(12): 2942-8.

10. Ishihara R, Oyama T, Takeuchi M, Hirasawa D, Kanetaka K, Uesato M, *et al.* Multicenter retrospective analysis of complications and risk factors in endoscopic resection for esophageal cancer across Japan. *Esophagus* 2024 Jul 10. doi: 10.1007/s10388-024-01073-9. Online ahead of print.

11. Pech O, Gossner L, Manner H, May A, Rabenstein T, Behrens A, *et al.* Prospective evaluation of the macroscopic types and location of early Barrett's neoplasia in 380 lesions. *Endoscopy* 2007; 39(7): 588-93.

12. Moriyama N, Amano Y, Okita K, Mishima Y, Ishihara S, Kinoshita Y. Localization of early-stage dysplastic Barrett's lesions in patients with short-segment Barrett's esophagus. *Am J Gastroenterol* 2006; 101(11): 2666-7.

13. Suzuki Y, Okamura T, Matsui A, Hayasaka J, Nomura K, Kikuchi D, *et al.* Usefulness of the Japan Esophageal Society classification of Barrett's esophagus for diagnosing the lateral extent of superficial short-segment Barrett's esophageal cancer. *Gastrointest Tumors* 2022; 9(2-4): 59-68.

14. Goda K, Fujisaki J, Ishihara R, Takeuchi M, Takahashi A, Takaki Y, *et al.* Newly developed magnifying endoscopic classification of the Japan Esophageal Society to identify superficial Barrett's esophagus-related neoplasms. *Esophagus* 2018; 15(3): 153-9.

15. Goda K, Takeuchi M, Ishihara R, Fujisaki J, Takahashi A, Takaki Y, *et al.* Diagnostic utility of a novel magnifying endoscopic classification system for superficial Barrett's esophagus-related neoplasms: a nationwide multicenter study. *Esophagus* 2021; 18(4): 713-23.

16. Ishihara R, Goda K, Oyama T. Endoscopic diagnosis and treatment of esophageal adeno-carcinoma: introduction of Japan Esophageal Society classification of Barrett's esophagus. *J Gastroenterol* 2019; 54(1): 1-9.

17. Oyama T, Inoue H, Arima M, Momma K, Omori T, Ishihara R, *et al.* Prediction of the invasion depth of superficial squamous cell carcinoma based on microvessel morphology: magnifying endoscopic classification of the Japan Esophageal Society. *Esophagus* 2017; 14(2): 105-12.

18. Ishihara R, Arima M, Iizuka T, Oyama T, Katada C, Kato M, *et al.* Endoscopic submucosal dissection/endoscopic mucosal resection guidelines for esophageal cancer. *Dig Endosc* 2020; 32(4): 452-93.

19. Suzuki Y, Iizuka T, Inoshita N, Kikuchi D, Hoteya S, Udagawa H. A case of superficial esophageal cancer invading into the submucosa following ductal involvement with microinvasion. *Clin J Gastroenterol* 2018; 11(2): 123-6.

20. Suzuki Y, Ohkura Y, Koseki M, Nomura K, Matsui A, Ueno M, *et al.* Clinical predictors of special type of esophageal cancer. *Esophagus* 2023; 20(3): 484-91.

21. Thosani N, Singh H, Kapadia A, Ochi N, Lee JH, Ajani J, *et al.* Diagnostic accuracy of EUS in differentiating mucosal versus submucosal invasion of superficial esophageal cancers: a systematic review and meta-analysis. *Gastrointest Endosc* 2012; 75(2): 242-53.

22. Kadota T, Minashi K, Wakabayashi M, Yano T, Ezoe Y, Tsuchida T, *et al.* Diagnostic yield of conventional endoscopy with endoscopic ultrasonography for submucosal invasion of superficial esophageal squamous cell carcinoma: a post hoc analysis of multicenter prospective confirmatory study (JCOG0508). *Esophagus* 2021; 18(3): 604-11.

23. Suzuki Y, Nomura K, Kikuchi D, Iizuka T, Koseki M, Kawai Y, *et al.* Diagnostic performance of endoscopic ultrasonography with water-filled balloon method for superficial esophageal squamous cell carcinoma. *Dig Dis Sci* 2023; 68(10): 3974-84.

24. Mizumoto T, Hiyama T, Oka S, Yorita N, Kuroki K, Kurihara M, *et al.* Diagnosis of superficial esophageal squamous cell carcinoma invasion depth before endoscopic submucosal dissection. *Dis Esophagus* 2018; 31(7).

25. Pimentel-Nunes P, Libânio D, Bastiaansen BAJ, Bhandari P, Bisschops R, Bourke MJ, *et al.* Endoscopic submucosal dissection for superficial gastrointestinal lesions: European Society of Gastrointestinal Endoscopy (ESGE) Guideline-Update 2022. *Endoscopy*. 2022; 54(6): 591-622.

26. Park CH, Yang DH, Kim JW, Kim JH, Kim JH, Min YW, *et al.* Clinical Practice Guideline for endoscopic resection of early gastrointestinal cancer. *Clin Endosc* 2020; 53(2): 142-66.

27. May A, Günter E, Roth F, Gossner L, Stolte M, Vieth M, *et al.* Accuracy of staging in early oesophageal cancer using high resolution endoscopy and high resolution endosonography: a

comparative, prospective, and blinded trial. *Gut* 2004; 53(5): 634-40.

28. Oyama T, Tomori A, Hotta K, Morita S, Kominato K, Tanaka M, *et al.* Endoscopic submucosal dissection of early esophageal cancer. *Clin Gastroenterol Hepatol* 2005; 3(7 Suppl 1): S67-70.

29. Kitagawa Y, Ishihara R, Ishikawa H, Ito Y, Oyama T, Oyama T, *et al.* Esophageal cancer practice guidelines 2022 edited by the Japan Esophageal Society: Part 1. Esophagus. 2023; 20(3): 343-72.

30. Ishihara R, Oyama T, Abe S, Takahashi H, Ono H, Fujisaki J, *et al.* Risk of metastasis in adenocarcinoma of the esophagus: a multicenter retrospective study in a Japanese population. *J Gastroenterol* 2017; 52(7): 800-8.

31. Abe S, Ishihara R, Takahashi H, Ono H, Fujisaki J, Matsui A, *et al.* Long-term outcomes of endoscopic resection and metachronous cancer after endoscopic resection for adenocarcinoma of the esophagogastric junction in Japan. *Gastrointest Endosc* 2019; 89(6): 1120-8.

32. Koike Y, Hirasawa D, Fujita N, Maeda Y, Ohira T, Harada Y, *et al.* Usefulness of the thread-traction method in esophageal endoscopic submucosal dissection: randomized controlled trial. *Dig Endosc* 2015; 27(3): 303-9.

33. Ota M, Nakamura T, Hayashi K, Ohki T, Narumiya K, Sato T, *et al.* Usefulness of clip traction in the early phase of esophageal endoscopic submucosal dissection. *Dig Endosc* 2012; 24(5): 315-8.

34. Xie X, Bai JY, Fan CQ, Yang X, Zhao XY, Dong H, *et al.* Application of clip traction in endoscopic submucosal dissection to the treatment of early esophageal carcinoma and precancerous lesions. *Surg Endosc* 2017; 31(1): 462-8.

35. Iizuka T, Kikuchi D, Yamada A, Hoteya S, Kajiyama Y, Kaise M. Polyglycolic acid sheet application to prevent esophageal stricture after endoscopic submucosal dissection for esophageal squamous cell carcinoma. *Endoscopy* 2015; 47(4): 341-4.

| 第1章 | 総 論 | 順天堂大学医学部消化器内科 ● 上山浩也 |

3 胃病変の内視鏡診断と治療

胃病変（早期胃癌）の診断

◆ 胃は消化管を成す管状の器官で胃壁伸展時には袋状の構造となるため、効率的な内視鏡観察には経験を要する。胃に発生する疾患としては非腫瘍性病変（胃炎、胃びらん、萎縮、腸上皮化生、胃潰瘍、胃ポリープなど）や腫瘍性病変（上皮性腫瘍、非上皮性腫瘍など）など多岐にわたるため、内視鏡観察においては胃粘膜全体を隈なく観察することが必要である。

◆ 胃の観察において、*H. pylori* 感染診断は腫瘍性病変との関連性があることから必須条件であるが、胃癌を代表とする腫瘍性病変の検出・診断が最も重要である。特に早期胃癌の検出・診断が胃内視鏡観察の肝であり、*H. pylori* 感染状況の変遷に応じた早期胃癌の内視鏡診断体系を構築する必要がある。

1．胃癌の基礎知識

◆ 胃癌は *H. pylori* 感染状況により、*H. pylori* 現感染胃癌、*H. pylori* 除菌後胃癌、*H. pylori* 未感染胃癌に分類され、感染状況に応じた早期胃癌の内視鏡診断体系を構築する必要がある[1]。

◆ *H. pylori* 現感染胃癌は、「胃癌の三角」の理念に基づいた背景粘膜・組織型・肉眼型を理解することが重要であり、早期胃癌の検出・診断の基本概念である[2]。

◆ *H. pylori* 除菌後胃癌は、*H. pylori* 現感染胃癌の概念に加え、低異型度上皮性腫瘍の存在や非腫瘍粘膜の被覆・混在による影響、背景粘膜との関係性などによる内視鏡的特徴を理解し、背景粘膜の萎縮や腸上皮化生の程度別の内視鏡診断体系を構築する必要がある[1]。

◆ *H. pylori* 未感染胃癌は、発生部位、組織型、粘液形質、色調、肉眼型により、胃底腺型胃癌、胃型腺癌（白色扁平隆起型、腺窩上皮型）、腸型・胃腸混合型腺癌、未分化型胃癌に分類され、各タイプの内視鏡的・臨床病理学的特徴を理解する必要がある[3, 4]。

2．胃内視鏡観察の基本とコツ

◆ ルーチンの胃観察法は各施設により異なるため、胃観察法は様々であり確立された手順はないが、基本原則に関しては、早期胃癌の内視鏡診断ガイドライン[5]、systematic screening protocol of the stomach（SSS）[6] などを参考に観察方法を確立する。

◆ 各内視鏡医は観察して撮影する部位と順番を予め決めておき、その方法に従って毎回同じ撮影を行うようにする。理想としては、撮影画像の領域が途切れることなく、胃粘膜全体を網羅する必要がある。胃内洗浄のタイミング、胃内の空気量と撮影部位の特性を考慮して、撮影する順番を決めておくと効率的な胃内視鏡観察を行うことが可能である。

◆ 見逃しが多い部位には噴門小弯後壁、穹窿部〜胃体部大弯（襞の間）、胃体部前後壁、前庭部小弯（胃角裏）、胃角裏の前後壁、蠕動時の前庭部などがあり、それらの部位はより注意して観察する。

◆ 早期胃癌を見落とさないようにするためには、*H. pylori* 感染状況別により頻度の高い病変を想定しながら、効率よく観察することが重要である。*H. pylori* 陰性胃癌の多くは腫瘍径が小さいため、細かい内視鏡所見から微小な胃病変の拾い上げが重要となる。また、*H. pylori* 未感染胃癌は穹窿部や胃体上部などの U・M 領域に発生する頻度が高く、胃の襞を伸展した状態で胃全体を満遍なく観察する必要がある。

3. 胃内視鏡観察の実際（図1）

◆ 実際の胃内視鏡観察を提示するが、順番や枚数に関しては各施設で異なるため、以下を参考に各内視鏡医で自分なりの胃観察法を確立することが望ましい。

①胃体部大弯
◆ 十二指腸を先に観察する場合は、十二指腸観察時に胃体部大弯が内視鏡スコープのこすれによる粘膜損傷を生じることがあり、胃内挿入時に胃体部大弯を撮影しておく。
②胃幽門部
③胃前庭部4方向（小弯→前壁→大弯→後壁）＋全体像
④胃角部3方向（後壁→小弯→前壁）
◆ 胃内の空気量が少ない場合や胃の容量が小さい場合には、この時点で胃角の観察が困難な場合がある。その場合は、送気をしながら他部位の観察を進め、胃全体を膨らますことで最後に観察することが可能である。
⑤胃角大弯〜胃角裏前壁・後壁
◆ 胃角大弯も重要だが、胃角裏の前後壁は死角にもなるため、確認する。
⑥胃体下部4方向
⑦胃体中部4方向
⑧胃体上部4方向
◆ 胃体部の観察は順方向で12枚が基本ではあるが、1枚で2方向観察可能であれば、省略は可能と考えられる。
⑨順方向の分水嶺〜胃穹窿部3方向
◆ 胃穹窿部の見下ろしは省略可能であるが、胃底腺型胃癌などの胃穹窿部にも発生する特殊型胃腫瘍の検出には有用である。

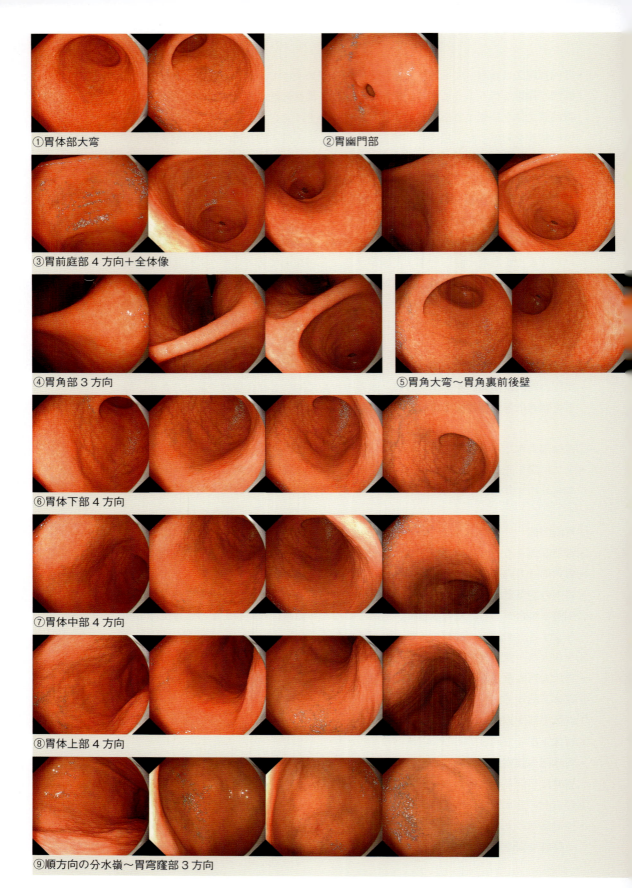

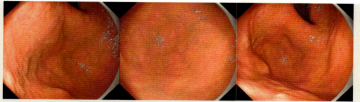
⑩反転方向の胃穹窿部（前後壁と全体像）

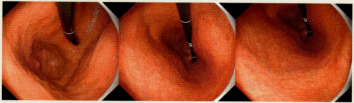
⑪反転方向の胃体部前壁（上部・中部・下部）

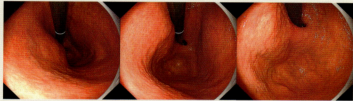
⑫反転方向の胃体部後壁（下部・中部・上部）

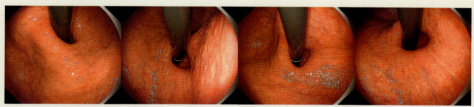
⑬反転方向の胃噴門部4方向

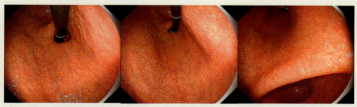
⑭反転方向の胃体部小弯（上部・中部・下部）

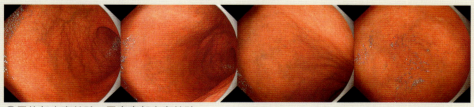
⑮胃体部大弯前壁〜胃穹窿部大弯前壁

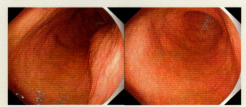
⑯胃体部全体

図1　胃内視鏡観察法

⑩反転方向の胃穹窿部（前後壁と全体像）

- 前後壁の画像は省略可能であるが、胃穹窿部に発生する特殊型胃腫瘍の検出には有用である。

⑪反転方向の胃体部前壁（上部・中部・下部）

⑫反転方向の胃体部後壁（下部・中部・上部）

⑬反転方向の胃噴門部4方向

⑭反転方向の胃体部小弯（上部・中部・下部）

- 反転方向の観察は、一般的には胃体上部（小弯、前壁、後壁）、胃体中部（小弯、前壁、後壁）胃体下部（小弯、前壁、後壁）を順に撮影することが多いため、反転方向の胃体部と噴門部の観察は順番や撮影方法は各自で設定が必要である。胃体部に発生する早期胃癌の検出には反転方向が有用であることも多く、注意深く観察する。

⑮胃体部大弯前壁〜胃穹窿部大弯前壁

- この部位は送気量が少ないと胃の襞により観察が困難であり、⑭まで送気しながら観察することで胃の襞を伸展することができ、この部位を詳細に観察することが可能である。

⑯胃体部全体

- この画像は省略可能であるが、レポートに添付するために撮影することもある。今までの画像でも良いが、この症例の背景粘膜の情報をわかりやすく提示するために画角を調整する。

4．胃病変を見つけた際の撮影法（図2）

- 胃病変を見つけた際には、背景粘膜、部位、大きさ、色調、形態、境界（範囲）を確認し、質的診断→範囲診断→深達度診断を行う[7]。
- 病変の表面に泡や粘液が付着している場合には、ジメチコン、プロナーゼなどで洗浄してから撮影する。
- 遠景像→中景像→近景像→拡大画像の順に撮影する。遠景像では背景粘膜の評価、病変部位、病変の大きさを評価できる構図、中景像では大きさ、色調、形態を評価できる構図、近景像では表面構造、境界（範囲）を評価できる構図を考慮して撮影する。

5．早期胃癌の内視鏡診断

- 前述の通り、*H. pylori* 感染状況により、*H. pylori* 現感染胃癌、*H. pylori* 除菌後胃癌、*H. pylori* 未感染胃癌に分類されるため、感染状況に応じた早期胃癌の内視鏡診断体系を構築する必要がある[1]。正確な内視鏡診断にはそれらの各特徴を十分に理解する必要があり、各論は別項に委ねる。
- 腫瘍と非腫瘍の鑑別は、表面構造と境界の所見で行うことが多い。腫瘍の場合は表面構造が不整で明瞭な境界があり、境界の形態（蚕食像、棘状、断崖状など）も不整であることが多いが、*H. pylori* 除菌後胃癌などで低異型度の胃腫瘍は、腫瘍の所

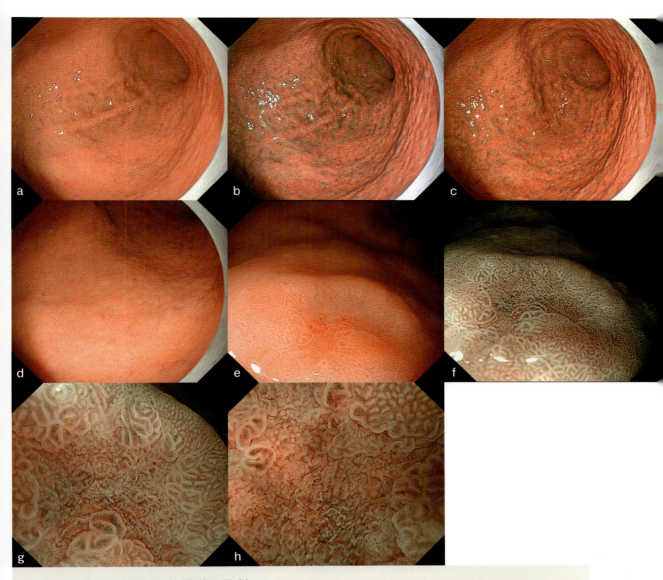

図2　胃病変の観察方法（除菌後胃癌）

a：白色光・遠景。胃体中部大弯、8mm大、陥凹性病変。色調での視認性は不良である。
b：TXI mode1。陥凹部の色調が強調され、視認性はやや向上。
c：TXI mode2
d：白色光・中景。陥凹面と境界の評価が可能となり、胃腫瘍を疑う。
e：白色光・近景。陥凹面の表面構造は微細顆粒状でやや不整であり、境界は明瞭で若干の不整を認める。
f：NBI観察・近景。陥凹面の表面構造と境界が明瞭化する。
g：NBI拡大観察（フルズーム浸水法・順方向）。明瞭なDL、IMSPを認めるが、MVPの評価は困難。
h：NBI拡大観察（フルズーム浸水法・反転方向）。病変を適切に伸展すると明瞭なDL、IMVP、IMSPを認め、癌と診断する。

M, Type 0-Ⅱc, 6×3mm, tub1＞tub2, T1b1/SM1（50μm）, INFb, UL0, Ly0, V0, pHM0, pVM0

見が乏しく診断が困難な場合がある。
- 拡大画像では、弱拡大像で表面構造と境界を確認し、強拡大像でDL、微小血管構築像、表面微細構造を観察し、VS classification system[8]、MESDA-G（図3）[9]を用いて質的診断を行う。弱拡大像で正確な診断が可能な胃病変が多いが、低異型度の胃腫瘍の場合は困難な場合もあり、強拡大像での診断が必要なこともある。
- フルズーム浸水法は、最小血管単位である微小血管構築像を正確に評価できる観察法の1つであり、拡大内視鏡診断のポイントとしては、表面微細構造も重要であるが微小血管構築像による診断が有用であることが多い。
- 通常の早期胃癌であれば拡大内視鏡診断での正診率は高いが、*H. pylori* 除菌後胃癌や *H. pylori* 未感染胃癌の一部は、拡大内視鏡診断でも診断が困難な場合があり注意する[10]。

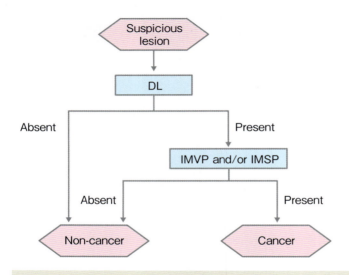

図3　早期胃癌の拡大内視鏡診断アルゴリズム

Muto M, *et al*. Magnifying endoscopy simple diagnostic algorithm for early gastric cancer(MESDA-G). *Dig Endosc* 2016; 28(4): 379-393 より引用

6．早期胃癌の深達度診断

- 深達度診断は内視鏡治療の適応に関わる重要な所見であるが、正確な深達度診断は時に困難なこともある。
- 基本的には、病変の大きさ、形態、色調によりSM浸潤を予想することであり、丈の高い隆起や陥凹、陥凹内の凹凸・結節、SMT様隆起、伸展不良、台状挙上などがSM浸潤の所見と報告されている。EUSによる深達度評価の有用性も報告されているが、SM1とSM2の鑑別は経験上難しい印象であり、明らかなSM深部浸潤の所見を認めない限り内視鏡治療が選択されることが多い[11]。

早期胃癌に対する内視鏡治療

1．早期胃癌の内視鏡治療適応

- 内視鏡治療の適応は、「リンパ節転移の可能性がきわめて低く、一括切除ができる大きさと部位にあること」が原則である。
- 現状での適応基準は、EMR/ESD適応病変として、2cm以下の肉眼的粘膜内癌（cT1a），分化型癌，UL0と判断される病変、ESD適応病変として、①2cmを超える肉眼的粘膜内癌（cT1a），分化型癌，UL0と判断される病変、②3cm以下の肉眼的粘膜内癌（cT1a），分化型癌，UL1と判断される病変、③2cm以下の肉眼的粘膜内癌（cT1a），未分化型癌，UL0と判断される病変とされている[12]。
- 内視鏡治療後には、切除後の病理診断により根治性の判定を行い，その後の方針を決定する（図4）。

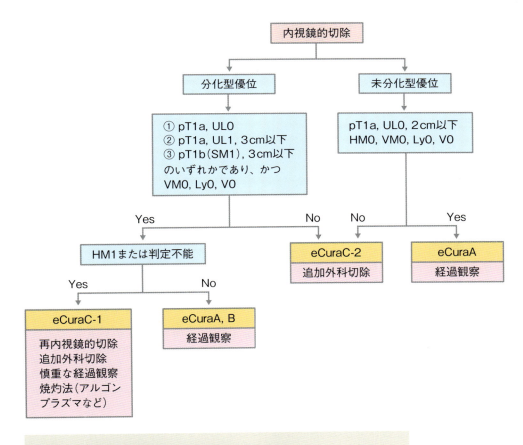

図4　内視鏡的切除後の治療方針アルゴリズム
日本胃癌学会：胃癌治療ガイドライン 第6版，金原出版，2021 より引用

2．内視鏡治療の実際

- 内視鏡治療には、胃の粘膜病変を挙上して鋼線のスネアをかけ、高周波により焼灼切除する方法である EMR（endoscopic mucosal resection）と高周波デバイスを用いて病巣周囲の粘膜を切開し，さらに粘膜下層を剥離して切除する方法である ESD（endoscopic submucosal dissection）がある。

- 胃は管状の器官で胃壁伸展時には袋状の構造となるため、胃 ESD は食道や大腸に比較して病変部位による操作性、治療手技、治療戦略が異なることが多い。

- 術後の偶発症には出血、穿孔などがあり、後出血 4.4％、輸血 0.7％、術中穿孔 2.3％、遅発性穿孔 0.4％、偶発症による緊急手術 0.2％ と報告されている[13]。現状では、各施設で多少の誤差はあるが、内視鏡機器や技術の発展により偶発症の頻度は減少傾向であると予想される。

- 早期胃癌に対する ESD の基本的手技について概説する（図 5）。

①マーキング

- 病変から約 3 〜 5mm 程度外側にマーキングを行うが、インジゴカルミン散布や NBI、BLI などの IEE を利用して正確な範囲診断をする必要がある。境界不明瞭な病変の場合は、術前に周囲生検を行い癌陰性と診断された生検瘢痕にマーキングを置く。貴重症例の場合には内視鏡所見と病理所見の対比のための 2 点マーキングを行うこともある。

②局注

- 局注液は生理食塩水、ヒアルロン酸ナトリウムなどが一般的に選択されることが多く、上皮下や筋層への局注を避けるために針先が粘膜下層に位置しているか確認しながら行う。局注で作成される粘膜の膨隆の頂点が切開ラインに合うように、また局注部位の間に窪みができないよう調整しながら局注する。

③粘膜切開＋全周切開

- 先端系ナイフ、ブレード型ナイフ、ハサミ型ナイフにより粘膜切開の開始場所が異なることがあり、先端系ナイフの場合は病変の近位側から開始してフラップを作成することが多いが、ブレード型ナイフの場合は病変の遠位側にプレカットを置いて病変の手前に向かって粘膜切開を行う。先端系ナイフの場合、全周切開は病変により順番を調整することもあるが、ブレード型ナイフの場合は最初に全周切開を行うことが多い。また、粘膜切開時にトリミングを十分に行うことが、効率的な粘膜下層剥離につながるため、その点を意識しながら粘膜切開を行うことが重要である。

④粘膜下層剥離

- 全周切開のトリミング終了後、十分な局注と切開ラインに存在する血管を処理しながら、粘膜下層中層〜深部の剥離を進める。適切な剥離深度へ到達するためには、入り込むための綺麗なフラップの作成が重要である。脂肪組織や血管が多い場合には、粘膜下層深部〜筋層直上を剥離する。重力によるトラクションが得られない場合、線維化や病変部位の特性により局注による膨隆が十分に得られない場合は、糸

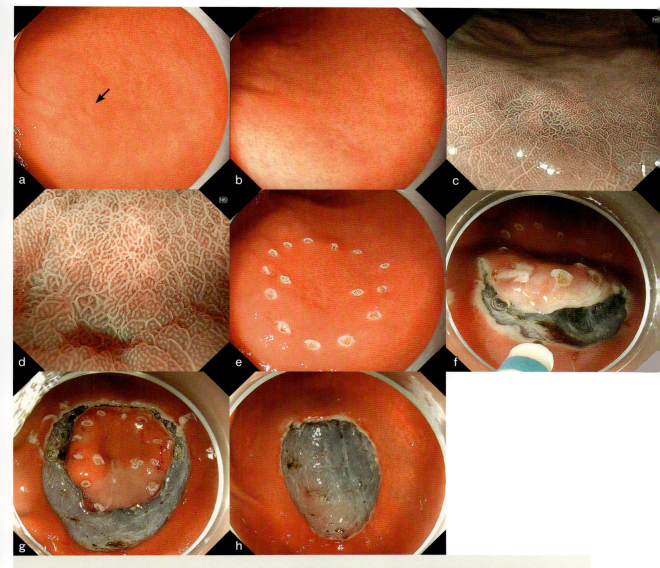

図5 早期胃癌に対する ESD（*H. pylori* 未感染胃に発生した未分化型胃癌）

a：白色光・中景。胃体下部大弯、6mm 大、褪色調、平坦陥凹性病変。周囲に陰性生検の瘢痕あり。
b：白色光・近景
c：NBI 観察・近景。陥凹面の表面構造が明瞭化したが、境界は不明瞭である。
d：NBI 拡大観察（フルズーム浸水法・順方向）。DL なし、MSP と MVP は regular であり、非癌の診断。
e：陰性生検の生検瘢痕をもとにマーキングを施行し、通常のマーキング内に 2 点マーキングを施行。
f：病変の近位側の粘膜切開とトリミングを行い、フラップを作成する。
g：粘膜血流が阻血され白色に変化した領域が作成したフラップである。フラップ作成後に全周切開とトリミングを行う。
h：病変切除後の潰瘍底。血管を焼灼し終了。

付きクリップや SO-clip などの牽引デバイスの併用を検討する。特に胃上体部大弯、穹窿部などの病変は牽引デバイスの使用が推奨される[14]。

文献

1. 上山浩也：胃癌の診断．明日の診療に役立つ 消化器内視鏡これ 1 冊．診断と治療 2022; 110(suppl): 135-142.

2. 中村恭一：胃癌の構造 第 3 版．医学書院，2005.

3. 上山浩也ほか：*H. pylori* 未感染胃癌の動向・ポスト *H. pylori* 時代に向けて．日本ヘリコバクター学会誌 2022; 23(2): 114-123.

4. 赤澤陽一ほか：*H. pylori* 未感染胃癌を巡る課題（1）内視鏡的・臨床病理学的特徴．臨床消化器内科 2020; 35: 1471-1480.

5. 八尾建史ほか：早期胃癌の内視鏡診断ガイドライン．*Gastroenterological Endosc* 2019; 61: 1283-1319.

6. Yao K. The endoscopic diagnosis of early gastric cancer. *Ann Gastroenterol* 2013; 26: 11-22.

7. 浦岡俊夫（編集）レジデントのための消化器内視鏡ことはじめ．4 章 上部消化管内視鏡検査　4 病変を見つけた後の観察法　4-1 通常観察と拡大観察法（胃癌診断を中心に）［上山浩也］

8. Yao K, Anagnostopoulos GK, Ragunath K. Magnifying endoscopy for diagnosing and delineating early gastric cancer. *Endoscopy* 2009 May; 41(5):462-7.

9. Muto M, *et al.* Magnifying endoscopy simple diagnostic algorithm for early gastric cancer (MESDA-G). *Dig Endosc* 2016; 28(4):379-393.

10. Matsumoto K, Ueyama H, Yao T, *et al.* Diagnostic limitations of magnifying endoscopy with narrow-band imaging in early gastric cancer. *Endosc Int Open* 2020 Oct; 8(10): E1233-E1242.

11. Matsuura N, Kato M, Iwata K, *et al.* Endoscopic ultrasound classification for prediction of endoscopic submucosal dissection resectability: PREDICT classification. *Endosc Int Open* 2024 Sep 16; 12(9): E1075-E1084.

12. 日本胃癌学会：胃癌治療ガイドライン 医師用 2021 年 7 月改訂 第 6 版．金原出版．

13. Suzuki H, Takizawa K, Hirasawa T, *et al.* Short term outcomes of multicenter prospective cohort study of gastric endoscopic resection：'Real-world evidence' in Japan. *Dig Endosc* 2019; 31: 30-9.

14. Ueyama H, Murakami T, Matsumoto K, *et al.* Modified attachment method using S-O clip and multibending scope for gastric ESD at the greater curvature of the fundus. *Endosc Int Open* 2021 Feb; 9(2): E195-E196.

第1章　総論　　慶應義塾大学医学部内視鏡センター ◉ 加藤元彦

4 十二指腸病変の内視鏡診断と治療

十二指腸病変の診断

- 表在性非乳頭部十二指腸上皮性腫瘍（superficial non-ampullary duodenal epithelial neoplasia：SNADET）はまれな腫瘍ではあるが、近年その発見機会が増加している。
- SNADET に対する生検病理診断は診断能が十分ではなく、生検後の粘膜下層の線維化という問題もある。
- 十二指腸の観察では病変の局在、特に Vater 乳頭との位置関係を認識することが重要である。
- 画像強調併用の拡大内視鏡は SNADET の質的診断のみならず、最近注目されている粘液形質を予測することもできる可能性がある。

1. 表在型十二指腸上皮性腫瘍の疫学と存在診断（病変の拾い上げ）

- 最近の全国がん登録データに基づく研究によれば、十二指腸癌の発生率は 10 万人年あたり 2.37 人で [1]、人口 10 万人あたり 6 人以下という希少癌の定義を満たす。一方、上部消化管内視鏡検査へのアクセスのよい本邦においては、十二指腸癌の発見は欧米諸国での 10 倍以上と著しく高い [1]。これは検診などでの無症状での検査で偶発的に表在性非乳頭部十二指腸上皮性腫瘍（SNADET）が発見されることが影響している可能性がある。今後、内視鏡機器の改良や内視鏡医の十二指腸腫瘍に対する意識の向上などによりその発見機会はさらに増加してくることが予想される。
- SNADET の拾い上げの基本は白色光観察であり、限局した隆起、陥凹、色調変化などで認識されることが多い。特に SNADET に特徴的な所見として褪色調の色調変化がある。

2. 十二指腸の内視鏡観察のポイント

- 十二指腸は後腹膜に固定された臓器で、上十二指腸角、下十二指腸角などの屈曲もあり観察が難しい。スコープを下行部でストレッチすることで操作性が安定化することが多い。
- 病変の部位や局在により治療の技術的難易度や周術期有害事象の発生頻度が大きく異なるので、病変の部位、特に Vater 乳頭との位置関係を把握することがきわめて重要である。また、スコープをストレッチすると Vater 乳頭の位置は 9 時方向から 12 時方向に時計回りに 90° 偏位するので注意が必要である。
- 治療を前提とする術前評価の場合、病変の質的診断や深達度と同様に重要なのが、

病変の肛門側辺縁に到達できるかどうかである。屈曲があり胃からの距離も離れている遠位十二指腸において、病変は観察できても近接できないことがある。送気下で上記のような条件になった場合、浸水条件にすることにより近接が可能になることが多い。筆者の経験上、トライツ靱帯までの病変で上部用の治療スコープで近接が困難で下部用のスコープが必要になることは稀である。

3. SNADETの内視鏡診断

- SNADETと鑑別すべき良性疾患として異所性胃粘膜、胃腺窩上皮化生、Brunner腺過形成などの頻度が高い。
- SNADETの内視鏡生検診断による腺腫と癌の鑑別能は、感度37.5％、特異度83.1％、正診率71.6％と感度が低く不十分であり、特に平坦陥凹型病変では粘膜下層に強い線維化をきたし、後の内視鏡治療が困難となることもある（図1）。このため非侵襲的な内視鏡診断が重要である。
- SNADETは近年その粘液形質が注目されている。SNADETには免疫組織化学でMUC2、CD10、CDX-2など腸型の形質を発現する腫瘍と、MUC5AC、MUC6など胃型の形質を発現する腫瘍とに分類することができ、胃型と腸型は異なる臨床像を呈することがわかってきた。すなわち腸型の腫瘍は十二指腸肛門側に多く存在し、平坦、陥凹型の肉眼型を呈し、病理組織学的には低異型度のものが多い。一方、胃型の腫瘍は十二指腸の口側に存在し、隆起型の肉眼型を呈し、病理組織学的にも高異型度腫瘍やSM浸潤癌の割合が多く、治療後のdisease free survivalが腸型腫瘍に比べて不良であることが報告されている[2]。
- SNADETのうち胃型の形質を有するものは絨毛状の表面構造を反映して画像強調併用の拡大内視鏡（IEE-ME）では類円形、多角形、魚鱗状の表面構造を呈するこ

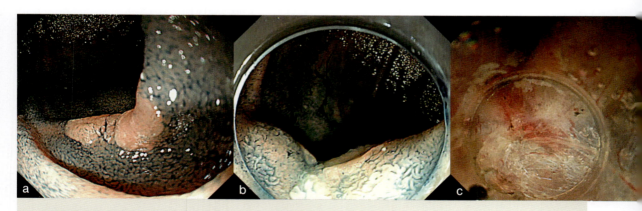

図1　生検によりEMR不能となったSNADETの例
a：下行部の12mm大の平坦隆起性病変。中央部に前医での生検によるひきつれを認める。
b：局注後病変の中央部は挙上不良である。EMRは断念し、ESDにコンバートされた。
c：ESD術中所見。粘膜下層に強い線維化を認める。

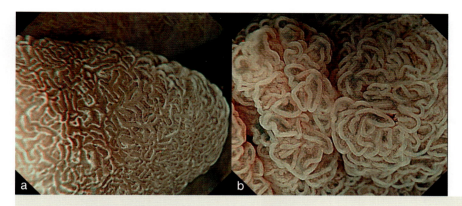

図2　SNADETの画像強調併用拡大内視鏡所見
a：腸型腫瘍。スリット状の表面構造を呈し、病変全体に粘膜内白色不透明物質（white opaque substance：WOS）の沈着を認める。
b：胃型腫瘍。類円形、多角形、魚鱗状の表面構造を呈する。WOSの沈着は認めない。

とが多い。一方、管状の構造を呈する腸型の腫瘍はIEE-MEでスリット状の表面構造を呈する。また粘膜内白色不透明物質（white opaque substance：WOS）の沈着が見られることも特徴である（図2）。これらの所見を加味することで高異型度腫瘍や粘膜下層浸潤癌のリスクの高い胃型腫瘍を鑑別することが可能になることが期待されている[3, 4]。

◆ 同様に異なる表面構造を考慮することで腫瘍、非腫瘍の鑑別を行うことが可能であり、Nakayamaらの提唱した病変表面の構造パターンを加味したアルゴリズムは感度88％、特異度98％、正診率92％と高い診断能が報告されている[5]（図3, 4）。

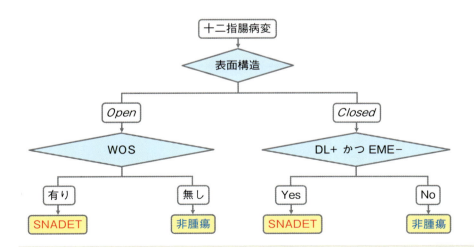

図3　SNADETのIEE-MEによる診断のアルゴリズム
Nakayama A, et al. *J Gastroenterol*. 2022; 57: 164-73 より引用
WOS：white opaque substance, DL：demarcation line, EME：enlarged marginal epithelium

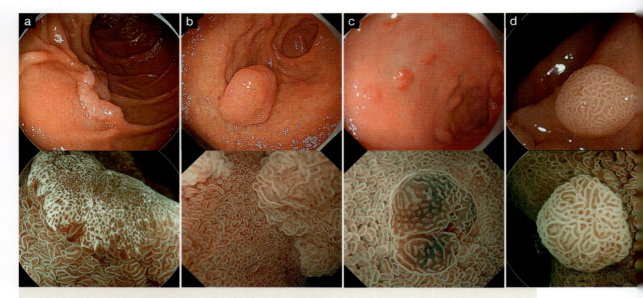

図4 十二指腸病変の白色光(上段)およびIEE-ME像(下段)

a：腸型腺腫。下行部の褪色調の平坦隆起性病変。IEE-MEではスリット状のopen loop structureで、びまん性にWOSの沈着を認める。

b：胃型腺腫。球部の同色調の隆起性病変。IEE-MEでは乳頭状のclosed loop structureで、WOSの沈着は認めない。

c：異所性胃粘膜。球部の発赤調の平坦隆起性病変。IEE-MEではスリット状のopen loop structureを呈するが、WOSの沈着は認めない。

d：胃腺窩上皮化生。球部の褪色調の隆起性病変。IEE-MEではclosed loop structureで周囲とのDLを認めるが、上皮辺縁の縁取りの拡大(enlarged marginal epithelium：EME)を認める。

SNADETに対する内視鏡治療

- 小型SNADETに対してcold snare polypectomy(CSP)は、得られる検体の質は低いが安全簡便な方法として低異型度の腫瘍に対する治療として有効である。
- Underwater EMR(UEMR)は、局注を省略することで粘膜下層に線維化のある病変に対しても安全、確実な切除が可能となる。一括切除割合を向上させる工夫として、病変外側に局注を行う部分局注併用のUEMRなどの変法が提案されている。
- ESDは技術的な難易度は高いが、water pressure methodなどのテクニックが提案され、近年先進施設においてはその成績は向上している。
- 十二指腸の内視鏡治療後は遅発性偶発症のリスクが高いため、創部の縫合閉鎖、胆管・膵管の外瘻ドレナージなどの対策が必要である。

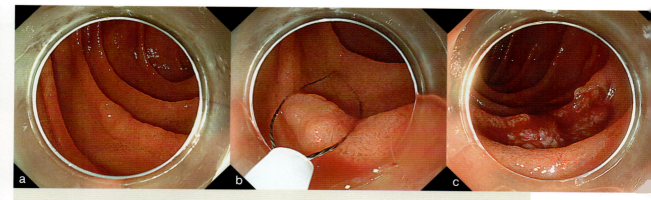

図5 十二指腸腺腫に対する cold snare polypectomy
a：十二指腸下行部の 6 mm 大の平坦隆起
b：スネアを用いて病変を絞扼し、通電せずに切除した。
c：切除後の潰瘍底

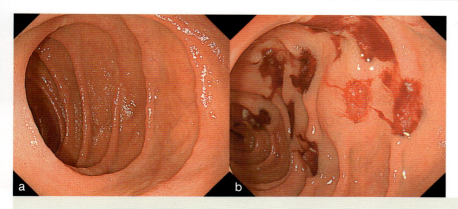

図6 家族性大腸腺腫症の多発十二指腸病変に対する cold snare polypectomy
a：十二指腸下行部に白色の小隆起が多発している。
b：スネアを用いて同時に複数の病変を切除した。患者は偶発症なく経過した。

1. 小型病変に対する内視鏡治療

- SNADET の内視鏡切除は他の臓器に比べて困難であるとされていたが、近年 cold snare polypectomy（CSP）や underwater EMR（UEMR）などの新しい治療法とその有効性が報告されている。
- CSP はスネアで病変を絞扼した後、高周波電流を用いずに物理的に病変切除する方法で、SNADET のうち特に家族性大腸腺腫症において一度に数十個の病変を切除しても重篤な偶発症はなかったことが報告され[6]、他の臓器に比べ遅発性偶発症リスクが高い十二指腸の小病変に対しては有望な治療法として期待されている（図5, 6）。一方、CSP では切除後の標本にほとんど粘膜下層が含まれていないため、癌を疑うような病変に対しては行うべきでない[7]。

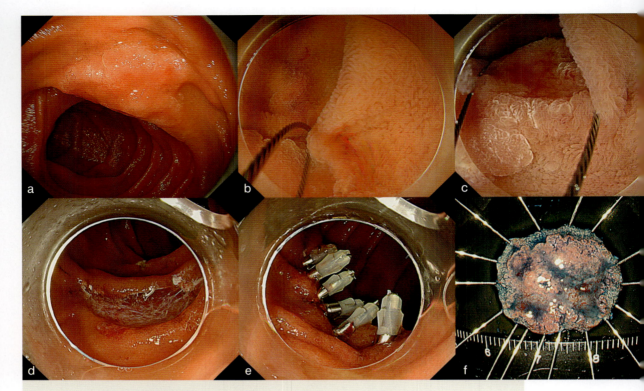

図7 十二指腸病変に対する underwater EMR
a：十二指腸下行部前壁側の 18 mm 大の隆起性病変
b, c：浸水後にスネアで病変を一括切除した。
d：病変は偶発症なく一括切除された。
e：切除後の潰瘍底はクリップで完全縫縮した。
f：切除後の検体

- UEMR は、十二指腸の内腔を水または生理食塩水で満たし、粘膜下層への注入を行わずにスネアで病変を切除する方法である（図7）。UEMR では粘膜下層の線維化による non-lifting sign を回避でき、病変を確実に切除することができる。最近の多施設共同前向き研究では、UEMR の非再発割合は 97% と良好な成績が報告されており[8]、20 mm 以下の SNADET に対する標準的な治療法の1つとして注目されている。
- より大型の病変や屈曲部で病変の全貌が観察しづらい時などは、病変の肛門側での遺残が起こりやすい。こうした病変に対して一括切除割合を向上させる工夫として部分局注併用の UEMR も提案されている。本法ではスネアリングの最終段階で視認しづらくなりやすい病変肛門側の側方マージンを確保するために、病変の外側に局注を行う。病変の外側は通常生検などによる線維化の影響も少ないため、non-lifting となりにくいことも利点である（図8）。

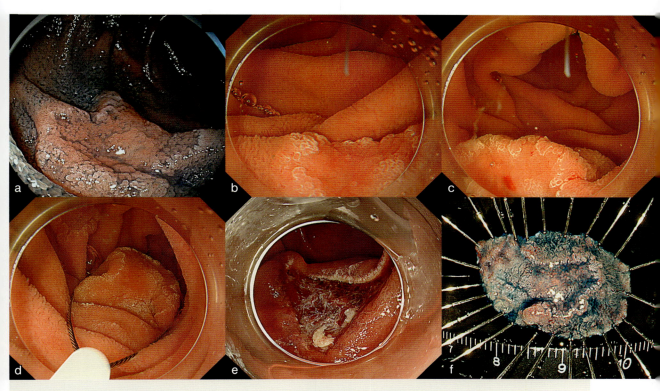

図8　十二指腸病変に対する partial injection underwater EMR (PI-UEMR)
a：十二指腸下行部後壁側の 18mm 大の隆起性病変
b：浸水下に病変を観察したが、屈曲部にあり病変肛門側の視認性は不良であった。
c：病変肛門側の外側にヒアルロン酸を局注することで、肛門側辺縁が視認できるようになった。
d, e：病変は偶発症なく一括切除された。
f：切除後の検体。病変肛門側（画面上方向）の側方マージンは確保されている。

2. 大型病変に対する内視鏡治療

- ESD は病変の局在、形態、大きさにかかわらず高い一括切除を得ることができる方法であり、消化管腫瘍の標準的な治療として多くの臓器で広く行われている。しかし、十二指腸では内視鏡の操作性が制限されること、Brunner 腺が豊富なため剥離できる粘膜下層のスペースが狭いこと、壁が非常に薄く容易に穿孔することなどから、すでに他の臓器で豊富な ESD 経験を有している内視鏡医にとっても技術的難易度がきわめて高い。
- こうした十二指腸 ESD の技術的困難性を克服するために、十二指腸の内腔を生理食塩水で満たし、スコープのウォータージェットからの水流を利用して粘膜下層の視認性を向上させる water pressure method (WPM)[9]（図9）や、全周切開をせずにポケット状に粘膜下層を剥離して安定を得る pocket creation method (PCM)[10] などのテクニックが報告され、術中穿孔の減少や処置時間の短縮に寄与することが

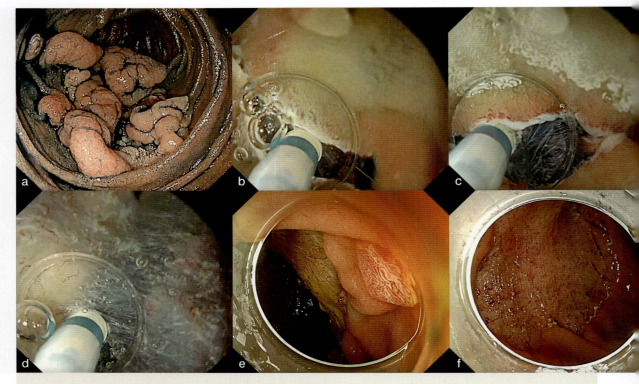

図9 Water pressure method による十二指腸 ESD
a：十二指腸下行部内側壁、乳頭近傍の 10 cm 大の平坦隆起性病変
b：粘膜切開をおいても十二指腸の粘膜下層の展開は不良である。
c：Water jet からの水流を当てることで、切開部の粘膜下層の視認性が向上する。
d：完全に粘膜下層に潜り込むことで、安定して剥離する層の視認性が得られる。
e, f：病変は偶発症なく一括切除された。

報告されている。

3. 術後の偶発症の対策と発生時のマネジメント

◆ 前述のように、十二指腸内視鏡治療は技術的に困難であるが、それだけでなく術後に潰瘍底に曝露される胆汁・膵液の影響で、穿孔や出血などの遅発性偶発症のリスクが高いことが知られている。このためクリップによる単純閉鎖、糸付きクリップ法、over the scope clip を用いる方法、ポリグリコール酸（PGA）シート貼付など、さまざまな方法により切除後の潰瘍の保護が行われている。最近のシステマティック・レビューでは、実際にこれらの方法で創部を保護することで、遅発性偶発症のリスクが 80% 以上減少することが報告されており[11]。十二指腸癌診療ガイドラインにおいても術後の創部の保護が弱く推奨されている[12]（図 10, 11）。

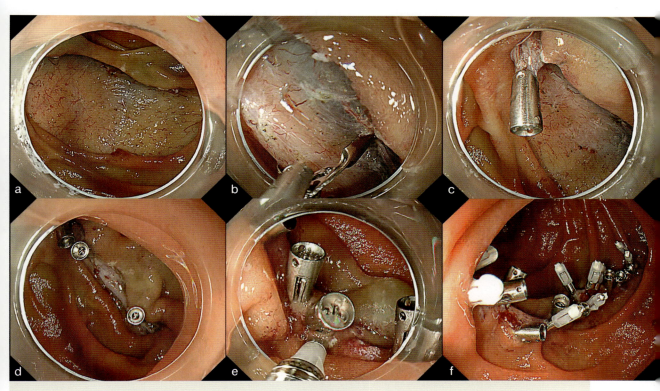

図10 十二指腸 ESD 後の折り紙法による欠損部の完全縫縮
a：十二指腸下行部後壁、40mm 大の平坦隆起性病変を切除した後、約半周性の粘膜欠損となった。
b, c：筋層を引き裂かないように脱気した後、筋層に開閉可能式のクリップをかけて筋層を折りたたむ。
d：2本目のクリップを打つことで欠損部は縮小した。
e：筋層に打ったクリップを埋没させないように注意しながら粘膜を縫縮する。
f：創部の完全縫縮が得られた。

- 他の切除後の縫縮の手段として、腹腔鏡を用いて十二指腸の外側から創部を縫合・補強する腹腔鏡内視鏡合同手術（D-LECS）がある。最近、206例の多施設後ろ向き研究が報告された。High-volume center のみからの報告ではあるものの、R0 切除割合 95％、穿孔 1.5％、狭窄 1.9％、出血 1％ と良好な結果が報告されている[13]。
- 上記のような処置を講じてもやはり一定の頻度で遅発性偶発症は発生する。このうち遅発穿孔が発生した場合は炎症により組織は脆弱となり、縫合閉鎖が難しくなる。こうした際に ERCP のテクニックを利用した胆汁と膵液の外瘻ドレナージが有効なことがある[14]（図12）。ERCP 後膵炎の発生割合が 16％と高く、経験豊富な胆膵内視鏡医により行われる必要はあるが、偶発症発生時の「最後の砦」となりうる治療である。

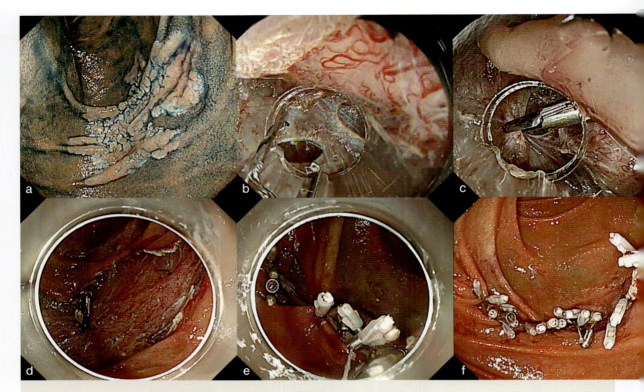

図 11　十二指腸 ESD 術中穿孔に対して粘膜欠損部の完全縫縮を行った例

a：下十二指腸角、約 40mm 大の平坦隆起性病変
b：粘膜下層の剥離中に径 3mm ほどの穿孔を生じた。
c：穿孔部をクリップで閉鎖
d：病変を一括切除した後の剥離後の潰瘍底
e, f：糸付きクリップ法を用いて潰瘍底全体を完全に縫縮した。患者はパス通り退院した。

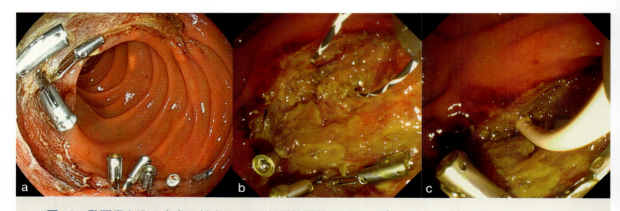

図 12　乳頭巻き込み病変に対する ESD 後胆管膵管ドレナージ

a：十二指腸乳頭を含む 2/3 周性の病変に対する ESD 後。一部は粘膜欠損部の縫縮が行われている。
b：分離開口となった胆管、膵管にそれぞれガイドワイヤーを留置。
c：胆管、膵管にそれぞれ経鼻ドレナージチューブを留置。患者は偶発症なく術後 8 日目に退院した。

4. 治療法の使い分け

◆ 最近、本邦の high volume center（18施設）での10年間の SNADET 3000例超の内視鏡治療（ESD 1017例を含む）の成績が報告された。これによれば ESD 群は一括切除割合 94.8％、R0切除割合 78.7％といずれも非 ESD 群に比べて有意に高かった。一方で、ESD 群はエキスパートが実施していたにもかかわらず、術中穿孔が 9.3％に発生し、非 ESD 群の 0.6％に比べて有意に高かった。同様に、ESD 群では非 ESD 群に比べて遅発性偶発症が有意に多く認められた（ESD 群 6.8％ vs 非 ESD 群 2.4％）。特に ESD 群の遅発性穿孔の発生割合は 2.3％で、非 ESD 群の 10倍以上であった。

◆ 上記報告では遅発性偶発症について、非 ESD 群においては腫瘍径が大きくなればなるほど割合は上昇し、腫瘍径 9mm 以下の群では 1.0％、腫瘍径 40mm 以上の群では 23.8％であった。一方、ESD 群では腫瘍径によらずほぼ一定で、20mm 以上の病変に限っては、ESD とそれ以外の治療法の間に有意差は認められなかった。

◆ 以上のことから 19mm 未満の比較的小型の病変に対する ESD は遅発性偶発症の多さからは推奨されない。他方、20mm 以上の病変に対しては、経験豊富な内視鏡医による ESD が選択肢の1つとなる可能性がある。

5. 治癒切除基準

◆ SNADET はその発生が稀であるため、内視鏡治療後の治癒切除基準についてはまだ十分な情報がない。最近の報告では粘膜内癌ではリンパ節転移は認められなかったものの、粘膜下層に浸潤した癌では 42％に転移を認めたと報告されている[15]。

◆ 現時点ではリンパ節転移陽性症例の数が少なく、リンパ節転移の発生についての詳細とその危険因子はいまだ不明であり、粘膜下層浸潤癌については内視鏡治療のみでは不十分であると考えられる。十二指腸癌診療ガイドラインでも粘膜下層に浸潤を認めた症例についてはリンパ節郭清を伴う手術（膵頭十二指腸切除術）が推奨されている[12]。

文献

1. Yoshida M, Yabuuchi Y, Kakushima N, Kato M, Iguchi M, Yamamoto Y, *et al.* The incidence of non-ampullary duodenal cancer in Japan: The first analysis of a national cancer registry. *J Gastroenterol Hepatol* 2021; 36(5): 1216-21.

2. Ushiku T, Arnason T, Fukayama M, Lauwers GY. Extra-ampullary duodenal adenocarcinoma. *Am J Surg Pathol* 2014; 38(11): 1484-93.

3. Akazawa Y, Ueyama H, Tsuyama S, Ikeda A, Yatagai N, Komori H, *et al.* Endoscopic and clinicopathological features of superficial non-ampullary duodenal tumor based on the mucin phenotypes. *Digestion* 2021; 102(5): 663-70.

4. Nakayama A, Kato M, Takatori Y, Shimoda M, Mizutani M, Tsutsumi K, *et al.* How I do it: Endoscopic diagnosis for superficial non-ampullary duodenal epithelial tumors. *Dig Endosc* 2019; 32(3): 417-24.

5. Nakayama A, Kato M, Masunaga T, Kubosawa Y, Hayashi Y, Mizutani M, *et al.* Differential diagnosis of superficial duodenal epithelial tumor and non-neoplastic lesion in duodenum by magnified endoscopic examination with image-enhanced endoscopy. *J Gastroenterol* 2022; 57(3): 164-73.

6. Hamada K, Takeuchi Y, Ishikawa H, Ezoe Y, Arao M, Suzuki S, *et al.* Safety of cold snare polypectomy for duodenal adenomas in familial adenomatous polyposis: a prospective exploratory study. *Endoscopy* 2018; 50(5): 511-7.

7. Miyazaki K, Nakayama A, Sasaki M, Minezaki D, Morioka K, Iwata K, *et al.* Resectability of small duodenal tumors: a randomized controlled trial comparing underwater endoscopic mucosal resection and cold snare polypectomy. *Am J Gastroenterol* 2024; 119(5): 856-63.

8. Yamasaki Y, Uedo N, Akamatsu T, Kagawa T, Higashi R, Dohi O, *et al.* Nonrecurrence rate of underwater EMR for ≤20-mm nonampullary duodenal adenomas: a multicenter prospective study (D-UEMR Study). *Clin Gastroenterol Hepatol* 2022; 20(5): 1010-8 e3.

9. Kato M, Takatori Y, Sasaki M, Mizutani M, Tsutsumi K, Kiguchi Y, *et al.* Water pressure method for duodenal endoscopic submucosal dissection (with video). *Gastrointest Endosc* 2021; 93(4): 942-9.

10. Miura Y, Shinozaki S, Hayashi Y, Sakamoto H, Lefor AK, Yamamoto H. Duodenal endoscopic submucosal dissection is feasible using the pocket-creation method. *Endoscopy* 2017; 49(1): 8-14.

11. Tsutsumi K, Kato M, Kakushima N, Iguchi M, Yamamoto Y, Kanetaka K, *et al.* Efficacy of endoscopic preventive procedures to reduce delayed adverse events after endoscopic resection of superficial nonampullary duodenal epithelial tumors: a meta-analysis of observational comparative trials. *Gastrointest Endosc* 2021; 93(2): 367-74 e3.

12. 十二指腸癌診療ガイドライン作成委員会：十二指腸癌診療ガイドライン 2021 年版，金原出版，2021.

13. Nunobe S, Ri M, Yamazaki K, Uraoka M, Ohata K, Kitazono I, *et al.* Safety and feasibility of laparoscopic and endoscopic cooperative surgery for duodenal neoplasm: a retrospective multicenter study. *Endoscopy* 2021; 53(10): 1065-8.

14. Fukuhara S, Kato M, Iwasaki E, Machida Y, Tamagawa H, Kawasaki S, *et al.* External drainage of bile and pancreatic juice after endoscopic submucosal dissection for duodenal neoplasm: Feasibility study (with video). *Dig Endosc* 2021; 33(6): 977-84.

15. Yoshimizu S, Kawachi H, Yamamoto Y, Nakano K, Horiuchi Y, Ishiyama A, *et al.* Clinicopathological features and risk factors for lymph node metastasis in early-stage non-ampullary duodenal adenocarcinoma. *J Gastroenterol* 2020; 55(8): 754-62.

ESDエキスパートが教える
上部消化管内視鏡診療のすべて

第2章

咽 頭

第 2 章　咽 頭

都立駒込病院 消化器内科 ● 飯塚敏郎

1

症例：70 歳台、男性
検査目的：食道癌内視鏡治療後のフォロー

発見

- 直近で 3 年前に食道表在癌に対し ESD を施行しており、定期的なフォローアップの一環で行った上部内視鏡検査で、右梨状陥凹に淡い発赤した病変が認められた。

発見のポイント

- まずは観察を行うことである。梨状陥凹は通常では空間が広がっていないので、患者さんに「イー」と発声してもらいながら観察を行うと、梨状陥凹部分の観察が容易になる。
- よく観察することと同時に、背景の血管像の途絶所見がないかを確認することが重要である。色調の変化も重要な所見であるが、色の濃さはさまざまである。淡い発赤調から発赤した色や、退色調の変化まであり、通常の粘膜の色と異なることをキャッチすることが重要である。
- 咽頭内の観察時は反射が起きやすいため、咽頭癌発生のハイリスクと考えられる人の観察時は、塩酸ペチジンなどの鎮痛剤を使用すると、反射を少なくでき観察が容易となる。ミダゾラムなどの鎮静剤を使用すると、発声などの指示動作に従えなく

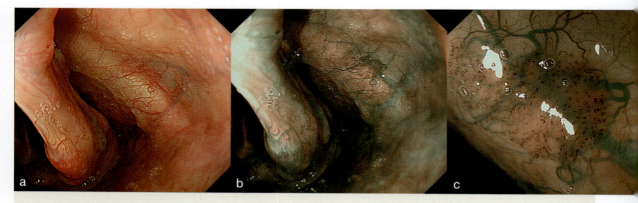

発見時の内視鏡像
a：白色光観察で右梨状陥凹に縦走する血管の一部に淡い発赤調の領域が見られる。
b：NBI 観察では brownish area として描出される。
c：NBI 拡大観察では明瞭な領域性を有する病変の内部に、特に口側寄りで拡張などの異型の目立つ血管の増生が認められる。

使用スコープ：GIF-H260Z
鎮静剤：あり

なるのでお勧めではない。

精査

- 確定診断のためには拡大内視鏡が必須である。拡大内視鏡で観察を行い、病変に領域性（境界）があるかどうか、内部が brownish area を呈するかどうか、拡張・蛇行・口径不同などの不整な血管の増生がみられるかどうか、血管の配列が不規則であるかどうかが、診断の決め手となる。
- 生検は必ずしも必要としない。特に小病変の場合は、治療時に病変の存在がわからなくなってしまうこともあるため、生検を回避することが望ましい。

精査のポイント

- 同時性の多発病変が認められることがあるため、咽頭内をくまなく観察する。
- 発見時と同様に、鎮痛剤を使用して反射をおさえながら検査を施行する。
- 発声を促し、観察できない部位もしくは観察していない部位を最小限にする。
- 唾液など観察の妨げとなるものは可能な限り除去した後に観察を行う。

過去の内視鏡像との比較

- 本症例のように経過がわかる症例の場合は、前回もしくはそれ以前の内視鏡写真を振り返り、今回病変が発見された部位が以前も観察されているのか、撮影されていた場合、病変が存在するのかどうかレビューすることも重要である。本症例の場合、

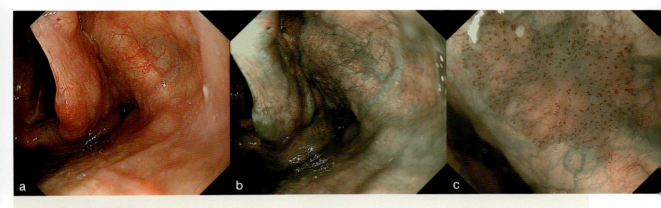

精査時の内視鏡像

a, b：発見時と基本的に大きな差はない。
c：異型血管が増生している領域がやや拡大しており、特に肛門側で異型血管像が見られるようになっている。

使用スコープ：GIF-XZ1200
鎮静剤：あり

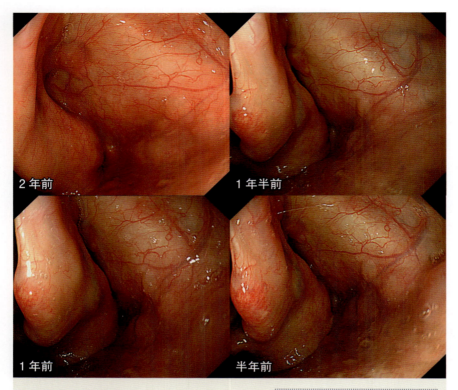

過去の内視鏡像
病変は 2 年前から存在していた。

使用スコープ：GIF-H260
鎮静剤：あり

2 年前の内視鏡で病変が観察されていたが、病変の存在に気付いていなかった。
- 本症例では、全身麻酔での治療前精査にて頸動脈狭窄や膀胱癌が発見され、それらの治療を行ったあと本病変に対する治療を行った。ESD 対象となる咽頭表在癌の予後はきわめて良好であるが、他病死・他癌死がよく見られるため、可能な範囲での全身検索は必要である。

最終診断
- 下咽頭表在癌、3 mm 大、深達度：上皮内癌

治療

- ESD の一択である。他の治療の侵襲性を考慮して、低侵襲治療を提供することが望ましい。
- 施設によっては、ESD ではなく ELPS という形で耳鼻科主導での治療がなされる場合もある。低侵襲治療を提供するという観点からは同じ意味合いであるため、施設

ごとでアレンジすることが望まれる。この場合、水平断端には注意を図るべきである。咽頭粘膜はかなりもろいため、ELPS 時に病変を把持して上皮が剥がれたり脱落したりして、側方断端の判定が不明となる場合があるので、注意を要する。

ESD のポイント

- 全身麻酔下に治療を行う。病変が梨状陥凹に位置する場合は経口挿管で、喉頭蓋舌面から喉頭蓋谷や舌根部に病変がある場合は経鼻挿管で行うと、治療のための working space が十分確保され治療を行いやすくなる。
- トラクションデバイスを使用することは、ほぼ必須となっている。安全性や確実性、迅速性の観点からトラクションデバイスを用いる。その選択は喉頭鉗子、糸付きクリップなどがある。本症例に限っては、トラクションデバイスを使用していない。その代わりに細径内視鏡を用いて治療を行っており、早期に上皮下層に潜り込み上皮下層の剥離を行った。

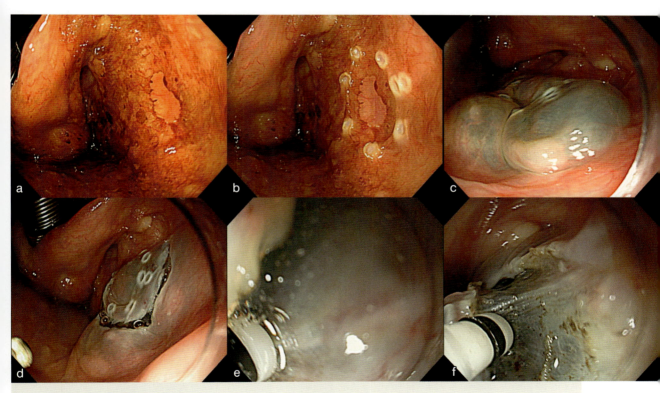

治療時の内視鏡像

a：ヨード散布により、明瞭な境界を有する不染像として描出される。
b：マーキングを行う。オリエンテーションを明確にするため、口側に2重マークを置く。
c：インジゴカルミンを混注したグリセオールを上皮下層に注入し、切開を行う部分をリフティングする。
d：辺縁切開を行う。　e, f：上皮下層の剥離。

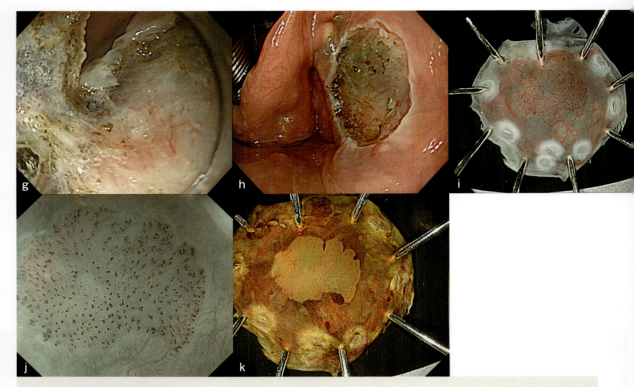

治療時の内視鏡像

g：口側から肛門側に向かって剥離を行ったあとの剥離最終段階。トラクションデバイスを使用せず完遂できる。
h：検体摘出後の創部
i：摘出した検体の白色光による観察像
j：同部のNBI拡大観察像。画面下が口側となる。
k：ヨード散布像

使用スコープ：GIF-N1200
使用ナイフ：Endosaber Fine
局注液：グリセオール
高周波：VIO 3
　マーキング：Soft 凝固 2.3
　切開：Autocut 3
　剥離：Swift 凝固 3.5

- 使用する局注液は、生理食塩水に固執する必要はない。本症例はグリセオールを使用しており、その使用量は2mLであった。切開時に局注することを基本とし、上皮下層剥離時はトラクションデバイスを使用することで、追加の局注はそれほど必要としないことが多い。しかし、剥離ラインがわかりにくいなどの場合は積極的に局注を追加することが望まれる。局注量が7mLまでであれば、抜管困難となるような喉頭浮腫をきたすことは、これまで1例も経験していない。
- 時間を記録しておくことも手技の上達に必要な要素である。ちなみに本症例は全治療時間が28分、剥離時間は7分であった。

ESD病理診断

- 5×3 mm, SCC, CIS, tumor thickness 100 μm, ly0, v0, HM0, VM0

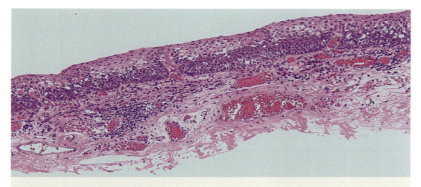

ESD標本の病理組織像
基底層の乱れや上皮下層への浸潤像は見られない。

フォロー

- 治療後早期（1週間）での観察は行っていない。創傷治癒を確認する目的で1ヵ月後の内視鏡を施行している。
- 異時性多発病変の早期発見のための半年毎の内視鏡検査を施行する。
- 本症例のように治癒切除が得られた場合は、上部内視鏡検査でのフォローを行うが、組織学的検索で脈管侵襲が認められた場合は、CTや頸部エコーを追加して転移検索を同時に行っていく。
- 飲酒・喫煙を継続する方がいるが、異時性発癌がより高くなることを説明し、外来のたびに聴取しながら禁酒禁煙を促す。

症例のまとめ

- 食道表在癌ESD後のフォローアップの内視鏡で病変が発見されたが、実際には2年前から存在していた病変で見逃し例であった。全身麻酔下のESDにて治癒切除が得られた。

おさえるべきエビデンス

- 観察部位やそれぞれの部位別の癌の頻度、ならびに部位別の治療方法から予後まで詳細な記載がなされている。

 Iizuka T, *et al*. Clinical relevance of endoscopic treatment for superficial pharyngeal cancer: feasibility of techniques corresponding to each location and long-term outcomes. *Gastrointest Endosc.* 2021. 93(4): 818-827.

第2章 咽頭

虎の門病院 消化器内科 ● 鈴木悠悟

2

症例：50歳台、男性
検査目的：食道癌治療後の定期検査

発見

- 食道癌治療後の定期検査のため上部消化管内視鏡検査を施行した。食道癌の治療歴、それ以前の多飲酒・喫煙歴、フラッシャーであることから咽頭癌の高危険群と考えられ、NBIを用いて挿入時より咽頭観察を行った。
- 中咽頭左側壁に、ドット状の微小血管を伴った背景の血管透見が消失した淡いbrownish areaが認められた。白色光では一部にメラノーシスを伴っていた。

発見のポイント

- すべての症例に対して咽頭を細かく観察することは現実的ではないが、食道癌の治療歴、飲酒・喫煙歴、フラッシング反応、メラノーシスの存在など咽頭癌の高危険群と想定される症例については、挿入時からNBIなどの画像強調内視鏡を併用した咽頭の観察を行う。食道癌と比較するとbrownish areaが目立たないこともあり、背景粘膜の血管透見の減弱を参考に病変を拾い上げる。
- 特に左右梨状陥凹、下咽頭後壁、中咽頭後壁など咽頭癌の好発部位では注意を要し、観察しやすくするために患者に発声の協力をいただくことも重要である。

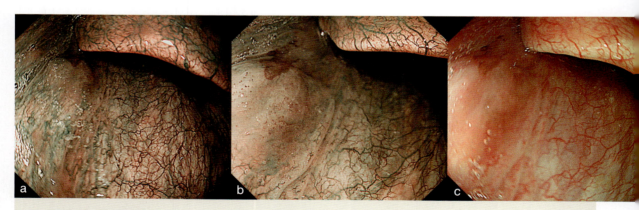

発見時の内視鏡像
a：NBIで中咽頭左側壁に血管透見が消失したbrownish areaが認められる。
b：近接するとドット状の異型血管が観察できる。
c：白色光では発赤調を呈する粗造な領域で、一部にメラノーシスも伴っている。

使用スコープ：GIF-H290Z
鎮静剤：なし

◆ 本病変は血管透見の消失を参考に病変を拾い上げ、生検で扁平上皮癌が検出された。

精査

◆ 発見時の内視鏡所見では凹凸が目立たず、ESDなどの局所治療の適応病変と考えられる。また発見時には全体像が把握できていない場合が多いため、精査内視鏡では可能な限り咽頭全体を観察し、病変の範囲診断や同時多発癌の有無を評価する。また、食道癌・舌癌といった他臓器癌についても確認する。

精査内視鏡のポイント

◆ 白色光では背景の血管透見が消失する範囲を参考に、病変の大きさ、全体の色調、肉眼形態を確認する。目立った凹凸のない、淡い発赤調を呈する病変であり、咽頭

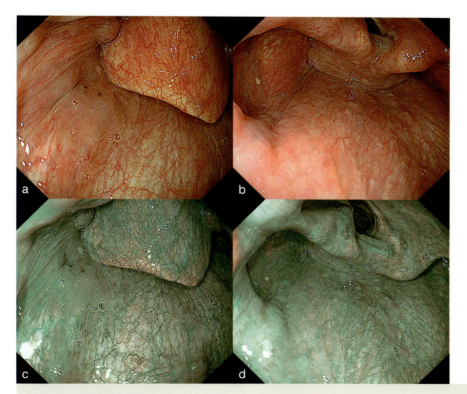

精査時の内視鏡像

a, b：白色光観察では、血管透見が消失する、凹凸の目立たない、淡い発赤調領域として認識される。

c, d：NBIを用いると境界は比較的明瞭となり、brownish areaとして認識される。

使用スコープ：GIF-XZ1200
鎮静剤：塩酸ペチジン

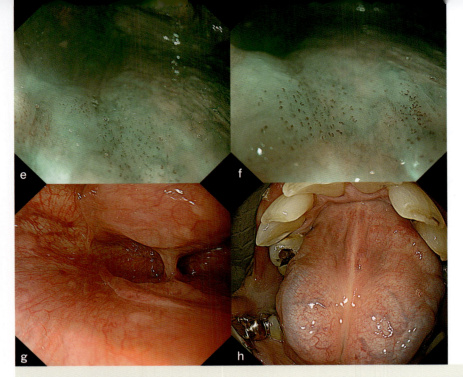

精査時の内視鏡像

e, f：NBI拡大観察では拡張・蛇行する微小血管が配列不規則に増生している。いずれの微小血管もループ構造は保たれており、日本食道学会分類のtype B1血管に相当すると考えられる。

g：専用のマウスピースを用いて患者に息こらえをしてもらうValsalva法を行うと、普段観察が困難な輪状後部や食道入口部近くの下咽頭後壁の観察も容易となる。

h：咽頭の観察を始める前に舌裏面および側面の観察を行うことで、舌癌が偶発的に発見される場合もある。

表在癌と判断した。NBIでは病変の範囲がより明瞭となり、淡いbrownish areaとして認識された。

- NBI拡大観察では、ループ構造の保たれた拡張・蛇行する微小血管の増生が認められた。日本食道学会分類に当てはめるとtype B1血管に相当する所見と判断し、EP癌もしくはSEP浅層に留まる病変と診断した。

最終診断

- 中咽頭癌、25mm大、深達度 EP/SEP浅層

精査内視鏡のアドバイス

- 安定した視野で観察を行うために、必要に応じて鎮痛剤や鎮静剤を使用する。
- 鎮痙剤であるブチルスコポラミンは唾液の抑制が期待できるため使用を検討する。
- 被検者に「イー」または「エー」と発声してもらうことで、梨状陥凹部の観察がしやすくなる。食道入口部近くや輪状後部の病変は、先端フードの装着や専用のマウスピースを用いたValsalva法が有効な場合もある。

治療

- 術前に造影 CT および頸部超音波検査を施行し、明らかな転移がないことを確認した。また心機能、呼吸機能検査で異常がないことを確認し、全身麻酔下に ESD による治療を行う方針となった。

ESD のポイント

- 全身麻酔下で喉頭鏡を用いて喉頭を挙上し、ESD を施行した。
- ルゴール染色を行うと、左壁側は境界が明瞭であったが、後壁側（病変右側）の境界はやや不明瞭となったため、NBI で brownish area となる領域を参考にマーキングを行った。
- 全周切開を置いた後に、細径内視鏡に変更し、経鼻的なアプローチで喉頭鉗子による牽引を行いながら剥離した。
- 半分ほど剥離したのち通常径内視鏡に再度変更し、経口的にアプローチして剥離を行った。
- 本病変は経口的、経鼻的アプローチや喉頭鉗子による牽引を駆使することで、筋層損傷や穿孔、検体損傷などなく病変を一括切除した。

ESD のアドバイス

- 喉頭を挙上することで咽頭全体が展開し、視認性が向上する。その際に、術前には指摘できなかった副病変が新たに見つかる可能性があるため、治療前に必ず複数病変を切除する可能性を説明しておく。
- ルゴール染色後にマーキングを行うが、下咽頭や中咽頭側壁と比較すると、中咽頭

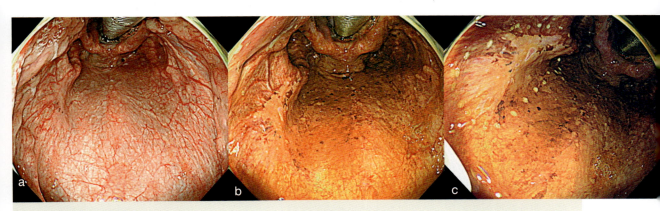

治療時の内視鏡像
a：喉頭挙上をすることで咽頭全体が展開され、病変の全貌が把握しやすくなる。
b：下咽頭や中咽頭側壁とは異なり、中咽頭後壁側は生理的にルゴール染色が不明瞭となりやすい。
c：ルゴール染色前の NBI 観察で確認した病変の範囲も参考にマーキングを行う。

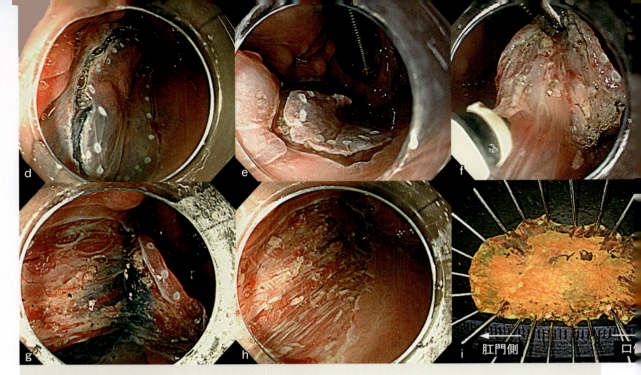

治療時の内視鏡像

d：咽頭の浮腫を防ぐために、局注量は必要最小限にして切開を行う。

e：細径内視鏡で経鼻的にアプローチすることで、病変と平行な視野を確保することができる。

f：喉頭鉗子で自由な方向に牽引を行うことで剥離が容易となる。中咽頭後壁の上皮下組織は非常に菲薄であり、筋層の直上を意識して剥離を行う。

g：口側の十分な剥離を行った後は通常径内視鏡に変更した方が、吸引を使用でき、視野も良いため剥離がしやすくなる。

h：切除後潰瘍。潰瘍底の露出血管の凝固止血を行う。筋層損傷なく一括切除した。

i：切除検体。検体損傷なく切除した。ルゴール染色では後壁側（病変右側）の染色性が不良である。

使用スコープ：GIF-290T, GIF-1200N
使用ナイフ：デュアルナイフ, エンドセイバー Fine
局注液：グリセオール
高周波装置：VIO3
 マーキング時 SOFTCOAG effect 3.0
 切開時 endoCUT effect 2.0/duration 1/interval 1
 剥離時 PreciseSECT effect 3.0

後壁側および上咽頭側は生理的に染色が不鮮明になりやすい。そのため範囲診断が困難な場合は、NBI所見を参考にマーキングを行う。

- 可能な限り浮腫を防ぐために局注液は必要最小限にとどめる必要があるが、中咽頭の病変では喉頭浮腫は比較的きたしにくい。
- 咽頭ESDにおいては、自由な方向へ牽引を行うことができるため、全周切開後に喉頭鉗子を積極的に用いることが勧められる。
- 下咽頭癌と比べ中咽頭癌では口側へのアプローチが正面視となりやすいため、剥離が困難である場合は経鼻的に内視鏡を挿入することが有用な場合がある。また、中咽頭後壁側は上皮下組織が非常に菲薄であり、筋層の直上を慎重に剥離していくことが重要である。

ESD 病理診断

- Squamous cell carcinoma, 28×15 mm, SEP (346 μm), INFa, ly0, v0, pHM0, pVM0

フォロー

- ESD により完全切除が得られた。しかしながら、治癒切除基準については現時点で定まったものはなく、再発の可能性を否定できないことから、少なくとも半年毎に造影 CT 検査、頸部超音波検査、上部消化管内視鏡検査を行う方針とした。
- 執筆時点で再発所見は認められていない。

フォローのポイント

- 咽頭表在癌に対する治癒切除基準は定まっておらず、上皮下に浸潤する深達度 SEP 癌では脈管侵襲が見られていなくともリンパ節転移をきたす症例を経験することがある。そのため完全切除が得られた場合でも、リンパ節や遠隔転移の可能性を十分に説明し、1 年に 2 回程度の定期的な CT 検査、頸部超音波検査を行う。
- また、食道癌と同様に field cancerization の概念のもと、異時・同時多発癌が多いことが知られており、食道も含めた 1 年に 2 回程度の定期的な上部消化管内視鏡検査による経過観察が必要である。

症例のまとめ

- 食道癌の治療歴のある症例で、定期的な経過観察中に指摘された咽頭癌である。精査内視鏡では 25 mm 大の表在癌と診断し、治療として ESD が選択された。全身麻酔下で喉頭を挙上し、通常径内視鏡に加えて細径内視鏡による経鼻的なアプローチも併用しながら一括切除した。筋層損傷や検体損傷はなく、病理結果は脈管侵襲を伴わない深達度 SEP の咽頭表在癌であり、完全切除が得られた。

おさえるべきエビデンス

- Ogasawara らは、咽頭表在癌に対する ESD 後のリンパ節転移について、5 年間の累計で 6.1% に認められ、1000 μm 以上の腫瘍の厚さおよびリンパ管侵襲が独立した予測因子であると報告している。咽頭表在癌に対する ESD は治癒基準の判定が難しいが、これらのデータを参考に経過観察を行うことが重要である。

 Ogasawara N, *et al.* Long-term outcome of cervical lymph node metastasis in superficial pharyngeal squamous cell carcinoma after endoscopic submucosal dissection. *Gastrointest Endosc.* 2023 Oct; 98(4): 524-533.

第2章　咽頭

3 症例：70歳台、女性
検査目的：食道癌治療前の精査

京都大学医学部附属病院　腫瘍内科 ● 堅田親利
耳鼻咽喉科・頭頸部外科 ● 岸本　曜
病理診断科 ● 伊藤寛朗
腫瘍内科 ● 武藤　学

発見

◆ 熱いものを飲み込む際に胸痛が出現することを主訴に近医を受診した症例。同院で上部消化管内視鏡検査が施行され食道癌と診断されたが、咽頭癌は検出されなかった。

精査

◆ 挿入時に中咽頭上壁（口蓋垂）に約15mmのbrownish areaと下咽頭左梨状陥凹に約25mmのbrownish areaを認めた。内視鏡下生検による病理組織学的診断は、いずれもhigh grade squamous dysplasiaであった。経口挿入であったため口蓋垂の裏面を観察できず、鎮静していたためバルサルバ法による下咽頭全体の観察は実施できなかった。

精査内視鏡のポイント

◆ 頭頸部表在癌全国登録調査（n＝568）では、頭頸部表在癌の発見契機は、食道癌治療前後の精査もしくは経過観察64.4%、頭頸部癌治療前後の精査もしくは経過観察14.6%、耳鼻咽喉科診察9.7%の順に多かった[1]。頭頸部の観察は、飲酒・喫煙歴がある人や頭頸部・食道癌の既往がある人など、発癌危険群を対象に行うことが効果的である。

◆ 咽頭を観察するタイミングは、咽頭麻酔が十分効いていて、唾液の貯留が少ない挿入時に観察するほうが視野は良好である。検査開始時の不安が嘔吐反射を促進している場合は、食道・胃・十二指腸観察後のほうが咽頭を観察しやすい時はあるが、抜去時は咽頭麻酔が減弱し、唾液も貯留していることから、十分に観察できないことが多い。

◆ 咽頭の観察においては、表在癌を発見することに最も臨床的意義があることから、表在癌の検出率が白色光よりも優れている点を考慮すれば、観察条件が良好な挿入時に、画像強調内視鏡を用いて観察することが望ましい。

◆ 本症例においては、いずれの病変も白色光では発赤した粘膜変化として認識され、異常血管を疑うドット状の血管変化を視認できる。NBIでは病変の境界と異常血管を明瞭に認識できる。

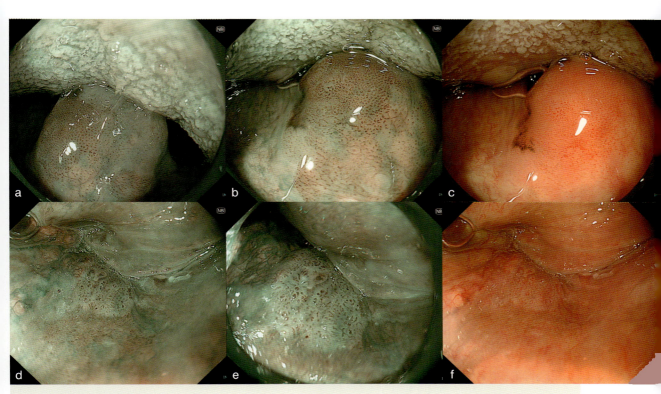

精査時の内視鏡像

a：中咽頭上壁（口蓋垂）に約 15 mm の brownish area を認める。
b：拡大観察では病変の境界と異常血管を明瞭に認識できる。
c：白色光では発赤した粘膜変化として認識され、異常血管を疑うドット状の血管変化を視認できる。
d：下咽頭左梨状陥凹に約 25 mm の brownish area を認める。
e：拡大観察では病変の境界と異常血管を明瞭に認識できる。
f：白色光では発赤した粘膜変化として認識され、異常血管を疑うドット状の血管変化を視認できる。

最終診断

- 中咽頭上壁（口蓋垂），約 15 mm，表在癌
- 下咽頭左梨状陥凹，約 25 mm，表在癌
- 食道癌 cT1N1M0 stage I（UICC 8th edition）/ stage II（食道癌取扱い規約 第 12 版）

精査内視鏡のアドバイス

- 咽頭観察時は、嘔吐反射や咳嗽を誘発しやすい舌根部や喉頭の粘膜に接触しないように、スコープ先端を後壁側に沿って挿入することが望ましい。唾液等の粘液が多い場合は、スコープ先端を粘膜に近接し、送水ボタンで水を流して、その水と一緒に粘液を吸引すると除去できることがある。その際、気道に入らないように少量で済ませることが重要である。

- 中咽頭上壁と舌が近接して、観察視野が確保できない場合は、「エー」と発声してもらい、軟口蓋を挙上させることによって観察視野を確保する。
- 下咽頭梨状陥凹の観察時は「ウー」と発声させることによって、尖端部までの観察視野を確保できる。死角になる下咽頭後壁と輪状後部の正中付近を観察する場合は、バルサルバ法専用のマウスピースを用いてバルサルバ法（大きく息を吸った後にできるだけ両頬を膨らませ続ける）を行うと、喉頭が前方に移動して後壁と輪状後部の全体を観察できることがある[2]。また、経鼻内視鏡下に口を閉じてバルサルバ法を行うと有効な視野を得られることがある。
- 下顎を前方に突き出す姿勢（匂いを嗅ぐ姿勢）にすると有効な視野を確保しやすくなることがある。

治療

- 予後を規定する食道癌の治療を先行する方針とした。食道癌に対して根治的化学放射線療法を実施し、食道癌は完全寛解となったが、中咽頭上壁（口蓋垂）と下咽頭左梨状陥凹の表在癌は遺残したため、経口的手術（ELPS：endoscopic laryngopharyngeal surgery）を実施した。

ELPS のポイント

- 中咽頭上壁（口蓋垂）の表在癌は増大傾向を認めなかった。全身麻酔下に経口挿入した内視鏡スコープを下咽頭で反転して、口蓋垂の裏面を観察しながら治療した。
- 下咽頭左梨状陥凹の表在癌は、化学療法の影響で島状に遺残した。治療前に病変が存在した範囲を内視鏡所見に基づいて二期的に切除した。初回の治療においては、広範囲の切除による左梨状陥凹の癒着を回避するために、前壁方向のピンクカラーサイン陽性の約 3 mm の遺残病変のみを切除した。2 回目の治療においては、他の 3 つの遺残病変（約 7 mm、約 7 mm、約 5 mm）をすべて含めて一括切除した。

ELPS のアドバイス

- 中咽頭上壁の切除においては、軟口蓋の広範囲の欠損や鼻腔への交通は永続的な鼻咽腔閉鎖不全をきたすため、根治性と機能への影響を考慮して切除範囲を決定する。
- 食道癌に対する化学療法の影響で島状に遺残した咽頭表在癌については、原則として治療前に病変が存在した範囲をすべて切除する必要はあるが、広範囲の切除を要する場合は機能への影響を考慮して切除範囲を決定する。

ELPS 病理診断

- 中咽頭上壁（口蓋垂）の表在癌（図 a）：Squamous cell carcinoma, 11×11 mm, SEP (tumor thickness 630 μm), ly0, v0, pHMX, pVM0

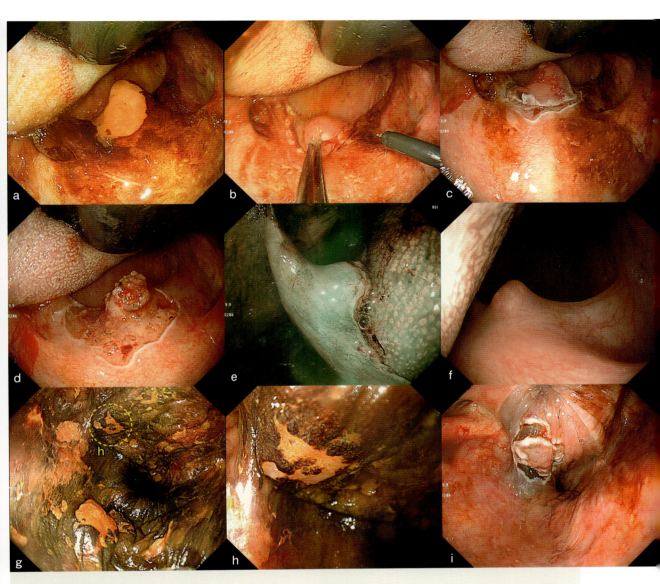

治療時の内視鏡像

a：中咽頭上壁（口蓋垂）の表在癌は、ヨード色素内視鏡で不染帯として認識された。
b：把持鉗子を用いて視野を確保しながら針状メスでマーキングした。
c：全周切開を終了した。
d：剥離を終了した。病理組織学的診断は上皮下層への浸潤を伴う扁平上皮癌であった。
e：スコープを下咽頭で反転して、口蓋垂の裏面に遺残がないことを確認した。
f：4ヵ月後の観察では、口蓋垂の構造は保たれた状態で瘢痕化していた。
g：下咽頭左梨状陥凹の表在癌は島状に遺残した。
h：前壁方向の約3mmの島状の遺残病変はピンクカラーサイン陽性であった。
i：このピンクカラーサイン陽性の病変のみを切除した。病理組織学的診断は上皮内癌であった。

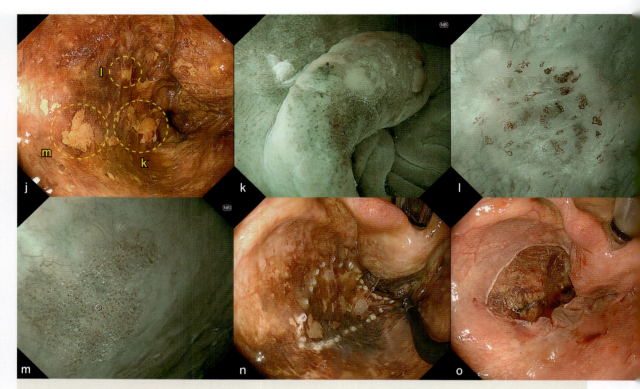

治療時の内視鏡像

j：4ヵ月後の観察では下咽頭左梨状陥凹に癒着を認めず、島状に3つの遺残病変（k〜m）を認めた。
k：肛門側の後壁側の病変は白苔が付着しており、異常血管の観察は困難であった。
l：肛門側の前壁側の病変は異常血管を視認できた。
m：口側の病変は病変の領域性と軽度の血管拡張を認識できた。
n：3つの遺残病変をすべて含めて一括切除した。病理組織学的診断は、肛門側の2病変（k, l）は上皮下層への浸潤を伴う扁平上皮癌、口側の病変（m）は high grade squamous dysplasia であった。
o：切除後の潰瘍

◆ 下咽頭左梨状陥凹の表在癌
　初回の治療病変（図h）：Squamous cell carcinoma, 3×3mm, EP, pHMX, pVM0
　2回目の治療病変（3病変をすべて含めて一括切除）
　①肛門側の後壁側の病変（図k）：Squamous cell carcinoma, 7×5mm, SEP (tumor thickness 640μm), ly0, v0, pHMX, pVM0
　②肛門側の前壁側の病変（図l）：Squamous cell carcinoma, 7×3mm, SEP (tumor thickness 750μm), ly0, v0, pHMX, pVM0
　③口側の病変（図m）：High grade squamous dysplasia, 5×4mm, pHMX, pVM0

フォロー

- ELPS後は以下の経過観察方法とする。
①頸部の触診：耳鼻咽喉科医による診察を6ヵ月毎に実施する。
②口腔の観察：耳鼻咽喉科医による診察を6ヵ月毎に実施する。
③上部消化管内視鏡検査：中・下咽頭、喉頭、食道、胃、十二指腸の観察（画像強調内視鏡を用いた観察と食道ヨード色素内視鏡検査を推奨）を3ヵ月後、6ヵ月後、以降は6ヵ月毎に実施する。
④耳鼻咽喉内視鏡検査：上・中・下咽頭、喉頭の観察（画像強調内視鏡を用いた観察を推奨）を3ヵ月後、6ヵ月後、以降は6ヵ月毎に実施する。
⑤頸胸腹骨盤部CT検査：6ヵ月毎に実施する。ただし、本症例においては食道癌根治的化学放射線療法後のサーベイランスとしておおよそ3年間は3ヵ月毎、その後2年間は6ヵ月毎、以降は12ヵ月毎に実施する。

フォローのポイント

- 頭頸部・食道は、異型上皮や扁平上皮癌が多発することが知られており、このような発癌様式は「Field cancerization現象」として報告されている。
- 食道癌内視鏡的切除例を登録して追跡した前向きコホート研究（JEC study, n＝330）において、5年累積異時性頭頸部癌発生割合は6.6％、5年累積異時性食道内多発癌発生割合は25.5％であった[3]。
- 頭頸部表在癌全国登録調査（n＝568）において、頭頸部表在癌経口的手術後の3年累積異時性頭頸部多発癌発生割合は16.7％、3年累積異時性他臓器癌発生割合は14.7％であり、発生した異時性他臓器癌131病変のうち90病変が食道癌であった[1]。
- したがって、頭頸部癌や食道癌の治療歴がある症例においては、異時性に頭頸部・食道に新たな癌が発生することを認識してフォローする必要がある。

症例のまとめ

- 食道癌治療前の精査で中咽頭と下咽頭に表在癌を発見した症例である。予後を規定する食道癌に対して根治的化学放射線療法を実施し、中咽頭と下咽頭の表在癌には化学療法による影響が加わった。中咽頭上壁（口蓋垂）の表在癌は増大傾向を認めず、全身麻酔下に経口挿入した内視鏡スコープを下咽頭で反転して口蓋垂の裏面を観察しながら治療した。下咽頭左梨状陥凹の表在癌は島状に遺残したが、広範囲の切除による左梨状陥凹の癒着を回避するために、治療前に病変が存在した範囲を内視鏡所見に基づいて二期的に切除した。

おさえるべきエビデンス

- Kanekoらは進行食道癌と咽頭表在癌の同時重複症例を対象に、食道癌に対して実施した根治的化学放射線療法の咽頭表在癌への影響を検討した。化学療法によって完全寛解となって局所再発をきたした症例や遺残した症例は内視鏡的切除で根治可能である。

Kaneko K, Yano T, Minashi K, *et al*. Treatment strategy for superficial pharyngeal squamous cell carcinoma synchronously combined with esophageal cancer. *Oncology* 2013; 84(1): 57-64.

参考文献

1) Katada C, Muto M, Fujii S, *et al*. Transoral surgery for superficial head and neck cancer: National Multi-Center Survey in Japan. *Cancer Med*. 2021; 10(12): 3848-3861.

2) Hosono H, Katada C, Kano K, *et al*. Evaluation of the usefulness of upper gastrointestinal endoscopy and the Valsamouth® by an otolaryngologist in patients with Hypopharyngeal cancer. *Auris Nasus Larynx*. 2021; 48(2): 265-273.

3) Muto M, Katada C, Yokoyama T, *et al*. Field effect of alcohol, cigarette smoking and their cessation on the development of multiple dysplastic lesions and squamous cell carcinoma: Long term multicenter cohort study. *Gastro Hep Advances*. 2022; 1(2): 265-276.

第2章 咽頭

がん研有明病院 上部消化管内科 ● 石山晃世志

4

症例：70歳台、男性
検査目的：スクリーニングで発見された病変の精査

発見

- 前医で胃腺腫ESD後の定期スクリーニングのため上部消化管内視鏡検査を施行した。挿入時に口腔粘膜に小さなメラノーシスを認めた。内視鏡を進めていくと、下咽頭後壁に出血を伴う発赤不整な隆起性病変を認めた。同部位のNBI観察ではbrownish areaとして認識可能である。生検でatypical epitheliumであり、精査・加療目的で当院を紹介受診された。

発見のポイント

- 咽頭領域に出血を伴う発赤不整な隆起性病変を認め、またNBI観察で同部位がbrownish areaとなることから咽頭癌の診断は可能である。病変肛門側は観察されておらず、肛門側の進展範囲は不明である。
- 前医生検の当院見直しで扁平上皮癌と診断された。

発見のためのアドバイス

- 挿入時の口腔粘膜にメラノーシスを認め、咽頭・食道の扁平上皮悪性新生物発生リスクが高いと考えられる。

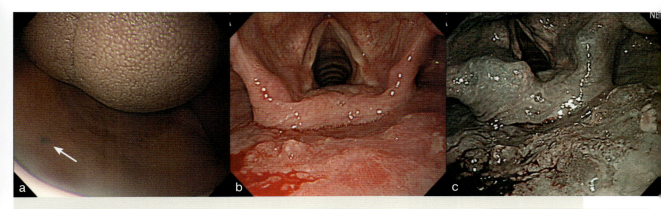

発見時の内視鏡像

a：内視鏡挿入時に不鮮明ではあるが、口腔粘膜に小さなメラノーシスを認める（矢印）。
b：下咽頭後壁に出血を伴う発赤不整隆起を認める。
c：NBI観察ではbrownish areaとして認識される。

使用スコープ：GIF-H260Z
鎮静剤：なし

- NBI 観察では出血を生じると、それ以降の観察は不可能になるため、出血をきたさない工夫が重要である。咽頭反射の抑制には、ペチジン塩酸塩投与による鎮静が有効である。
- 飲酒・喫煙などのリスク因子について検査前の問診が重要である。

精査

- 発見時の内視鏡では病変肛門側の進展範囲が不明であり、精査時に肛門側の進展範囲を同定する必要がある。
- 隆起性病変であるが、画像診断を行い、深部浸潤やリンパ節転移所見が認められなければ全身麻酔下での経口的手術（ESD）適応を考慮に入れて精査を進めていく。
- 経口的手術時には特殊な器具（佐藤式弯曲型喉頭鏡）での喉頭展開が必要であり、歯牙損傷予防目的でのシーネ（プロテクター）作成を精査と並行して行っておく（歯科依頼）。

精査内視鏡のポイント

- 白色光での観察では、樹枝状血管の透見消失に一致して発赤した不整粘膜を認めた。病変の一部に小隆起の存在および病変自体の厚みを認め、上皮下浸潤癌と診断した。
- バルサルバ法での精査で病変肛門側境界の同定が可能であり、食道入口部（咽頭食道接合部）までは病変が進展しておらず、35mm 大と診断した。
- NBI 観察では、白色光での病変範囲に一致した brownish area として視認され、拡大観察では拡張したドット状血管および伸長した血管が観察された（日本食道学会分類 type B1 および B2 様所見）。
- 画像診断では、筋層への深部浸潤所見やリンパ節転移所見は認めなかった。

治療前最終診断

- 下咽頭後壁、35mm 大の上皮下浸潤癌

精査内視鏡のアドバイス

- 唾液や粘液の貯留があると観察が不十分になるため、蛋白分解酵素であるプロナーゼ® を含む溶液で検査直前の咽頭麻酔前に口腔内に含んでうがいを行う（ガラガラうがい）とよい。
- 内視鏡検査の死角（輪状後部、下咽頭後壁など）の観察には、バルサマウス® を用いたバルサルバ法（息こらえ）が有用である。口腔外に息が漏れると効果が減弱するため、マウスピース周囲に優肌絆で補強を行い、息もれを極力防いで行う。その際、鼻がつまっていると呼吸ができなくなるため、検査前に鼻のつまりを確認する必要がある。両側の鼻がつまっている場合には、バルサルバ法での検査は避ける

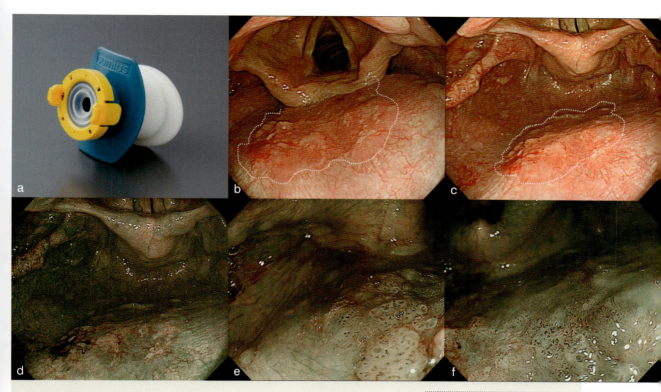

精査時の内視鏡像

a：バルサマウス®（住友ベークライト製）
b：バルサルバ法施行前。下咽頭後壁病変の肛門側境界は視認できない。
c：バルサルバ法施行後。下咽頭後壁の肛門側および輪状後部の視野が確保され、病変肛門側境界が視認可能となった。
d：NBI観察では、白色光での病変範囲に一致したbrownish areaとして視認された。
e，f：拡大観察では、拡張したドット状血管および伸長した血管が観察された（日本食道学会分類type B1 およびtype B2 様所見）。

使用スコープ：GIF-H260Z
鎮静剤：ペチジン塩酸塩 1/2 A 静注

べきと考える。

- バルサルバ法は、患者の協力が必要な検査であり、検査前に練習を行う。また、深い鎮静下では指示が入らないため、ペチジン塩酸塩 1/2 A 投与程度の鎮静で施行するとよい。バルサルバ法での展開が良好な場合には、死角がなくなり病変範囲の同定が可能となる。

治療

- 下咽頭後壁に限局した病変で、深達度は上皮下層と診断した。画像的な検索でリンパ節転移を認めないことより、全身麻酔下での経口的手術（ESD）での治療方針となった。

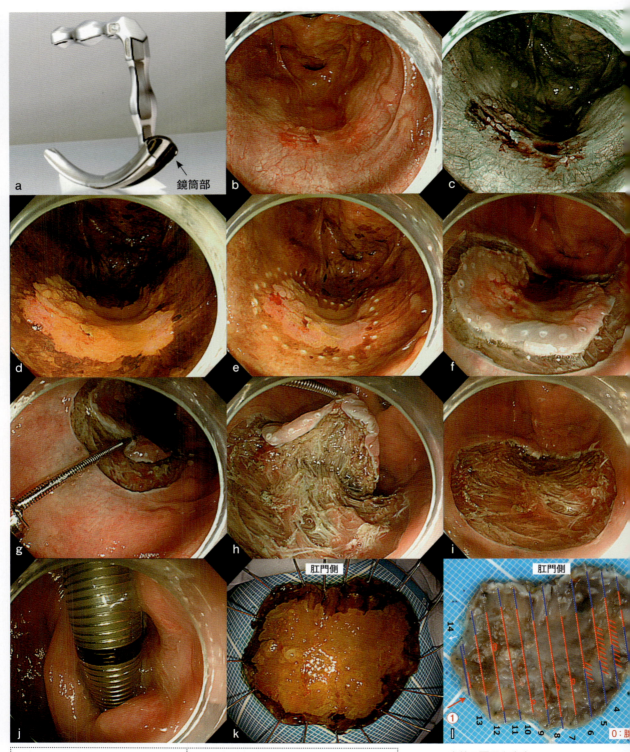

← 治療時の内視鏡像

a：佐藤式弯曲型喉頭鏡。鏡筒部内に気管チューブを収納することで、スコープ操作時のワーキングスペースの確保が可能となる。

b：佐藤式弯曲型喉頭鏡を用いた喉頭展開後の白色光像。展開は良好で輪状後部、左右梨状陥凹および食道入口部を視認可能で、ワーキングスペースも十分に確保されている。

c：同 NBI 像。病変は、白色光での範囲に一致した brownish area として視認された。

d：ヨード染色像。白色光および NBI 観察で想定された範囲に一致したヨード不染域として認識された。

e：マーキング時。把持鉗子での把持を想定してマークを行う。本症例では口側マークを病変から少し離して置いている。

f：肛門側から粘膜切開を行い、その後全周切開を行う。筋層露出を認めるが浅い層の露出であり、視野を妨げるような出血は認めない。

g：口側の剥離をある程度行った時点で、経鼻内視鏡を用いた把持鉗子でのトラクションを行う。

h：経鼻内視鏡のアングル操作により任意の方向へのトラクションが可能で、良好な視野で剥離層が視認できる。

i：切除後潰瘍。筋層露出を認めるが、浅い層の露出であり、出血も軽度である。

j：切除終了時。喉頭浮腫は軽度であり、気管切開術を施行せず抜管可能である。

k：ESD 検体。内視鏡的に一括切除し得た。

l：固定後マクロ像。最終病理で squamous cell carcinoma, pT2, 0-IIa, 32×20mm, tumor thickness 800μm, 孤立胞巣あり, ly1, v0, HM0, VM0 であった。

ESD のポイント

- 全身麻酔下で佐藤式弯曲型喉頭鏡を用いて喉頭展開を行ったのちに白色光および NBI 観察を行ったところ、精査時のバルサルバ法での観察時と同様に 35 mm 大の病変と認識された。その後 0.75 % ヨード溶液で染色を行うと、想定された病変範囲に一致したヨード不染像として認識された。

- 病変辺縁から約 5 mm 程度離した位置に全周マーキングを行った。

- 肛門側から粘膜切開（上皮切開）を行い、その後、全周切開を行った。

- 口側の上皮下層剥離を行い、ある程度の剥離を行った時点で、経鼻内視鏡を用いた把持鉗子でのトラクションを行うと良好な視野が得られ、病変を一括切除した。

- コントロール不能な出血は生じず、また切除後の喉頭浮腫は軽度であったため、気管切開術は不要であり、抜管後に治療を終了した。

ESD のアドバイス

- ヨード染色は刺激性が強いので、声門近傍に流れないように注意すべきである。

- ヨード染色後に術前未発見の病変が発見されることをしばしば経験する。同時切除の可否を、切除後の嚥下機能低下の度合いを予測して決定する必要がある。すなわち、広範囲切除や多発病変切除の場合、手術後経過中の癒着による嚥下機能低下に伴う誤嚥の危険性を考慮する。高齢者や放射線照射の既往のある場合には、同時切除は避ける方が無難である。

- 全周切開後、ある程度剥離が進んできたら、経鼻内視鏡でのトラクションを用いると適切な剥離層が視認可能となり剥離がスムーズである。
- 咽頭粘膜は薄いため、容易に筋層が露出してしまうが、局注を適宜行い筋層深層での切除を避けることが、出血や術後疼痛の予防につながる。ただし、不用意に多量の局注を行うと、喉頭浮腫の原因となるため適量を局注することが重要である。
- 切除終了時に喉頭浮腫の程度を確認し、浮腫が高度であれば気管切開術が必要である。中等度浮腫の場合、抜管前にリークテストも有用である。また、抜管後の浮腫の増悪予防目的にステロイド点滴静注（水溶性ハイドロコートン® 200 mg など）を行うこともある。

ESD 病理診断

- Squamous cell carcinoma, pT2, 0-Ⅱa, 32×20 mm, tumor thickness 800 μm, 孤立胞巣あり，ly1, v0, HM0, VM0。病変左側は厚みあるが孤立胞巣なく、病変右側に孤立胞巣を伴う上皮下浸潤を認めた。

フォロー

- ESD の病理結果にて tumor thickness 800 μm、孤立胞巣あり、リンパ管侵襲陽性であった。本人に後発リンパ節転移リスクおよび転移時の頸部郭清術の必要性を説明し、経過観察の方針とした。
- フォロー 5 年後の経過で後発リンパ節転移なく、癒着に伴う誤嚥は認めず、また異時性病変も認めなかった。

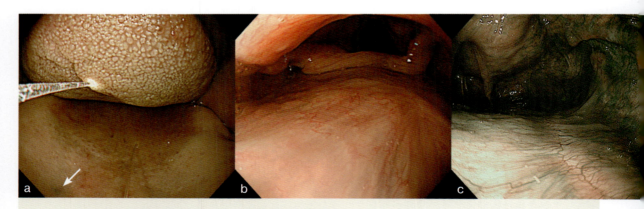

フォロー時の内視鏡像（ESD 後 5 年経過時）
a：硬口蓋〜軟口蓋移行部に病変発見時に見られたメラノーシスを認める（矢印）。
b, c：白色光観察（b）および NBI 観察（c）にて下咽頭後壁に ESD 後瘢痕を認める。局所再発所見や異時性病変を認めず、また癒着性変化も認めなかった。

フォローのポイント

- 広範囲切除の場合、経過中の癒着による嚥下機能低下に伴う誤嚥の危険性があるので、嚥下状況をしっかりと聴取することが必要である。よく咀嚼して食事摂取をして頂くように指導することも重要である。
- リンパ節後発転移リスク（リンパ管侵襲陽性、tumor thickness 1000 μm 以上、孤立胞巣あり）のうち、2因子に該当した。頭頸科と連携して画像検査（CTや頸部エコー）を1年に2～3回組み合わせて転移検索を行う。
- 咽頭、食道の異時性病変の観察目的に1年に2回程度の上部消化管内視鏡を行う。

症例のまとめ

- 前医で胃腺腫ESD後の定期スクリーニングで発見された下咽頭表在癌症例である。精査内視鏡でのバルサルバ法が有用であり、病変範囲を同定し得た。下咽頭後壁に限局した病変で、リンパ節転移のない上皮下浸潤癌と診断し、全身麻酔下での経口的手術（ESD）を行い、有害事象なく切除した。ESD病理にてリンパ節後発転移リスクのうちの2因子に該当し経過観察を行ったが、リンパ節後発転移なく無再発生存した。

おさえるべきエビデンス

- Fujiiらは、頭頸部表在癌取扱い指針に準じて、深達度の代用として tumor thickness（腫瘍の厚さ）を定義した。腫瘍の最深部が含まれる腫瘍の厚さを計測した実測値を「μm」で記載する。経口的手術後のリンパ節後発転移リスクを判定する際に考慮される因子である。

　Fujii S, *et al.* Microvascular irregularities are associated with composition of squamous epithelial lesion and correlate with subepithelial invasion of superficial-type pharyngeal squamous cell carcinoma. *Histopathology* 2010; 56: 510-522.

謝辞

- 本稿を執筆するにあたり、病理学的評価に関して佐藤由紀子先生（がん研有明病院臨床病理センター細胞診断部）にご指導・ご解説頂きました。この場を借りて深く感謝致します。

| 第2章　咽頭 | 東京医科歯科大学 消化管外科 ◉ 川田研郎 |

5

症例：60歳台、男性
検査目的：下咽頭癌治療前の精査

発見

- 食道癌術後、9年目の患者。他院の上部消化管内視鏡検査で下咽頭表在癌と診断され、治療目的に当院頭頸部外科へ紹介された。術前精査のために上部消化管内視鏡（経鼻内視鏡）を施行した。経鼻内視鏡挿入前に経口ルートから中咽頭観察を行ったが、病変は指摘されなかった。前医および頭頸部外科での指摘はなかったが、経鼻からの内視鏡挿入時に中咽頭を観察したところ、舌根右に中心陥凹を伴う約2cm大の隆起性病変を認めた。NBIで隆起部に一致してドット状の血管増生を認めた。

発見のポイント

- 舌根は経口内視鏡の死角であり、一般的には消化器内視鏡で観察が難しい部位である。中咽頭癌の亜部位別では側壁に次いで癌の発生が多い部位であり、本症例のようなハイリスク症例では舌根を含めた詳細な咽喉頭観察を行う必要がある。
- 舌根は元々もこもことした扁桃組織があり、凹凸に富む部位である。口を大きく開けて舌を前に突き出し、内視鏡でアップアングルをかけながら舐めるように舌根に近接していく（中咽頭反転法）。
- NBIで小白苔の付着と周囲のドット状血管の増生を伴う隆起性病変に気付き、通常では見かけない違和感があり、中遠景でTXI観察により左右差もあることから生検を行い、扁平上皮癌が検出された。

発見のためのアドバイス

- 食道癌治療歴あり、下咽頭表在癌とすでに診断がついて紹介された。現病の精密診断（範囲、深達度）とともに、約2割程度存在する頭頸部領域の同時性多発癌の可能性を念頭において検査を行う必要がある。
- 舌根を正面視するには、鎮静せずに口を大きく開けて舌を前方に突き出す間に、スコープが舌根に当たらないように距離をとって少しずつアップアングルをかけていく。
- NBIで典型的ないわゆるbrownish areaではないが、丈のある隆起と内部の不整陥凹内に小白苔が付着しており周囲にドット状異常血管が見られ、領域性もあることから癌を疑う所見と言える。

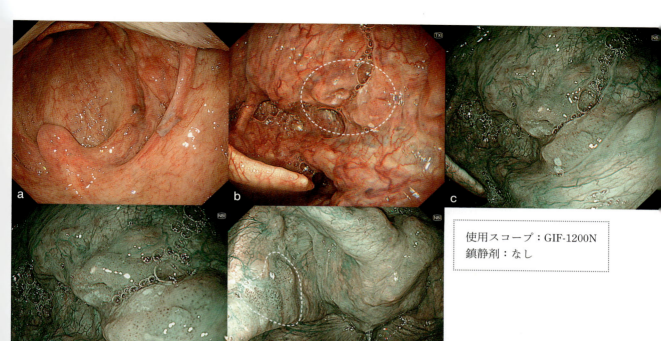

発見時の内視鏡像
a：経口ルートからの観察では病変を指摘できない。
b：経鼻ルートからTXI観察。舌根右に中心陥凹を伴う隆起性病変を認める。
c：NBI中遠景にて隆起部に一致してドット状の異常血管増生を認める。
d：NBI近接で中心陥凹内に小白苔付着とドット状の異常血管増生を認める。
e：前医で発見した下咽頭癌（白線）。左梨状陥凹にドット状の異常血管増生域を認める。

使用スコープ：GIF-1200N
鎮静剤：なし

精査

- 内視鏡室で経口・拡大内視鏡による舌根の観察は接線方向となり視野が十分にとれないため、全身麻酔下に舌根に佐藤式弯曲型喉頭鏡をかけて観察を行う。
- 舌がたるんだ状態では観察しにくいので、舌尖に針糸をかけ口腔外に舌を牽引して離被架に糸を固定すると観察しやすくなる。
- 内視鏡室では咽頭にヨード染色を行えないため、全身麻酔下でヨード染色を行って範囲診断を行う。

精査内視鏡のポイント

- 病変がよく見えるように佐藤式弯曲型喉頭鏡の位置を調整する。下咽頭病変の場合は声門のすぐ手前に喉頭鏡の先端を置くが、舌根の病変では病変口側に先端を置く。
- 内視鏡室では患者の協力により舌を伸展させて舌根の病変を見やすくできるが、全

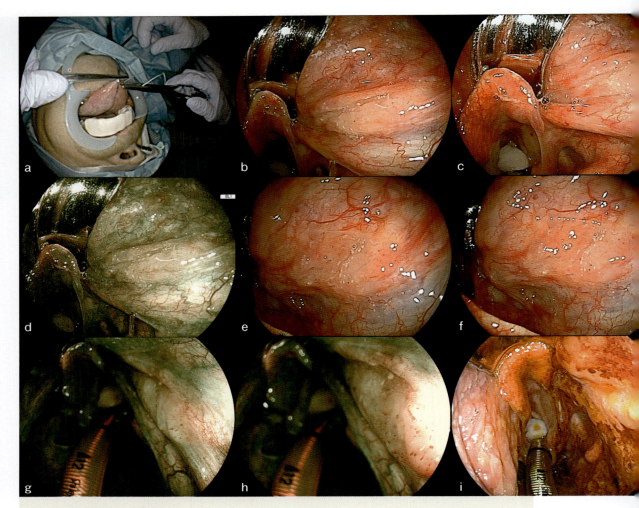

精査時の内視鏡像

a：舌尖に針糸をかけて舌を牽引すると舌根が見やすくなる。
b：舌根右に2cm程度の隆起と溝状の陥凹を認める。
c：陥凹内には小白苔が付着している。
d：BLIで隆起の辺縁にドット状血管が散見される。
e：隆起口側にドット状異常血管が散見される。
f：隆起肛門側には溝のような構造が見られる。
g：拡大観察：病変部で正常血管透見の途絶あり。
h：ドット状の異常血管増生を認めるが、血管密度は疎である。
i：ヨード染色でピンクカラーサイン陽性のヨード不染域を呈する。

使用スコープ
a～f：EG-L580NW7
g～i：EG-L600ZW7

　麻下では指示が入らないために喉頭鏡で視野を固定した状態での観察となる。
◆経鼻内視鏡・白色光で、まず中遠景から病変の位置を確認する。舌が十分に伸展していなければ、病変の視認が難しい。術前診断と照らしあわせて右咽頭喉頭蓋ヒダの前方をよく観察する。

- 経鼻内視鏡・BLIで舌根右側に周囲の樹枝状血管が途絶し、中心が溝状に陥凹した台状隆起を認める。
- 近接・白色光で小白苔の付着、表面のざらつきを伴う台状隆起を認める。周囲からの正常血管透見が病変部で領域性をもって途絶している。粘膜を伸展した状態にて肛門側で、中心部の溝の周りはなだらかに隆起している。
- 拡大観察で、隆起の口側にループ状構造を持ったJES Type B1血管増生を認める。血管密度は疎である。B2、B3血管は観察できず、1mm程度の丈の低い隆起から深達度はSEPに留まると診断した。
- ヨード染色では白色光・IEEよりもやや広い範囲でヨード不染域となった。

最終診断
- 中咽頭癌（前壁〜右側壁），病型0-IIa＋0-IIc，20mm大，深達度T1 SEP

精査内視鏡のアドバイス
- 舌根では空気量の変化による腫瘍の厚みや硬さを捉えにくいため、喉頭鏡をかけて粘膜を引き伸ばした状態で中遠景から内視鏡的な隆起の厚みを測ると良い。
- 拡大内視鏡が深達度診断に応用できる症例もあるが、本症例ではループ状構造を伴った異常血管しか観察できない。
- 元々扁桃組織の存在で凹凸がある部位であり、深達度診断は難しい。非伸展時（術前）と喉頭鏡による伸展時（術中）を比較し、伸展時に丈が低く見える場合は深達度が浅い可能性がある。

治療

- 下咽頭癌の治療に続いて喉頭鏡を舌根に架け替えて、ヨード染色で範囲を同定した。表在性で上皮下層浸潤癌、cT1、cN0、cM0ステージIと診断し、ELPS（endoscopic laryngo-pharyngeal surgery）の方針とした。

内視鏡治療のポイント
- 全身麻酔下、佐藤式弯曲型喉頭鏡を舌根右方にかけて病変の位置を確認する。
- 拡大内視鏡観察後にヨード染色で範囲診断を行う。ELPS用の電気メスでマーキングを行う。
- インジゴカルミン・ボスミン加生理食塩水で局注を行い、肛門側から全周切開。
- 術者が経口的に挿入した鉗子で病変を把持し、上皮下層を深めに剝離する。深達度に合わせて剝離層を設定する。局注を入れすぎると喉頭浮腫や視野の妨げになるため、少量ずつ局注、切開、止血を繰り返すと良い。
- 切除後、止血を十分に行う。展開を緩めると出血が起きる場合もあり、緩めた後も

第2章　咽頭　81

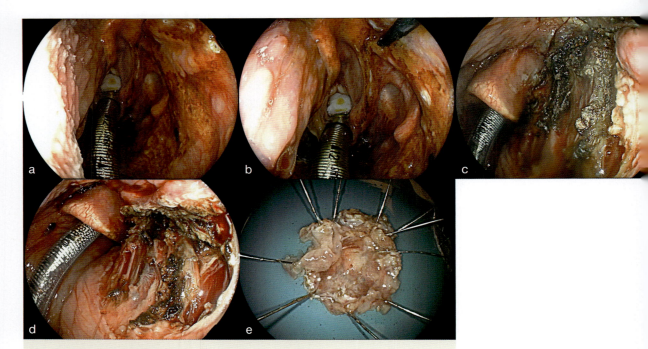

治療時の内視鏡像

a：ヨード染色後に ELPS 用電気メスでマーキングを開始する。
b：全周にマーキングを完了。この後肛門側から生理食塩水を局注、経口的に電気メスを挿入し、腫瘍を切除した。
c：切除終了時。APC にて十分な止血を行った。
d：喉頭鏡を緩めても出血しないことを確認する。
e：切除標本

必ず止血を確認する。術直後もしくは当日の夜間の後出血に対応できるようにバックアップ体制を組み、緊急気管切開や再挿管の可能性も術前から十分説明しておく。弯曲型喉頭鏡が急な後出血にもすぐ使えるように予備の喉頭鏡を備えておく。

内視鏡治療のアドバイス

- ELPS は頭頸部外科医が術者となり、内視鏡医は主に視野の確保、切除計画の助言、吸引洗浄、止血などの役割を担う。
- 全麻観察時は拡大内視鏡で経口的に観察するが、術者の鉗子と電気メスとのバッティングにより操作がしにくくなることもある。この場合は経鼻内視鏡に入れ替えて手術を進めることも有効である。
- 術者の電気メスと把持鉗子の間に入り、バッティングしないように中遠景から視野を確保する。
- 下咽頭の 2 亜部位以上にまたがる場合や食道入口部の広域切除例には、食道 ESD 同様ステロイド局注を行う。

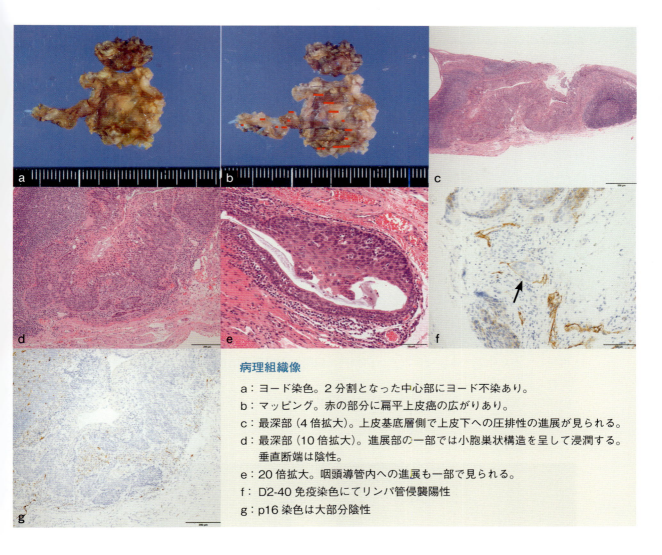

病理組織像

a：ヨード染色。2分割となった中心部にヨード不染あり。
b：マッピング。赤の部分に扁平上皮癌の広がりあり。
c：最深部（4倍拡大）。上皮基底層側で上皮下への圧排性の進展が見られる。
d：最深部（10倍拡大）。進展部の一部では小胞巣状構造を呈して浸潤する。垂直断端は陰性。
e：20倍拡大。咽頭導管内への進展も一部で見られる。
f：D2-40免疫染色にてリンパ管侵襲陽性
g：p16染色は大部分陰性

- 舌根は輪状後部や下咽頭後壁深部など後出血の起きやすい領域の1つであり、十分な止血を行う。

ELPS 病理診断

- Squamous cell carcinoma, 14×8 mm + 11×5 mm, HPV-negative, pT1, tumor thickness 1500 μm, ly1, v0, pn0, pHMx, pVM0
- 31×29 mm の検体で、切除時に2分割となり正確な対比は困難となった。14×8 mm と 11×5 mm の病変を認めた。
- 咽頭には粘膜筋板がないため、深達度は表層からの腫瘍の厚みを計測する。
- 中咽頭癌では HPV 感染の有無によって病期が異なる。

フォロー

- ELPSの病理結果にて深達度T1 SEP、tumor thickness 1500μm、リンパ管侵襲陽性であった。腫瘍の厚みが1000μmを超えるものや脈管侵襲陽性例では後発リンパ節転移のリスクが高い。
- 明らかに癌が深部遺残した場合を除き、厳重経過観察が一般的である。
- ハイリスク例では頸部エコー、CT、頭頸部外科医の触診を少なくとも半年毎に行う。内視鏡医は半年〜1年毎の定期内視鏡でサーベイランスを行う。本症例は初回治療から2年経過し、中・下咽頭の再発・転移を認めていない。

フォローのポイント
- 再発の発見が遅れると予後に直結するため、特に頸部リンパ節再発を重点的にケアする。患者にも頸部にしこりが触れるかどうか気にするように伝えておく。
- 転移を危惧する症例は必ず頭頸部外科医とフォローアップについても連携して診療する。
- 再発してから相談するのではなく、治療前の段階から治療適応についてよく相談しておく。
- 頭頸部多発癌症例では、永続的な上部消化管内視鏡サーベイランスを行う。節酒・禁煙などの生活指導も併せて行い、次の癌をなるべく早く見つけるように心がける。

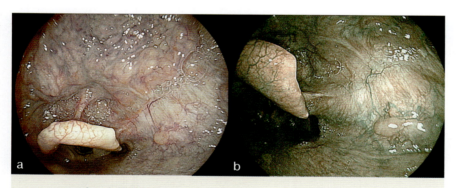

フォロー時の内視鏡像
a：治療から半年後。舌根〜中咽頭右側壁に瘢痕あり
b：治療から1年半後。局所再発なし

使用スコープ：EG-L580NW7

症例のまとめ

- 他院にて下咽頭表在癌と診断され、頭頸部外科へ紹介された患者である。術前の経鼻内視鏡による精密検査で中咽頭表在癌を発見した。中咽頭の後壁は経口内視鏡で観察しやすいが、その対側の舌根は観察困難であり、中咽頭亜部位別では2番目に癌の頻度が高い領域である。下咽頭癌と同時にELPSを行った。腫瘍の厚みが1000μm以上で脈管侵襲陽性例だったが、厳重フォローとし頭頸部外科医と併診している。放射線治療を温存しながら、なるべく早期に転移再発を発見するようにしている。

おさえるべきエビデンス

- 中咽頭癌の観察法として経鼻内視鏡による中咽頭反転法を考案した。食道癌ハイリスク症例への「経鼻内視鏡ならでは」の観察法として有用である。

 Kawada K, Sugimoto T, Kawano T, *et al*. Intraoropharyngeal U-turn method using transnasal esophagogastroduodenoscopy. *Endoscopy* 2014; 46: EE137-138.

ESD エキスパートが教える
上部消化管内視鏡診療のすべて

第3章

食 道

第3章　食道

福島県立医科大学附属病院 内視鏡診療部 ● 引地拓人

1

症例：60歳台、男性
検査目的：スクリーニング（対策型検診）

発見

- クリニックで、対策型検診の上部消化管内視鏡検査を施行した。挿入時、上切歯列から20cmに、白色光で発赤調の隆起性病変を認めた。

発見のポイント

- 白色光では、周囲の非腫瘍粘膜との凹凸（隆起か陥凹か）や色調の違い（特に発赤調）をとらえることが重要である。
- 本例では隆起部分が癌の発見につながったが、周囲に発赤調の領域が広がっている点もポイントである。発赤調の領域をNBI（非拡大）で確認すると、brownish areaを呈している。
- これらの所見から扁平上皮癌と診断でき、領域の推定も可能である。隆起部分の生検から扁平上皮癌と診断された。
- この段階の深達度診断は、隆起の丈が高いことから、粘膜下層深層への浸潤がある（SM2-3）と考えられた（発見したクリニック医師の診断）。

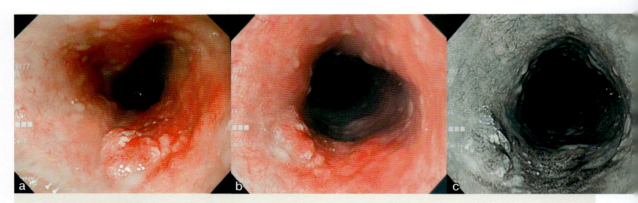

発見時の内視鏡像

a：画面6時に、発赤調の目立つ隆起を認める。隆起の表面には、びらんを疑う白色の所見がみられる。
b：観察の角度を変えると、目立つ隆起から右側（6時方向）に発赤調の領域が広がっている。
c：NBIの非拡大観察では、白色光で発赤調に見えた領域はbrownish areaを呈している。

注：デジタル画像がなく、カラープリントからスマートフォンのカメラで撮影したため、画像が劣化していることをご理解ください。

使用スコープ：GIF-H290（WLI：A1, NBI：A5）
鎮静薬：なし

発見のためのアドバイス

◆ 多量の飲酒や喫煙歴がある人は食道扁平上皮癌の高リスクであり、食道の丁寧な観察を行う必要がある。本例も喫煙歴がある常用飲酒者であった。

◆ 白色光のみでは食道癌を見逃す場合があり、NBI や BLI を併用した食道観察が現在では常識である。

◆ 本例では、上切歯列から 20 cm に存在した食道扁平上皮癌をクリニック医師が発見した。しかし、この部位の病変は、挿入時に発見することが難しいことが多い。したがって、胸部上部食道や頸部食道の病変は、抜去時の観察がより重要である。

◆ 食道癌の同定と境界診断には、現在でもヨード染色が有効である。本例はクリニックでの検診内視鏡であったこともあり、受診者の苦痛が考慮され、ヨード染色を施行していない。もし非鎮静下でヨード染色を行う場合には、1% 以下の低濃度で必要最小量のヨード散布を行うべきである。また、ヨード染色後は、中和剤であるチオ硫酸ナトリウムを使用することが望ましい。

精査

◆ SM 癌の可能性がある病変であるため、NBI（あるいは BLI）拡大観察を含めた深達度診断が重要である。したがって、精査内視鏡は鎮静下に拡大スコープで行うべきである。また、ガイドラインで推奨されていないが、EUS が深達度診断に有用である症例があり、SM 癌を疑う症例では施行を考慮する。

◆ 扁平上皮癌は多発することがあるため、1 つの病変にとらわれず、食道全体を注意深く観察する。また、咽頭や喉頭の観察も可能な範囲で行うべきである。

精査内視鏡のポイント

◆ 深達度診断ならびに病変範囲の把握に、いまでも白色光観察は重要と考えている。したがって、まず白色光で周囲粘膜との凹凸と色調の違いをもとに病変の範囲を確認しつつ、同時に深達度も考える。送気量を変えながら、病変の伸展をみることも重要である。本例では、平坦な発赤調の領域は送気で平坦に近い状態になったため、LPM までの深達度と考えた。問題は隆起部分である。目立つ隆起が送気で若干平低化したように思えるが、基本的には隆起として残っていた。しかし、SM 深部浸潤と断定するには硬さに欠ける印象であり、白色光観察で深達度は MM あるいはSM1 程度であると診断した。

◆ 次に、NBI 非拡大観察、ならびに NBI 拡大観察を行う。ESD 適応病変の場合、術前精査でヨード染色をするべきでないという意見もあるが、予期せぬ広がりや NBIで指摘できない副病変があること考慮し、私は原則的にヨード染色を行っている。そのため、NBI 拡大観察は範囲診断よりも深達度診断の目的である部分が大きい。まず、平坦部分は B1 血管の集簇であるため、LPM までの深達度と確信した。一方、

第3章　食道　89

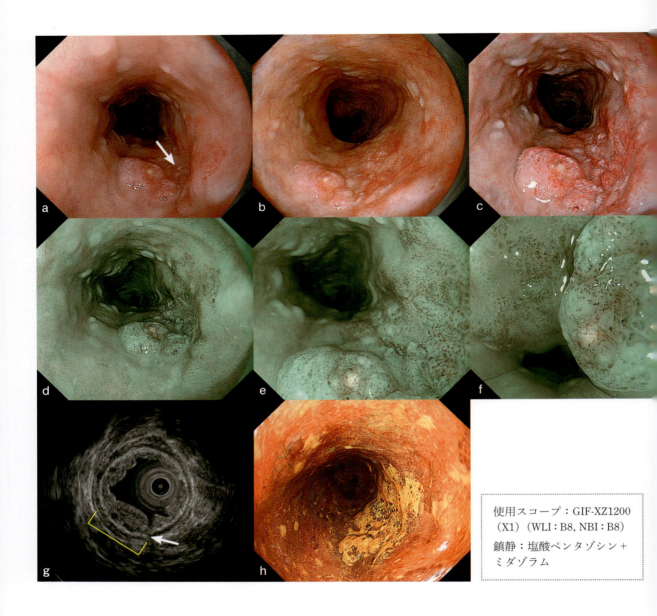

使用スコープ：GIF-XZ1200 (X1)（WLI：B8, NBI：B8）

鎮静：塩酸ペンタゾシン＋ミダゾラム

隆起部分は白色構造物の部分でB2様の血管を認めた。したがって、隆起部分がこの病変の深達度を規定するが、B3血管がみられないことも参考に、NBI拡大観察の深達度診断でもMMと診断した。

- 深達度診断のためにEUSも施行した。JCOG1604試験の結果から、ESDを考慮する食道癌の深達度診断にEUSは推奨されていない。しかし、参考材料になることは確かであり、私は今でもSM浸潤を疑う病変ではEUSを行っている。また、その時に使用する液体が重要であり、最近は停滞がよい点を重要視して、ゲル（ビスコクリア）を使用している。本例では、EUSで隆起部分は粘膜内（MMまで）で、SM深部浸潤はないと診断した。
- EUS前に、範囲診断目的に1%ヨード染色も行った。白色光ならびにNBIで確認

⬅ 精査時の内視鏡像

a：白色光観察から開始した。送気を少なめで入っていくと、上切歯列から20cmの6時方向に目立つ隆起がみられ、そこから右壁方向に発赤調の陥凹を伴う病変の広がりを確認できた。この段階では、隆起とともに、中央が領域をもって陥凹しているように見えたこと（矢印）が気になった。つまり、癌がここで一段深い可能性（SM浸潤）を危惧した。

b：しかし、送気をしていくと、隆起は若干平低化したが、隆起としての形態は残っていた。腫瘍量がある病変と推定された。一方、深い可能性を危惧した陥凹部分は伸展が良好であり、粘膜内病変であろうと考えた。この段階で、隆起を含めて発赤調の領域まで、病変の範囲を確認できた。

c：TXI Mode 1に切り替えると、白色光よりも腫瘍内のドット状の血管が明瞭に観察された。

d：NBIの非拡大での遠景からの観察では、隆起は右半分のみがbrownishに見えたが、左半分はドット状の血管はみられるもののbrownishには見えなかった。また、その隆起から連続して、右側の平坦な領域はbrownish areaとして観察された。ただし、background colorationは目立たない印象であった。隆起のbrownishに見える領域の中に円形の白色のものが見え、white globe appearance（WGA）を疑った。

e：病変に近接しNBIの拡大倍率を上げていくと、平坦部分は日本食道学会分類type B1血管の集簇であった。一方、隆起の部分は中央に白色のWGA様の構造物が見え、その上に口径不同がない伸展された直線状の血管が観察された。隆起の他の部分でも、一部でB2血管を疑うものの、ほとんどはB1血管であると思われた。

f：ダウンアングルでNBIの強拡大観察を行ったが、ピントが合いにくかった。そこで、アップアングルをかけつつ、スコープを90度左にひねることで、WGA様の白色構造物周囲の血管を別の角度から観察できた。白色構造物の周囲には直線的な血管とB2血管を疑う所見がみられた。また、隆起をしているが、サッカーボールあるいはゴムまり様の形態という印象であった。B3血管はみられなかった。そこで、隆起部分は、B2を疑う血管と目立つ隆起であることから、粘膜筋板（MM）までの深さと推定した。ただし、送気で若干形態が変わったことから、SM浸潤というほどの深達度ではないと考えた。なお、周囲の平坦領域は粘膜固有層（LPM）までの深達度と推定した。

g：続いて、2チャンネルスコープ（GIF-2TQ260M）にスコープを交換し、内視鏡用ゲル（ビスコクリア）を使用し、20MHz細径超音波プローブ（UM-3R）によるEUSを施行した。病変は厚みがある低エコー（黄線で囲んだ範囲が隆起部分）を呈したが、粘膜下層への浸潤はないと診断した（矢印が粘膜下層の高エコー）。以上から、EUSでは、深達度はMMと判定した。

h：1%ヨードによる染色で、病変の範囲が隆起部分を含めて明瞭に確認できた。ヨード不染域は、隆起部分とNBIでbrownish areaに見えた領域に一致していた。なお、この病変の周囲に、まだら不染は目立たなかった。

された範囲に一致して、病変がヨード不染域として認められた。周在1/3から1/4周で、縦軸方向に30mm弱の病変と診断した。

最終診断

- 深達度：MM（隆起の部分でMM、平坦部分がLPM）
- 大きさ：30mm弱
- 周在：1/3周から1/4周

精査内視鏡のアドバイス

- 深達度診断を NBI（BLI）拡大ですぐに行う若手が増えてきている気がするが、基本は白色光観察である。素の状態の病変を、空気量や距離と角度を変えながら観察して、深達度を評価する。
- 拡大観察重視の時代になり、EUS に苦手意識をもつ若手が増えているのも寂しい。EUS は、きちんと使えば、役に立つモダリティである。食道は注入した水が流れやすいが、2 チャンネルスコープとビスコクリアを使うことが食道 EUS で良好な画質を出すコツである。なお、2 チャンネルスコープがない施設では、前方送水が可能なスコープの副送水チャンネルから、助手にビスコクリアを手押しで注入してもらうのも手である。
- ヨード染色を ESD 前に行うことは禁忌ではないと思っている。しかし、ヨード染色後に粘膜表層が脱落し再生することで、病変の範囲が不正確になったり、病変を指摘できなくなったりすることを経験する。したがって、ヨード染色後は必ずデトキソールで中和し、1 ヵ月以上の期間をあけて ESD を行うべきである。なお、ヨード染色で深達度診断を行ってはいけない（畳の目模様の評価以外で）。ヨード染色をすると、病変の凹凸がわかりにくくなるからである。

治療

- 本例は、検診内視鏡を施行したクリニックで SM 癌と診断され、はじめ外科に紹介された。しかし、精査内視鏡で深達度 MM と診断し、CT でリンパ節転移や遠隔転移がないことを確認した。そのうえで、外科医師ならびに患者本人と相談をした上で、ESD 先行での治療方針となった。

ESD のポイント

- 口側から左サイドを切開して肛門側に向かう C 字切開を行う施設が多いと思うが、私は最初に肛門側の切開とトリミングまで済ませてしまうようにしている。食道の場合には、ゴールをしっかり広く設定することを優先させたい。ゴールを設定しておかないと、剥離の終盤でゴールが分からなくなり、剥離の最後に時間がかかったり、余分に肛門側の粘膜下層を剥離してしまったりすることがある。また、肛門側の両サイド、特に右側のトリミングが不十分になることが多いため、ここも最初に十分にトリミングを行っておくべきである。なお、本例ではテックナイフで肛門側のトリミングを行ったが、血管が多い場合や先端系デバイスでは筋層損傷をきたしやすい状況では IT ナイフ nano で行う。
- 粘膜切開を先端系で行う場合には、アタッチメントを粘膜に接するように距離をとり、切りたい部分を視野の中にもってくる。その上で、ダウンアングルをかけ、先端系ナイフのシース部分を粘膜表面にあてながら、肛門側へスコープを進めていく。

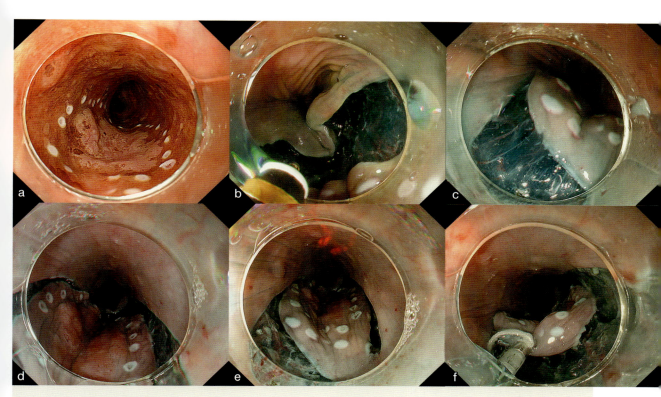

治療時の内視鏡像

a：マーキング時。糸付きクリップでの牽引を行うために、口側には病変からさらに離して二重のマーキングを行った。病変はピンクカラーサインを呈している。

b：肛門側の粘膜切開。テックナイフで肛門側の切開とトリミングを行い、まずゴールをつくる。

c：左サイドの粘膜切開。テックナイフで口側から肛門側へ粘膜切開を行う。浅めの切開を行った後、病変側の粘膜下をトリミングする。途中からITナイフnanoに変えてトリミングを行う場合が多い。この際のITナイフnanoの使い方は、胃のように肛門側から一気に剥離するのではなく、口側から少しずつ剥離を行うことが安全な手技のコツである。また、SM浸潤を否定できない病変では、充分な粘膜下局注を行ったうえで、少し深めの層で剥離を行う。

d：右サイドの粘膜切開。左サイドのトリミングをある程度施行した後、右サイドもテックナイフで切開とトリミングを行う。スコープの鉗子チャンネルの関係上、左サイドに比べてトリミングが難しい場合があり、こちらも早めにITナイフnanoを使用することが多い。

e：全周切開の直前。最も口側の粘膜は最後まで切開しないで、テンションを維持することにしている。最も口側でなく、少し右側を残してもよいが、テックナイフのような先端系デバイスを使用する場合、口側の粘膜切開を最後まで行わないことで、粘膜切開やトリミング時にテンションが維持されると考えている。続いて、糸付きクリップの準備をしている間に、ITナイフnanoで残した最も口側の粘膜を切開し、全周切開とした。

f：剥離の序盤。病変の口側に縦方向に糸付きクリップを装着した。

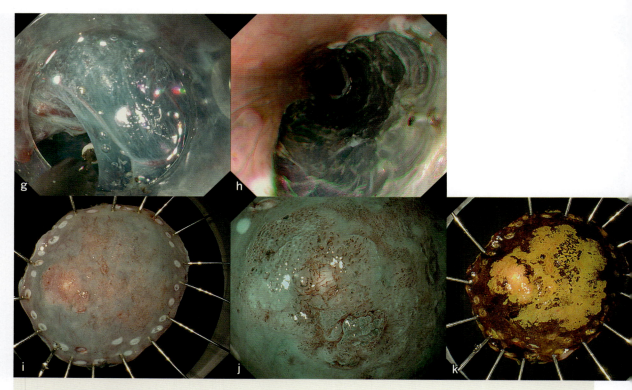

治療時の内視鏡像

g：剥離の終盤。粘膜下層に潜った後で、糸を牽引することで、粘膜下層の良好な視野を得て、ITナイフnanoで剥離を行う。LPM程度の病変では粘膜下層の真ん中程度の深さでの剥離でもよいが、本例のようにSM癌を完全に否定できない病変の場合には、粘膜下層の下1/3から1/4の深さの剥離を行う。すなわち、粘膜下層を筋層側に少し残す程度の剥離とする。

h：切除後潰瘍。潰瘍底の露出血管に対して、止血鉗子を用いてsoft凝固で焼灼する。食道はESD術後出血率が低いため、拍動している動脈や太い静脈のみを焼灼する。食道の筋層は薄く、過度な焼灼は穿孔につながる危険があるため、無理はしない。なお、本例は潰瘍底の周在が3/4周未満であったことから、ステロイド局注は施行しなかった。

i：ESD検体。拡大スコープ（GIF-H290Z）で観察した。下方向が口側である。マーキングを含めて、病変が確実に切除されたことを確認する。

j：ESD検体のNBI拡大像。隆起部分の中央に白色の構造物が確認された。その周囲にB2血管を疑うものを認めるが、B3血管やAVAは認めない。

k：ESD検体のヨード染色像。病変が確実に切除されたことを確認する。

使用スコープ：GIF-H290T（マーキングまではGIF-XZ1200）
使用ナイフ：テックナイフ1.5mm（マーキングと粘膜切開）、ITナイフnano（粘膜下層剥離）
局注剤：アルギン酸ナトリウム（リフタルK）
高周波：VIO 3（マーキング時 Soft凝固 2.5、切開時 Endocut I effect 1/duration 4, interval 1、剥離時 Forced凝固 5.5）
鎮静：全身麻酔（手術室）

いったん粘膜切開をできた後は、病変側の粘膜下層を、標本を焦がさないように注意しながら2回程度トリミングを行う。これだけで周囲粘膜から病変が離れる。十分なトリミングを置くことは、確実かつ短時間でESDを終わらせるために重要である。

◆ スコープを回転させながらの切開と剥離も、習得すべき技術である。しかし、（食道ESDの基本手技である）病変を6時方向にもってきた際に、若手医師は右にデバイスを進めたい時に右回転（時計回転）をしてしまうことがある。これは逆である。「右に行きたい時には左に回す（つまり反時計回転）」「左に行きたい時には右に回す（つまり時計回転）」が基本である。回転操作に慣れない場合には、左右アングルを使っての剥離でもよい。

◆ 粘膜下層剥離時には、アップダウンの微妙な調整も重要である。

ESDのアドバイス

◆ 糸付きクリップでの牽引を行う場合には、クリップをかけた部分がちぎれてしまう可能性がある。したがって、口側のマーキングは広めに設定するべきである。食道の場合、最低でも病変の境界から1cm以上離して、口側のマーキングを置く。

◆ 先端系ナイフを使う場合には、アタッチメントの全周がスコープから見えるようにテープで固定すべきである。特に下方のアタッチメントの見え方にはこだわるべきである。

◆ 食道ESDに牽引法は必須であり、糸付きクリップ法が最も簡便である。ただし、病変が12時や1時方向にある場合には、牽引した糸と剥離された病変が同じ軸になってしまい、スコープ操作が難しくなることがある。このような部位の病変の場合には、クリップをかける位置を左右にずらすことがある。

◆ 先端系ナイフだけ、あるいはITナイフnanoだけでも、本例の手技は難しくないと思う。2本使うことでコストもかかる。しかし、食道ESDは先端系とIT系の両方を覚えるといろいろな病変に応用が利く。また、周在が広い病変（特に全周）では、ハサミ型ナイフも有用である。したがって、当施設の後輩には1回のESDで2本のデバイスの使用を許可しており、これらの3本の中から症例に応じて適切なデバイスを選択することを推奨している。

◆ 本例は問題がなかったが、左壁側に病変がある場合には、水がたまらないように体位変換をするか、水がたまることを逆に利用してビスコクリアによるgel-immersion法で行うとよい。

◆ 食道癌の患者さんは鎮静が効きにくいことが多い。したがって、全身麻酔下で行うことが、短時間で安全に食道ESDを行うコツである。本例も手術室で全身麻酔下のESDを施行した。

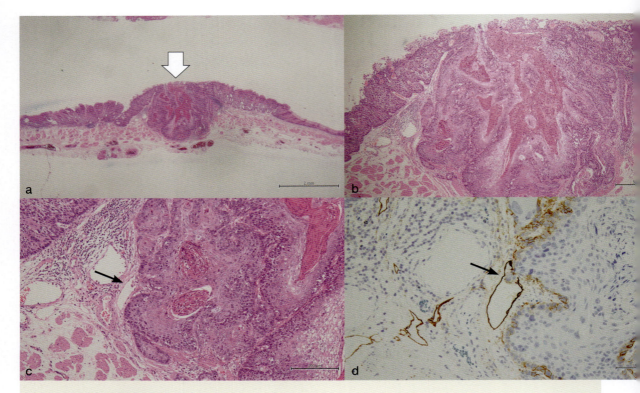

ESD 標本の病理組織像

a：ESD 前の内視鏡画像で隆起が目立つ部分で MM であった。一方、平坦な部分は、隆起近傍で MM の部分があったが、ほとんどの領域で LPM であった。隆起の中で白色に見えた部分の切片の HE 染色の弱拡大像では、扁平上皮癌が粘膜固有層へ浸潤し、粘膜筋板を下方に押し下げながら、上方にも押し上げるように発育していた。強いピンク色の部分（矢印）が、精査内視鏡で白色に見えた部分である。この部分は、角化した扁平上皮癌の領域であった。

b：角化した扁平上皮癌の部分の拡大像。

c：リンパ管侵襲がみられた部分の強拡大像。図 b の粘膜筋板に浸潤した癌巣の左側に相当する。

d：図 c のリンパ管侵襲がみられる部分の D2-40 染色像。癌がリンパ管壁を破って、リンパ管内に入り込んでいるところがわかる。

ESD 病理診断

- 17×15 mm, 0-Ⅱa, well differentiated squamous cell carcinoma, pT1a (MM), INFb, Ly1 (D2-40), V0 (EM), pHM0, pVM0

フォロー

追加治療

- ESD の病理結果は深達度 MM、リンパ管侵襲陽性であった。CT でリンパ節転移はみられなかったが、転移リスクを考慮し、追加治療を推奨した。
- 追加外科手術と化学放射線療法を提示して、両者のメリットとデメリットを説明した。その結果、本人は化学放射線療法を選択した。FP 療法（700/70）ならびに放射線 40Gy による治療を行った。

フォローのポイント

- ESD 後の狭窄リスクは低いと判断し、ステロイド局注は施行しなかった。しかし、放射線照射が追加となったため、狭窄の可能性を考慮した内視鏡での経過観察を行った。
- 転移の可能性があるため、化学放射線療法後 3 〜 6 ヵ月ごとに経過観察の CT を行うこととした。

症例のまとめ

- 検診のスクリーニング内視鏡で発見された食道扁平上皮癌である。隆起部分が目立つことから発見は困難でなかったと思われるが、深達度診断に苦慮した。目立つ隆起でありながら、送気でやや変形すること、NBI 拡大観察で B2 血管のみであったこと、EUS で SM 浸潤の所見がなかったことから、SM ではなく、MM と診断した。ESD での最終病理診断も MM であり、術前診断は妥当であった。
- 隆起の部分にみられた白色構造物は、角化した扁平上皮癌であった。術前にはWGA 様であったことから壊死物質を推定していたが、このような癌の見え方もある点が興味深いと思われた。
- MM であったものの、リンパ管侵襲陽性であったことから、追加治療が必要であった。しかし、リンパ管侵襲も、実は病理医と相談をして、ESD 標本を深切りしてわかったものであった。はじめから外科手術や化学放射線療法を行った場合には指摘できなかった可能性が高い所見であり、ESD での詳細な病理組織学的評価の重要性を認識した症例でもあった。

おさえるべきエビデンス

- Ishihara らは、食道扁平上皮癌の術前診断において、SM1 以浅癌と SM2 以深癌の鑑別において、白色光観察や NBI 拡大観察に EUS を加えることで、深読み割合の

減少効果は認められなかったと報告した（JCOG1604試験）。この試験の結果から、T1食道扁平上皮癌の深達度診断において、非拡大内視鏡と拡大内視鏡検査に加えてEUSを行うことを推奨しないと結論づけている。

Ishihara R, Mizusawa J, Kushima R, *et al*. Assessment of the diagnostic performance of endoscopic ultrasonography after conventional endoscopy for the evaluation of esophageal squamous cell carcinoma invasion depth. *JAMA Netw Open*. 2021 Sep 1; 4 (9): e2125317.

- Hattaらは、東北の多機関共同試験において、ESDの結果でMMとSM1であった食道扁平上皮癌患者では、脈管侵襲と垂直断端の両者が陰性であれば、無治療経過観察群の転移再発率は、追加治療群と差がないことを報告した（東北GI Endoscopy Group）。

Hatta W, Koike T, Takahashi S, *et al*. Risk of metastatic recurrence after endoscopic resection for esophageal squamous cell carcinoma invading into the muscularis mucosa or submucosa: A multicenter retrospective study. Risk of metastatic recurrence after endoscopic resection for esophageal squamous cell carcinoma invading into the muscularis mucosa or submucosa: a multicenter retrospective study. *J Gastroenterol*. 2021 Jul; 56 (7): 620-632.

第3章 食道

国立がん研究センター東病院 消化管内視鏡科 ● 門田智裕・矢野友規

2

症例：70歳台、男性
検査目的：CRT後の経過観察

進行食道癌化学放射線療法（CRT）後の完全奏効の診断

- 進行食道癌（Ut, DL20-22 cm, 後壁, 25 mm 大, cType3, cT2N0M0, cStage II）の診断で、根治的化学放射線療法（CRT）が施行された。CRT終了後1ヵ月目、および2ヵ月目の2回の内視鏡検査にて病変部位は瘢痕化し、生検でも癌細胞を認めないことが確認され、完全奏効（CR）の診断となった（CR confirm）。

進行食道癌のCRT後の内視鏡的評価のポイント

- 進行食道癌に対する根治的CRTでは、根治を目的とした治療であり、内視鏡上、病変が残っているのか（nonCR）、消失しているのか（CR）を判断することが重要となってくる。もしnonCRの場合には、すぐに救済治療へ進む必要がある。
- 内視鏡上、腫瘍性病変を示唆する内視鏡所見（びらん性変化、凹凸不整、潰瘍性病変、明らかな隆起（粘膜下腫瘍様隆起を含む））がなく、全食道が観察可能で、活動性食道炎を示唆する内視鏡所見（平坦なびらん性変化、白苔）がなく、内視鏡生検で組織学的に癌を認めない場合に原発巣CRと判定してよい[1]。原発巣CRは1ヵ月以上あけて2回連続判定された場合にCR confirmとする。

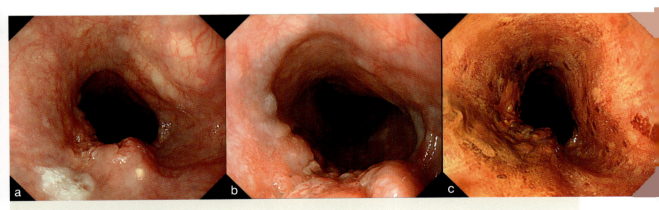

CRT前の初回内視鏡像
a：後壁を主座とし、粘膜下腫瘍様の立ち上がりを有する潰瘍性病変を認める。
b：潰瘍内は比較的腫瘍粘膜で覆われている。
c：ルゴール散布にて腫瘍の露出した部分は不染帯を呈している。

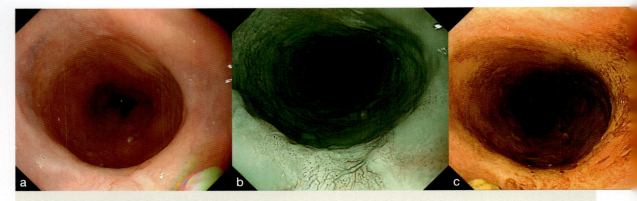

CRT 後、CR confirm 時の内視鏡像
a：腫瘍の存在していた部分は瘢痕化している。
b：NBI では瘢痕部分は炎症を想起させる、まっすぐな拡張した血管を認める。
c：ルゴール散布にて瘢痕部分は淡染帯となる。

局所再発病変の発見

- 進行食道癌への根治的 CRT 後、原発巣 CR となり、定期経過観察中に上部消化管内視鏡検査を施行した。CRT 後の瘢痕化していた部位の口側近傍に、中央に発赤の陥凹を伴う凹凸不整が出現していた。BLI 観察に変更すると、中央部分は brownish area として認識された。BLI 併用拡大観察では拡張・蛇行した血管が見られ、食道学会分類における B3 血管様の太い血管も視認することができた。

発見のポイント

- 原発巣 CR が継続していた際の内視鏡画像では、瘢痕部分が白色を呈していたが、今回、瘢痕部の口側の中心部が発赤調に変化している。さらに内視鏡を近づけると、発赤部分は陥凹しているのがわかる。白色光では、前回の内視鏡画像からの色調や凹凸の変化に注意する必要がある。
- 腫瘍が表面に露出している場合は、BLI や NBI でも brownish area として認識されることも多いため、見落とさないためのポイントとなってくる。

発見のためのアドバイス

- 進行食道癌 CRT 後、原発巣 CR となっても、経過観察中に局所再発（LR）をきたすことが知られている。LR は早期に発見できれば、救済内視鏡治療が可能であるため、病変が小さいうちに発見することが肝要である[2]。
- LR の内視鏡所見は、びらん性変化、凹凸不整、潰瘍性病変、明らかな隆起（粘膜下腫瘍様隆起を含む）、新たに出現したヨード不染が知られている[1,3]。
- 前回の検査時の所見からの変化に注意して観察することが重要で、LR を疑った場

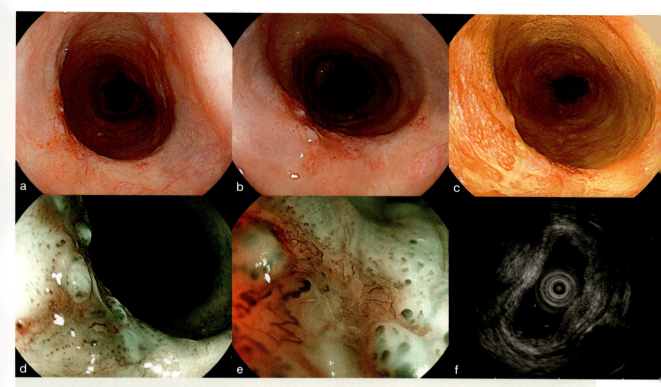

局所再発病変の発見時の内視鏡像

a：瘢痕化していた部分に発赤調変化を認める。
b：近づいて少し脱気すると、発赤部分が陥凹しているのがわかる。
c：ルゴール散布にて発赤陥凹部分は不染帯を呈する。
d：BLI併用拡大観察では発赤部分はbrownish areaとして認識される。
e：さらに拡大するとB3血管様の太い血管も視認された。
f：20MHzの細径プローブでscanすると、病変により第3層は菲薄化しているものの、第3層最外層は保たれている。

合には4～5個以上の生検を行って、組織学的な診断を付ける必要がある。
- LRの病変は増大スピードが速いため、生検陰性の場合でも2～4週間のうちに再検査を行うべきである。

精査

- 進行食道癌CRT後のLRに対する救済治療の選択肢として、サルベージESD、PDT（光線力学療法）、サルベージ手術などがある。治療選択のために、深達度、周在性の評価が必要となってくる。通常の食道表在癌のような確立された深達度診断の基準はないが、通常の食道表在癌に準じた診断を行い、SM浸潤を疑えば超音波内視鏡検査（EUS）を行うことが重要である。

精査内視鏡のポイント
- 20 MHz の細径プローブで、食道壁は 7 層構造に描出された。病変は第 2 層を主座とする低エコー領域として認識され、第 3 層は菲薄化を認めるものの、何とか最外層は保たれていると判断した。腫瘍の厚さは 2.4 mm であった。

最終診断
- CRT 後局所再発病変（Ut, DL 20-22 mm, 後壁, 20 mm, 1/3 周性, cSM2-3）

精査内視鏡のアドバイス
- サルベージ ESD や PDT の場合、深達度診断以外に EUS での第 3 層最外層の状態（保たれている、不明瞭または途絶）や腫瘍の厚さが治療効果予測因子として重要であると報告されている[4]。病変によっては、CRT 後のため食道壁の層構造自体が不明瞭化してしまい、評価できない場合もあるが、可能な限り EUS での評価が必要である。

治療

- CRT 後 LR 病変は深達度 cSM2-3 との診断となり、サルベージ ESD は難しいと判断した。患者もサルベージ手術を拒否されたため、PDT の方針となった。

PDT のポイント
- CRT 後 LR 病変はルゴール散布すると、ある程度範囲を決定することができたため、APC にてマーキングを行った。病変部を網羅できたため、200J の照射で終了となった。

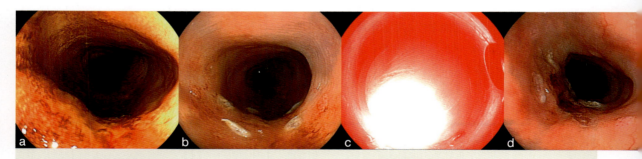

PDT 時の内視鏡像
a：ルゴール散布にて病変は不染帯を呈する。
b：APC にて病変周囲をマーキングした。
c：先端フードを用いて、可能な限り正面視しながら照射を行った。
d：照射直後、病変部分は変色し、虚血性変化をきたしている。

PDTのアドバイス

- CRT後LR病変は範囲の判断が難しい。しかし、PDTの照射が広範囲に及ぶと狭窄をきたしてしまうため、白色光やNBI/BLI、ルゴール散布染色像から明らかに病変のある部位をマーキングし、照射している。
- 照射時は先端フードを用いて、病変に可能な限り正面視しながら照射することで、病変外への誤照射を予防している。

フォロー

- PDT翌日の内視鏡検査で、PDT照射後の部分は虚血性変化をきたし、病変を網羅できていた。1週間後の内視鏡検査ではPDT後の部分は潰瘍化しつつあるが、深掘れでもなく、良い経過と判断した。
- PDT6週間後の内視鏡検査ではPDT照射部分の潰瘍は瘢痕化してきていたが、口

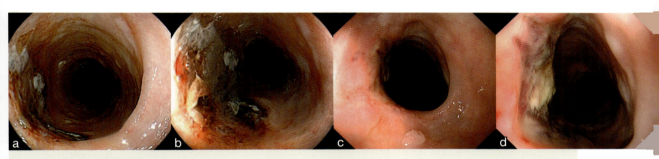

PDT後の内視鏡像
a, b：PDT翌日。照射直後の虚血性変化から、さらに広く変化している。
c, d：PDT1週間後。虚血性変化をきたしていた部分は浅く潰瘍化してきている。

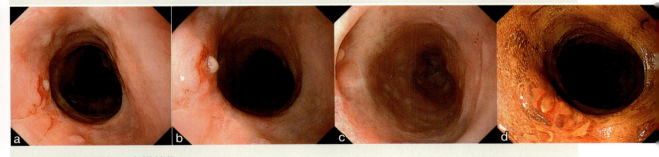

PDT6週間後の内視鏡像
a：PDT照射部の潰瘍は瘢痕化してきているが、中心部に発赤調変化を認める。
b：近づいて少し脱気すると、発赤部分が少し陥凹しているのがわかる。
c：その肛門側は、潰瘍部分が瘢痕化してきている。
d：ルゴール散布にて発赤陥凹部分は不染帯を呈する。

側でやや厚みを伴う発赤陥凹が出現しており、生検で扁平上皮癌が検出され、PDT後の局所遺残（L-nonCR）と判断した。

フォローのアドバイス

- PDT後のフォローの内視鏡検査では、治療効果だけでなく、PDT後の有害事象の評価を行っている。PDT後の潰瘍がどんどん深くなっていっていないか、潰瘍の治癒過程で狭窄をきたさないか、気を付けていく必要がある。
- PDT後の治療効果の評価については、PDT後の病変部が潰瘍化した後に綺麗に治癒していくのか、遺残するのかを観察していく必要がある。遺残を疑った場合には4〜5個以上の生検を行って、組織学的な診断を付ける必要がある。

治療（2回目PDT）

- PDT後局所遺残をきたしたが、初回PDTよりも病変は小さいため再PDTが可能と判断し、2回目PDTを施行した（150J）。その後、PDT後の潰瘍も徐々に治癒していき、2回目PDTの4ヵ月後にL-CR confirmとなり、以後再発をきたしていない。

2回目PDTのアドバイス

- 初回PDTよりも有効性は少し落ちるが、2回目PDTでも約4割でL-CRを達成することが報告されており、他に治療選択肢がない場合には選択肢となる[5]。特に初回PDT前よりも2回目PDT前の病変の方が小さい場合は、治療効果が期待できる。

症例のまとめ

- 進行食道癌CRT後に一旦原発巣CRを得たが、その後局所再発をきたした症例である。局所再発に対してPDTを施行したが遺残し、2回目のPDTを行い、その後L-CRを達成できた。

おさえるべきエビデンス

- Yamashitaらは、食道癌CRT後の局所遺残再発病変に対する2回目のPDTの治療成績について報告している。初回PDTでは63.0％でL-CRを達成していたが、L-nonCR例やL-CR後の局所再発例で2回目PDTを行ったところ、40.7％でL-CRを達成していた。特に「CRT前がcT1病変」や、「初回PDT時よりも2回目PDT時に病変の大きさが同等〜小さい病変」が2回目PDT後にL-CRになりやすいと報告している。

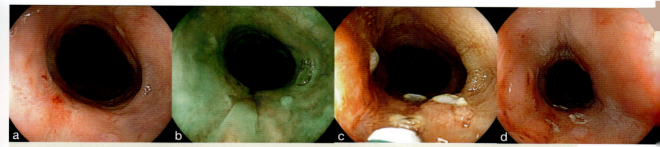

2回目PDT時の内視鏡像
a：病変は生検の影響か、境界が不明瞭化している。
b：BLIでは淡くbrownishを呈している。
c：APCにて病変周囲をマーキングした。
d：照射直後、病変部分は変色し、虚血性変化をきたしていた。

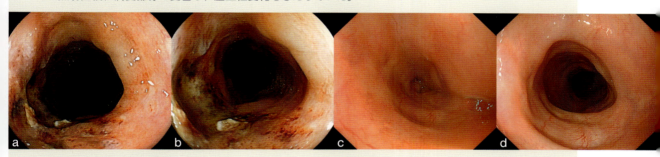

2回目PDT後の内視鏡像
a, b：PDT翌日。照射直後の虚血性変化から、さらに広く変化している。
c, d：PDT 4ヵ月後。照射部分は潰瘍を経て瘢痕化し、生検でも陰性を確認した。

 Yamashita H, Kadota T, Minamide T, *et al*. Efficacy and safety of second photodynamic therapy for local failure after salvage photodynamic therapy for esophageal cancer. *Dig Endosc*. 2022 Mar; 34(3): 488-496.

文献

1) 日本食道学会：臨床・病理 食道癌取扱い規約 第12版，金原出版，2022．
2) Yamamoto Y, Kadota T, Yoda Y, *et al*. Review of early endoscopic findings in patients with local recurrence after definitive chemoradiotherapy for esophageal squamous cell carcinoma. *Esophagus* 2020; 17(4): 433-9.
3) Yano T, Hayashi Y, Ishihara R, *et al*. Remarkable response as a new indicator for endoscopic evaluation of local efficacy of non-surgical treatments for esophageal cancer. *Esophagus* 2024; 21(2): 85-94.
4) Mitsui T, Nakajo K, Takashima K, *et al*. Usefulness of endoscopic ultrasound in predicting treatment efficacy of salvage endoscopic therapy for local failure after chemoradiotherapy for esophageal squamous cell carcinoma. *Esophagus* 2023; 20(1): 116-23.
5) Yamashita H, Kadota T, Minamide T, *et al*. Efficacy and safety of second photodynamic therapy for local failure after salvage photodynamic therapy for esophageal cancer. *Dig Endosc*. 2022; 34(3): 488-96

第3章　食道

がん研有明病院 上部消化管内科 ● 由雄敏之

3
症例：70歳台、男性
検査目的：スクリーニング

発見

- スクリーニングのために上部消化管内視鏡を施行した。NBIで挿入時に胸部中部食道（切歯より28〜33cm）の中央に凹凸を伴うbrownish areaとして病変を認識した。白色光では白色の付着物を伴う隆起とその周囲に広がる発赤調の領域が確認できる。

発見のポイント

- 挿入時と抜去時を比較すると、挿入時の方が観察条件が良い場合が多く、当院では挿入時に癌発見率の高いNBIで観察することを推奨している。食道に内視鏡を挿入したら、まず泡や粘液を水洗して観察を開始する。
- 食道の写真を撮る際は、他の人が見た時にも再現性があるように、水のたまりなどで確認して後壁を画面下側に持ってくると良い。そうすると食道内腔が横長の楕円に見えることが多い。この病変では画面左上に左主気管支の圧排を確認することで方向が確認され、腫瘍は気管分枝部のすぐ肛門側に位置すると分かり、胸部中部食道の後壁中心の病変と分かる。
- この病変は白色付着物を認めており、発見は容易であった。

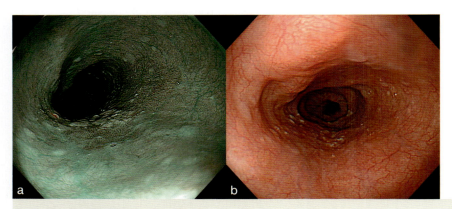

発見時の内視鏡像
- a：NBIで遠景から淡いbrownish areaを認め、中央に白色の付着物を伴う隆起を認めた。
- b：白色光では同部位が発赤調の領域を認める。画面左上に左主気管支を認め、食道内腔は横長の楕円形に見えるため、後壁を中心とした病変と分かる。

使用スコープ：GIF-XZ1200
鎮静剤：ミダゾラム、ペチジン塩酸塩

発見のためのアドバイス

- 挿入時に咽頭、食道に色素沈着を認めた際は、食道癌の高リスクと考えて慎重に観察する。

精査

- 内視鏡切除の対象になる場合と手術や化学放射線療法の場合では、必要な情報が少し違うため、まず深達度診断を検討する。
- 内視鏡切除適応の深達度と判断すれば、病変範囲をしっかり認識して切除する病変の周在性を確認し、切除後潰瘍の周在性を予測しておくと良い。
- 食道扁平上皮癌は同時癌を高頻度に認め、1病変認めれば3～4病変存在することもまれではない。そのため、最初に見つけた病変だけに集中してしまわないように気を付ける。

精査内視鏡のポイント

- 白色光で観察を行うと、病変の大部分は平坦であるが、中央に軽度の凹凸のある隆起を認めることに気付いて、同部位が最深部だと考えられた。
- 脱気すると隆起が強調されるが、面状に硬さを持った領域は認めない。明らかなcSM2ではない。
- 再度送気すると、病変が伸展した状態でも同部位には厚みが残る。1mmに満たない厚みであり、Isではなくllla隆起と考える。また隆起に近接すると白色付着物

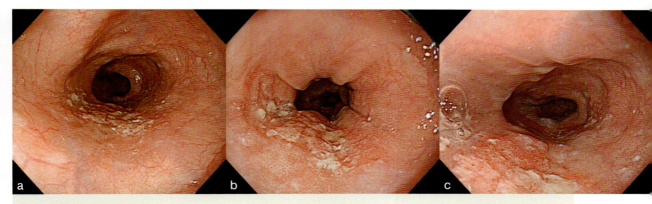

精査時の内視鏡像

a：発見時と同様に白色付着物を中央に認める平坦発赤病変を認める。十分に送気されているが、中央奥に隆起を認める。
b：脱気すると隆起が強調されるが、硬さを持った面の形成はなかった。
c：近接すると隆起はなだらかであり、陥凹や潰瘍は認めない。また送気伸展された状態でも厚みが残る。

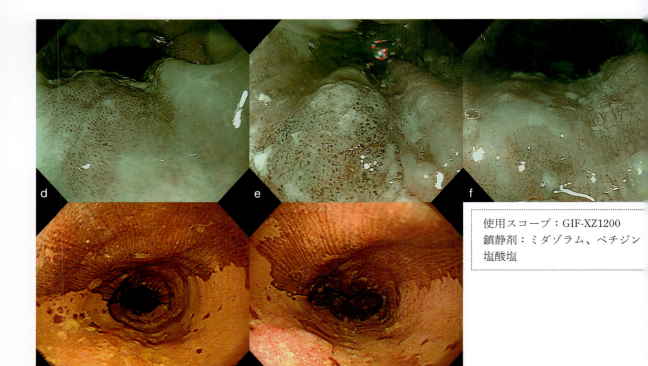

精査時の内視鏡像

d：病変口側のNBI拡大ではB1血管を広く認め、血管間の茶色様変化もあり、扁平上皮癌の所見である。
e：病変隆起部のNBI拡大でもB1血管のみを認めていた。隆起部に一致したB2血管領域を認める場合、B2血管領域が広ければ深部浸潤所見と判断するが、この病変では認めなかった。もちろんB3血管も認めなかった。
f：病変肛門側のNBI拡大ではB1血管とsmall AVAのみを認め、この範囲はcEP/LPMであると考えられた。
g：ヨード染色で病変の領域性は明瞭であった。当院では0.75％ヨードを使用している。
h：経時的変化によりところどころPC sign (pink color sign) を認めるようになった。十分に送気されたこの画像でも隆起部の厚みが残る。

は認めるが、陥凹や潰瘍を伴わないなだらかな隆起であったため、同部位でcMM/SM1と考えた。

- NBI拡大観察で口側に単純なドット状のB1血管を認める。隆起部も一部は引き延ばされているが、B1血管に覆われていた。肛門側ではAVA smallを認めた。NBI拡大では深部浸潤所見は認めない。通常観察所見と合わせてcMM/SM1と考えられた。
- ヨード染色では病変境界が非常に明瞭に判別されて、半周強の周在であった。切除後は潰瘍は2/3周強になると予測された。その場合はステロイド局注のみで対応可能だろうと予測される。白色光同様に隆起部の厚みは送気時にも認識された。長軸長は5cmだった。

最終診断

- 胸部中部食道（Mt），長軸長5cm，後壁，半周，Ⅱc＋"Ⅱa"，cMM/SM1

精査内視鏡のアドバイス

- 深達度診断を行う際、NBI 拡大や EUS は補助診断にはなるが、白色光で観察する病変形態と送脱気による硬さなど通常観察診断が主となる。
- 特に cSM2 を診断する NBI 拡大所見である B3 血管は出現率が限られており、B3 血管がないから深くないとは言えない。
- 肉眼型は食道癌取扱い規約に沿って、範囲が広い Ⅱc を先に書き、深達度が最も深い主たる病型である Ⅱa にダブルクォーテーションを付けた。

治療

- 長軸長 5cm、半周性の cMM/SM1 で、狭窄予防処置を行えば通常は狭窄しない周在の病変でもあり、ESD による切除の方針とした。病理結果により追加治療が必要となる可能性があること、可能性は低いが狭窄リスクがあることなどを説明した。

ESD のポイント

- 周在が広く、ヨード染色で境界が非常に明瞭な病変であったため、側方のマーキングは病変ぎりぎりにつけた。また側方の切開もマークの外 1/3 をかすめる程度のラインを切っている。なるべく狭窄を避ける工夫として行った。境界が明瞭でない時は、側方でも余裕をもってマークする。
- C 字切開を置いて、ある程度剥離した後に残りの粘膜を切開し、口側から剥離した。

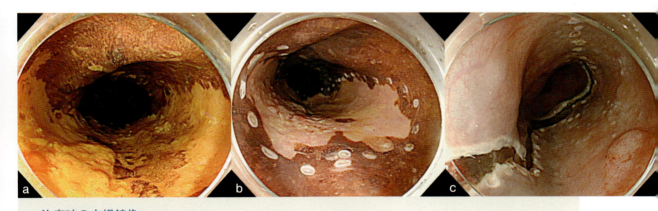

治療時の内視鏡像

a：ヨード染色すると明瞭な病変境界が認識された。
b：口側・肛門側のマークは余裕をもって置いて良いが、側方はぎりぎりにマークを置く。口側に 2 重マークを置いている。
c：マーキングをしっかり認識して、マークの外側をかすめる程度の距離感で側方の切開を置いた。広周在になる部位はなるべく粘膜を残している。

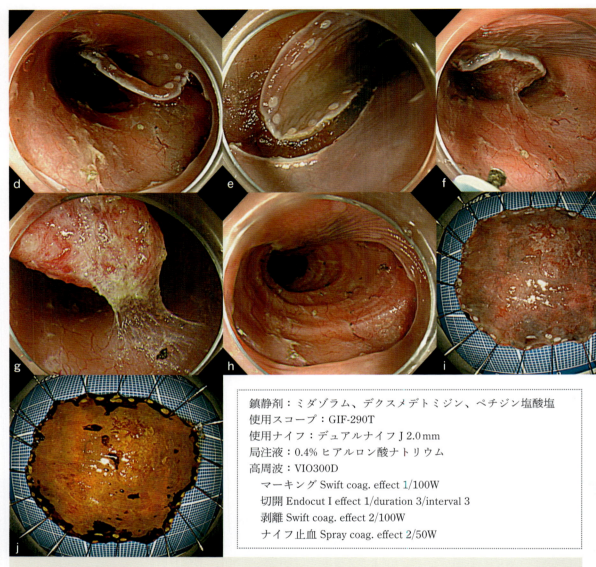

治療時の内視鏡像

d：C字切開の後、縦方向に左側を深切りして、剥離を進める。

e：剥離が十分に進めば、反対側の切開、深切りを行う。

f：残存粘膜を口側から剥離する。左右の深切りが十分にされていれば、容易に剥離できる。

g：剥離の最終部位。左右肛門側とも深切りがされているため、明瞭に剥離部位が見える。

h：切除後は2/3周の潰瘍底となった。トリアムシノロン80mgを局注して終了した。

i：切除後標本（白色光）。画面下が口側で、上が肛門側。中央右に隆起部を認める。

j：切除後標本（ヨード染色）。内視鏡上は明瞭に切除されている。最終病理はSCC, pT1a-MM, ly0, v0, pHM0, pVM0であった。隆起部位でMMに達していた。

胸部上部食道や中部食道の口側は水がたまることも少なく比較的容易に切除できる。
- 切除後潰瘍が 2/3 周となり、ケナコルト 80 mg を潰瘍底に局注して終了した。

ESD のアドバイス

- 周在性が広い病変の場合、側方は病変とマーキングの間、マーキングと切開ラインの間の距離を狭くして、なるべく粘膜を広く残すようにする。
- デュアルナイフでは横方向剥離より縦方向剥離の方が行いやすいため、縦に細長く粘膜下層が残るように縦方向剥離を十分にしてから横方向剥離を行っている。
- C 字切開、縦方向剥離の後に対側粘膜を切開するが、そちらの深切りも十分にしておくとその後の剥離で苦労しない。特に右壁側肛門側の深切りを十分に行っている。
- 狭窄予防処置としては、ステロイド局注が有害事象も少なく効果良好であり、第一選択となる。一度内腔が狭くなると内視鏡的バルーン拡張術を繰り返し施行して広げるには労力を要するため、積極的にステロイド局注を行う方が良い。

ESD 病理診断

- Squamous cell carcinoma, 42×36 mm, pT1a-MM, ly0, v0, pHM0, pVM0

フォロー

- ESD 後の病理結果にて pT1a-MM、脈管侵襲なし、断端陰性であった。5％程度の転移リスクはあるものの、追加治療を行わず定期検査することが標準的と言える。
- ESD 後の定期検査として、われわれは半年ごとの頸胸上腹部 CT、腫瘍マーカー SCC/CEA、半年または 1 年毎の上部内視鏡を基本的に行っている。

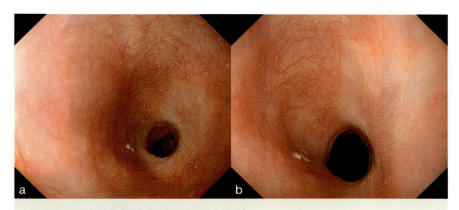

フォロー時の内視鏡像（ESD 6 ヵ月後）
ESD 後潰瘍は瘢痕化している。内腔はやや狭いが通常径内視鏡（GIF-1200Z）が特に抵抗なく通過した。本人の自覚症状も認めていない。

- 食道癌治療後には異時性の食道癌、頭頸部癌を多く認めるため注意が必要である。
- 禁酒、禁煙指導は必須であり、いずれも異時性癌のリスクを下げる。
- 広範囲切除を行った場合は術後狭窄が1〜2ヵ月後に起こり得ることを説明して、注意を促す。

フォローのポイント

- 食道癌には他臓器癌も多く認めることが知られており、アルコール発癌である大腸癌のスクリーニングのための大腸内視鏡をしたことがあるかは必ず確認して、未検査であれば行うと良い。
- サーベイランスの上部内視鏡施行時には口腔や咽頭のNBI観察を十分に行う。特に右の梨状陥凹は好発部位であるにもかかわらず、不十分な観察になりがちなので、内視鏡を左の梨状陥凹から入れる術者は注意が必要となる。頸部食道の観察も重要である。

症例のまとめ

- スクリーニング内視鏡挿入時にNBIで発見された食道扁平上皮癌の症例である。cMM/SM1の術前診断のもとESDを行い、有害事象なく経過した。半周性の病変、2/3周性の潰瘍底となったが、ステロイド局注によって狭窄なく軽快した。pT1a-MM、脈管侵襲なしであったため、追加治療を行わず、半年ごとのCT、上部内視鏡、血液検査にて定期検査することとした。

おさえるべきエビデンス

- Naitoらは当院で内視鏡切除後の病理がpT1a-MM以深であった症例の長期成績を解析している。pT1a-MM、脈管侵襲なし症例については115例を経過観察して2例(1.7%)にリンパ節転移再発を認めた。いずれも定期検査のCTで10mm前後の所属リンパ節再発として診断され、根治治療が行われている。この集団は他の報告と合わせると5%程度の転移リスクがあると考えられ、転移再発を診断するための定期検査が必須である。転移再発を認めた場合もその再発形式によっては根治が可能であり、集学的治療で対応する。

 Naito S, Yoshio T, Ishiyama A, *et al*. Long-term outcomes of esophageal squamous cell carcinoma with invasion depth of pathological T1a-muscularis mucosae and T1b-submucosa by endoscopic resection followed by appropriate additional treatment. *Dig Endosc.* 2022 May; 34(4): 793-804.

第3章 食道

4

症例：70歳台、男性
検査目的：嚥下痛の精査

福島県立医科大学附属病院 内視鏡診療部 ● 根本大樹
竹圧綜合病院 消化器内科 ● 本多晶子

発見

- 半年続く嚥下時の違和感（咽頭痛と嚥下困難感）のため、耳鼻咽喉科を受診したところ、咽喉頭ファイバー検査で下咽頭後壁に腫瘤を疑われた。精査目的の上部消化管内視鏡検査では経鼻内視鏡（GIF-1200N）を用いて咽頭観察を行ったが、下咽頭後壁に異常は認められず、抜去時のNBI観察で上部食道にbrownish area（切歯より20～25cm）を認めた。

発見のポイント

- 食道癌のリスクを検査前に評価する。本症例は飲酒歴（日本酒2～3合/日を50年間）、喫煙歴（10～20本/日を50年間）を有する男性であり、食道扁平上皮癌の高リスク群であると判断される。事前に食道扁平上皮癌の危険因子（飲酒、喫煙、フラッシャーなど）を評価することで、癌や前癌病変の早期診断に繋げることができる。
- 観察前に食道粘膜を洗浄する。内視鏡を食道に挿入したら、まずは消泡剤を混ぜた水（ガスコン水）で食道粘膜を洗浄し、粘液や唾液を洗い落とす。その際、重力上方向（左側臥位での右壁）に水を当てると効率よく全体を洗浄することができる。

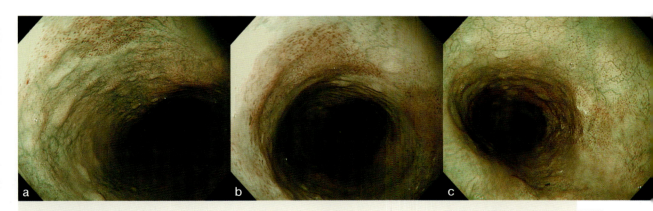

発見時の内視鏡像

a：病変肛門側辺縁。抜去時のNBIで病変がbrownish areaとして認識された。残念ながら、発見時の白色光画像は残されていなかった。
b：2時方向に正常粘膜をわずかに残す、亜全周の病変であることがわかる。
c：病変口側辺縁。Brownish areaが広範に広がり、表面は粗造である。

使用スコープ：GIF-1200N
鎮静剤：なし

- 食道癌の発見には NBI が有用である。本症例では、内視鏡挿入時の白色光では病変を認識できず、抜去時の NBI 観察で病変が発見された。NBI などの画像強調観察は、早期食道癌（粘膜内にとどまる食道癌）の拾い上げに有用であり、一般的に用いられている。
- NBI では早期食道癌の多くは茶褐色調の領域（brownish area）として描出されるが、送気伸展しすぎると、癌領域の血管密度が低下し、茶褐色が薄くなってしまうこともある。見逃しを減らすためには、送気伸展時の観察だけでなく、やや脱気した状態での NBI 観察も行っておきたい。

発見のためのアドバイス
- 検査前に生活習慣や病歴を把握し、食道癌のリスクを評価しておくことが肝要である。
- 表在型食道癌は、白色光よりも NBI で発見されることが多い。NBI での観察を必ず行うことが発見のカギとなる。
- NBI 観察では、空気量を調整（送気伸展とやや脱気状態）して観察するとよい。送気伸展した状態では、腫瘍内の血管密度が低下し、淡い brownish area となり、認識が困難となる場合もある。

精査

- 拡大内視鏡（GIF-H290Z）では、NBI で切歯より 20～25 cm に亜全周の brownish area を認め、2 時方向にわずかに正常粘膜を残していた。形態は表面平坦型 0-Ⅱb であり、白色光では発赤調の血管透見不良域として認識可能であった。
- NBI 拡大観察では、血管は拡張・蛇行・口径不同・形状不均一のすべてを示すループ様の異常血管（B1 血管）を認め、深達度 MM/SM1 が疑われた。同部位で type B 血管に囲まれた無血管領域 AVA（avascular area）は、0.5 mm を超える AVA-middle も見られたが、type B1 血管のみで構成される AVA であったため、深達度 EP/LPM に相当する AVA と判断した。

精査内視鏡のポイント
- 拡大内視鏡検査を行う際は、先端フード（筆者はオリンパス社製 MAJ-1989 を用いている）を装着する。フードはスコープ先端から 1～2 mm 出るようにし、スコープを平面に押し付けた状態で最大倍率をかけ、焦点が合うことを確認しておく。この状態の内視鏡画面の端から端までが実寸 4 mm となる。食道の拡大観察では、内視鏡画面の 12 時方向に病変を位置させてアップアングルをかけると病変を正面視しやすくなるため、詳細な病変の観察が可能となることが多い。
- 初回検査では経鼻内視鏡を用いていたため、画質が不十分であり白色光での認識が

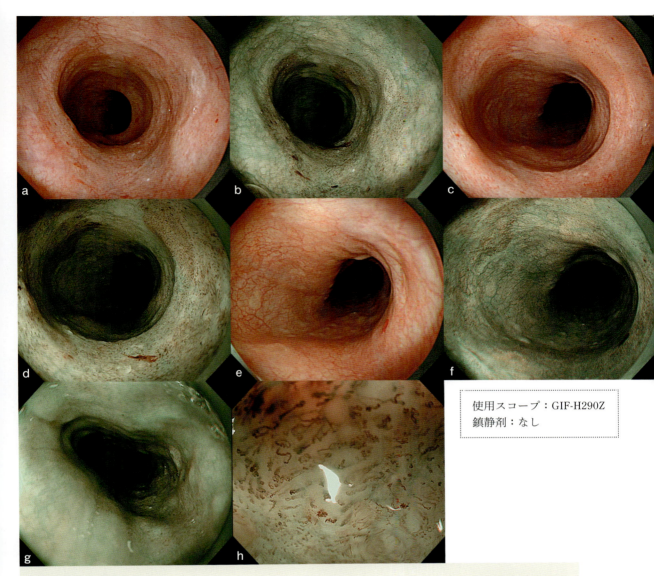

精査時の内視鏡像

a, b：病変口側。c, d：病変中央。e, f：病変肛門側。

g：脱気すると、病変がやや陥凹した領域として認識される。

h：NBI 拡大観察では、病変の大部分は type B1、一部に type B2 血管を認めた。AVA-middle も認められるが、type B1 で構成される AVA であった。

困難であったが、拡大内視鏡の白色光観察では、表在型食道癌の特徴（血管透見の消失、発赤）が観察できた。

内視鏡診断

- 深達度 MM/SM1、5 cm 大、亜全周

精査内視鏡のアドバイス

- 先端フード装着により拡大観察が容易となる。
- 超音波内視鏡検査は ESD が可能かどうか判断するのには有用であるが、深読み傾向となるため、深達度評価に用いる際は注意が必要である（本症例では施行していない）。
- 治療を早期に行うときは、精査時にはヨードを散布せず、ESD 直前に散布する（本症例では精査時に散布していない）。

治療

- 亜全周の 5cm 大の病変で、内視鏡的深達度は MM/SM1 と診断した。cMM/SM1 であっても、pEP/LPM と診断されることが少なくないため、筆者らは診断的治療として ESD を積極的に行っている。
- 長軸長 5cm 以上の全周切除では、狭窄をきたした場合に、内視鏡的拡張術で十分な改善が期待できないことから、ESD ではなく外科治療や放射線化学療法がよいとされているが、本症例では全周切除となる部分が 5cm を超えないと判断し、ESD を選択した。
- 存在部位が食道入口部近傍（切歯より 20〜25cm）であり、術中の誤嚥のリスクが高いと考え、全身麻酔下での ESD を行う方針とした。なお、本症例では食道入口部が切歯より 17cm であった。

全身麻酔下 ESD のポイント

- 経口挿管チューブは内視鏡と干渉しやすいが、経鼻挿管にすることで内視鏡と挿管チューブとの干渉が減り、内視鏡の操作性が向上する。
- 食道入口部近傍に位置する病変であっても、気管挿管下であれば、誤嚥のリスクを減らすことができ、安全に ESD を行うことが可能となる。
- 全身麻酔下では食道の蠕動が抑えられ、ストレスなく ESD を行うことができる。

ESD のポイント

- 全周切除を行う場合は、できるだけ長軸長が長くならないようにするとともに、組織への焼灼を最小限に抑えることで、術後の狭窄リスクを低減できる。
- 本症例では肛門側、口側の順に粘膜切開をおき、6 時方向と 12 時方向に粘膜下トンネルを開通させ、残った 3 時方向と 9 時方向は、口側の粘膜下層を十分にトリミングしてから、糸付きクリップによる牽引を追加し、良好な視野を確保しながら、食道腺直下での剥離を最後まで継続し、病変を一括切除した。
- ESD 後、狭窄予防の局注は、トリアムシノロン 40mg/1mL を生理食塩水 7mL で希釈し、全量 8mL にしたものを用いる。局注時は局注針の先端を ESD 後潰瘍の粘膜

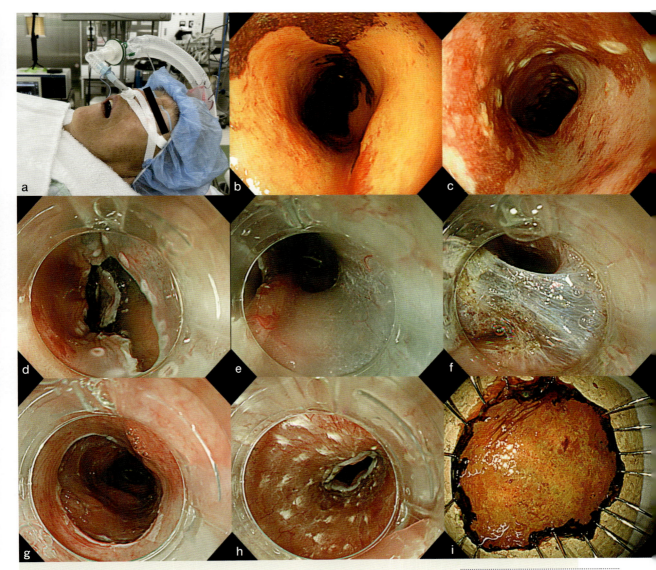

治療時の画像

a：経鼻挿管による全身麻酔（仰臥位）
b：ヨード散布後。病変は不染帯として描出され、境界が明瞭である。
c：全周マーキング後。病変近傍にマーキングしたが、正常粘膜部分を残すのは困難と判断し、全周切除の方針となった。
d：病変肛門側を全周切開
e：口側から肛門側へ粘膜下層トンネルを2本開通させた。
f：糸付きクリップで牽引後、トンネル間に残った粘膜下層を剥離した。
g：切除後潰瘍
h：トリアムシノロン80mgを潰瘍底にまんべんなく局注した。
i：切除標本。病変径42×40mm、標本径52×46mm

使用スコープ：GIF-H290T
全身麻酔で施行

下層に軽く当てがい、10 mL シリンジに充填したトリアムシノロンを助手が勢いを
つけて少量ずつフラッシュし、粘膜下層に 1〜2 mm 大の白斑が形成されるのを確
認しながら、まんべんなく局注を繰り返し行った。

ESD のアドバイス

- 良好な鎮静、麻酔が治療の決め手と言っても過言ではない。内視鏡室での食道
ESD には必要不可欠な技術である。
- 難易度の高い病変（病変部位が食道入口に近い、処置時間 ≧ 2 時間）では、誤嚥
リスクが高く、長時間の鎮静維持が困難となるため、全身麻酔下での ESD を勧め
たい。
- 周在性が 3/4 周未満であれば、長軸長に大きく切除しても狭窄は問題とならないが、
3/4 周以上の切除となる場合は、できるだけ長軸長 5 cm を超えないよう、水平マー
ジンを取りすぎないように意識する。
- 狭窄予防（トリアムシノロンの局注）には、筋層直上に粘膜下層が一層残っている
必要がある。筋層への局注は穿孔のリスクになるため避けるべきである。食道固有
腺直下で剥離し、かつ筋層を露出させないよう、慎重な操作が要求される。筆者ら
は粘膜下層への過焼灼を避けるため、血管のない粘膜下層は ENDOCUT での剥離
を心がけている。

ESD 病理診断

- Squamous cell carcinoma, pT1a-LPM, Ly0, V0, pHM1*, pVM0
（*全周切除した標本を切り開いた部分での水平断端陽性である）

治療後経過

- 病理診断で治癒切除が得られており、経過観察の方針とした。
- 術後 1 日目に上部消化管内視鏡で観察中に、ESD 後潰瘍から拍動性出血が誘発さ
れた。1 週間後に追加のトリアムシノロン局注（2 回目）を予定していたため、粘
膜下層の不必要な焼灼を避け、スコープの先端フードで圧迫し、出血が弱まったと
ころでピュアスタットでの止血を試みた。しかし、それだけでは止血できず、最終
的にはバイポーラ止血鉗子で焼灼止血した。
- 術後 7 日目にトリアムシノロン局注（2 回目）を施行した。
- 術後 16 日目には ESD 後潰瘍は全体が霜降り肉のような肉芽で覆われており、厚い
白苔付着や狭窄を認めなかった。
- 術後 25 日目よりつかえ感が出現し、31 日目の内視鏡で狭窄を認め、スコープ通過
不可となっていた。透視下に狭窄部を確認すると、ESD 後潰瘍の最も口側の 1〜
2 cm が狭窄しており、同部をバルーン拡張し（10 mm を 2 分、11 mm を 2 分）、ス

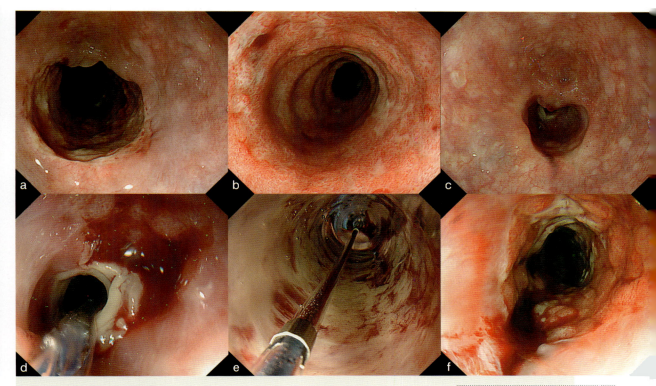

フォロー時の内視鏡像

a：術後7日目。狭窄なく、潰瘍底にはうっすらと肉芽の増生を認める。
b：術後16日目。ESD後潰瘍は全体が霜降り肉のような肉芽で覆われており、厚い白苔付着や狭窄を認めなかった。
c〜f：術後31日目
c：狭窄を認め、スコープ通過不可となっていた。
d：狭窄部には厚い白苔が付着し、内腔は約7mmであった。
e：バルーン拡張（11mm）により、7時方向の筋線維が露出して見える。
f：バルーン拡張後、7時方向に裂創が生じ、スコープ通過が可能となった。

使用スコープ：GIF-H290T
鎮静剤：ミダゾラム

コープ通過が可能となった。まずは週1回のバルーン拡張で経過観察予定であるが、狭窄症状により適宜調整していく。

フォローのポイント

- 食道ESD後の狭窄症状は、ESD後約1ヵ月で出現することが多い（狭窄予防をしていないと2〜3週で出現する）。
- 狭窄症状が出た場合は、バルーン拡張を行う。
- その後のバルーン拡張の頻度は、症状に合わせて調整する。

症例のまとめ

- NBI で発見された頸部〜胸部食道の亜全周の表在型食道癌症例である。精査時には MM/SM1 と診断したが、診断的 ESD を行い、最終病理診断は LPM であり治癒切除が得られた。トリアムシノロン局注で狭窄予防を図ったが、狭窄を生じたため、バルーン拡張を繰り返しながら経過観察中である。

おさえるべきエビデンス

- Hikichi らは、食道 ESD 後狭窄に対する予防法についての review を報告している。現状、ステロイド局注やステロイド内服が一般的に用いられているが、これらのみでは狭窄を完全には予防できない。全周性病変に対する ESD に臨む場合には、内視鏡的治療の適応を慎重に検討し、治療後狭窄に伴う問題について十分に説明する必要がある。

Hikichi T, Nakamura J, Takasumi M, *et al*. Prevention of stricture after endoscopic submucosal dissection for superficial esophageal cancer: a review of the literature. *J Clin Med*. 2020 Dec 23; 10(1): 20.

| 第3章　食道 | 慶應義塾大学腫瘍センター 低侵襲療法研究開発部門 ● 松浦倫子 |

5
症例：70歳台、男性
検査目的：体重減少の精査

発見

- 体重減少の精査目的で上部消化管内視鏡検査を施行した。内視鏡挿入時に、BLI観察で胸部中部食道左壁側に brownish area を認めた。白色光観察に切り替えると1mm以下の凹凸を伴う発赤陥凹を認めた。

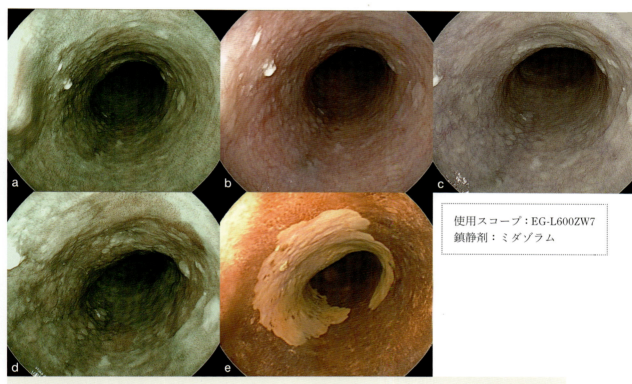

使用スコープ：EG-L600ZW7
鎮静剤：ミダゾラム

発見時の内視鏡像

a：BLI で胸部中部食道に brownish area を認める。
b：白色光観察では発赤調を呈する 1mm 以下の凹凸を認める。送気による伸展は良好である。
c：LCI で淡い発赤を呈する。
d：BLI 弱拡大観察で、血管間の上皮が茶色に見える変化（inter-vascular background coloration；background coloration）が陽性であり、癌に特徴的な所見を認める。
e：ヨード染色でピンクカラーサイン陽性の不染帯を呈した。

発見のポイント

- 粘液をガスコン水で丁寧に洗浄・除去し、食道全体を観察する。
- 本例では、BLI 観察で brownish area を拾い上げることにより病変を発見した。
- 白色光観察では、わずかな色調（発赤調・白色調）の変化、形状（凹凸・隆起・陥凹など）の変化、粘膜の光沢の消失、血管透見の低下を拾い上げることが重要である。本例でも病変部で凹凸、発赤を呈し、血管透見が低下していた。
- ヨード染色（0.75％）では、ピンクカラーサイン陽性の 7/8 周を超える亜全周性の不染帯を呈した。

発見のためのアドバイス

- 食道癌の拾い上げにおいては、NBI、BLI などの画像強調内視鏡（IEE）で brownish area として病変が同定されやすい。内視鏡の挿入・抜去のいずれかは NBI、BLI などの IEE で観察を行う。
- 食道癌のハイリスク因子を認識して検査に臨むことが重要である。高度飲酒・喫煙歴、フラッシャー（少量の飲酒で起こる顔面紅潮）、頭頸部癌の既往歴、中下咽頭および食道内にメラノーシスを認める症例は食道癌のハイリスク群であり、注意が必要である。
- NBI・BLI 観察では、やや脱気する方が、過伸展するよりも brownish area を同定しやすい。

精査

- 発見時の内視鏡で 1mm 以下の浅い凹凸が認められた。亜全周性の病変が疑われ、治療方針を決定するために深達度を精査する。
- 口腔や中下咽頭に重複病変を認めることがあり、発声・バルサルバ法を含め詳細に観察する。
- 白色光観察では、発見時と同様に、1mm 以下の凹凸を伴う発赤性病変として認識された。
- NBI 拡大観察は、日本食道学会分類に従い診断を行う。拡張・蛇行・口径不同・形状不均一を満たすループ血管（type B1 血管）、type B 血管に囲まれた無血管領野 AVA（avasucular area）small を認めた。
- 平坦な病変ではないが、浅い凹凸、B1 血管、AVA-small を認め、深達度は cEP/LPM が疑われたが、腫瘍径が 5cm を超える表層拡大病変であり、focal に cMM 以深へ浸潤している可能性が 25％程度あると判断した。
- 腫瘍の長径は 5cm であった。7/8 周を超える亜全周性の病変であるが、後壁側に 1 条残して内視鏡切除が可能であると判断した。

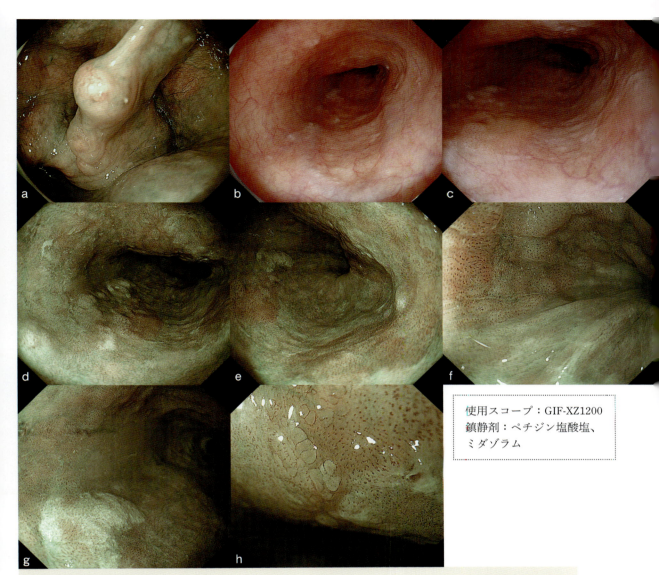

精査時の内視鏡像

a：咽頭観察で、腫瘍を疑う所見は認めなかった。
b：白色光観察で、発赤調を呈する1mm以下の凹凸を認める。肛門側で白色調の浅い隆起を認める。
c：病変部で血管透見は低下している。
d-f：NBI弱〜中拡大で病変全体を観察する。Loopの保たれたB1血管を認める。
g：肛門側の白色調の領域では、血管は視認されず、角化による変化と考えられた。
h：前壁側は、loopの保たれたB1血管、AVA smallを認める。

使用スコープ：GIF-XZ1200
鎮静剤：ペチジン塩酸塩、ミダゾラム

精査内視鏡のポイント

◆ 表在食道癌はcMM/SM1までは内視鏡切除が、cSM2以深は外科手術、化学放射線療法が適応となるため、深達度診断はcMM/SM1以浅、cSM2以深の鑑別が重要である。深達度診断は、まず白色光観察で色調や形態的特徴をとらえ、その後、拡大

観察を加え、総合的に判断する。

- 範囲診断にはヨード染色が有用であるが、多発不染帯を呈するいわゆるまだら食道では、病変周囲に多発ヨード不染帯を認め、範囲診断が困難となることがあるため、まずは NBI、BLI 観察で brownish area として範囲診断を行い、ヨード染色で確認することが重要である。

内視鏡診断

- 表在型食道癌，Mt，0-Ⅱc，5cm 長，cEP/LPM（一部で cMM へ浸潤している可能性あり）

精査内視鏡のアドバイス

- 表層拡大病変では、まず白色光観察で病変全体を大まかに観察する。拡大観察では、弱〜中拡大で病変全体を観察し、その後、白色光観察を含め深達度が深いと予測される領域を強拡大で詳細に観察する。
- 周在が 7/8 周を超える病変で内視鏡切除を検討する場合、正常食道粘膜を 1 条残せるか、全周切除となる可能性があるかを予測することが、治療方針決定に重要である。食道癌に対する ESD/EMR ガイドラインでは、全周性病変は cT1a-EP/LPM、長径 5cm 以下の病変が相対適応となっている。
- 範囲診断にはヨード染色が有用だが、ヨード染色を行うと食道炎が惹起され、炎症が治まるまでに 1ヵ月程度かかることがあるため、発見・精査内視鏡のヨード染色は基本的には 1回で十分である。周在が狭い病変で、NBI・BLI 観察で brownish area として病変範囲が十分に認識できる場合は、ヨード染色を割愛し、内視鏡治療当日に散布する方針で良い。高周在の病変では、治療当日に予期せず全周性病変であることが判明すると、治療方針に影響を及ぼす可能性があるため、筆者らは亜全周から全周性病変を疑う場合には、治療前にヨード染色を行い、周在、予測深達度を加味して治療方針を決定している。
- cMM/SM1 以深への浸潤が疑われる病変、表層拡大病変では、CT でステージングを行った上で治療方針を決定する。

治療

- 7/8 周を超える亜全周性病変で、深達度は cEP/LPM と診断した。正常食道粘膜を 1 条残すことが可能であると判断し、ESD を行う方針とした。病巣の主座が胸部中部食道であり、内視鏡室での治療が可能と判断した。病理結果で脈管侵襲陽性、深達度が pSM1 以深であれば追加治療が推奨されること、術後狭窄のためバルーン拡張術を頻回に行う可能性があることを説明した。

治療のポイント

- 粘膜下局注では、粘膜下層の血管が視認しやすいように RDI（red dichromatic imaging）観察を用いる。血管を避けて局注を行うことが可能で、血腫の形成を避けることができる。
- まず肛門側から粘膜切開を行い、ゴールを作成する。トリミング後、重力側から C 字切開を置いて、粘膜下層を剥離する。肝となる最も周在が広い後壁側を 1 条残す形で粘膜切開を行った。正常食道粘膜を残すためにマーキング直上で切開を行った。
- 高周在の病変では両サイドの粘膜下層を縦方向にトリミングし、病変幅を細長くしておくと、糸付きクリップなど機械的トラクションがより有効に作用し、治療時間の短縮が可能である。
- 肛門側のトリミングが足りないと、治療終盤、肛門側のゴールが視認しにくくなるため、肛門側はしっかりトリミングを行っておくことが重要である。

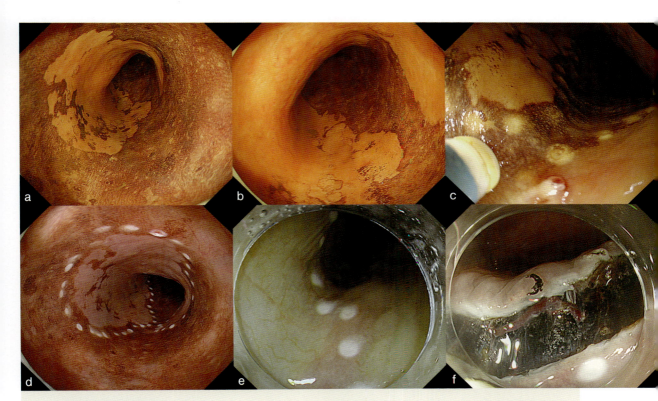

治療時の内視鏡像
a：ヨード染色で亜全周性の病変であった。
b, c：残存する正常食道粘膜は 5mm 以下と予測され、病変ギリギリでマーキングを行った。
d：マーキング終了後。
e：粘膜下局注は、粘膜下層の血管が視認しやすいように RDI を使用し、血管を避けて局注を行う。
f：まず病変肛門側を切開、粘膜筋板を切除し、ゴールを作る。

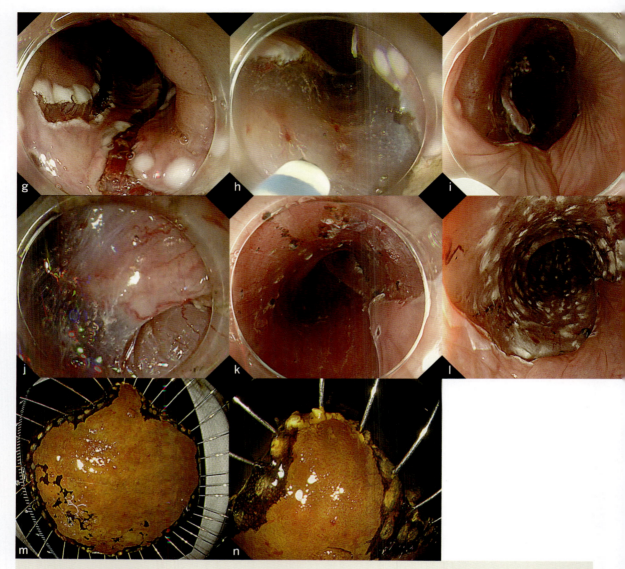

治療時の内視鏡像

g：最も周在が広い領域では、マーキング直上で切開を行った。

h, i：重力側からC字切開を行い、側方の縦切開を繰り返すことでトリミングを行い、病変幅を狭めていく。重力側を処理した後、後壁側を全周切開し、トリミングを行う。

j：糸付きクリップを使用すると良好なトラクションが得られた。

k：正常食道粘膜を1条残して、ESDを行った。

l：切除後の潰瘍底にトリアムシノロン160 mgを局注した。

m, n：切除標本。マーキング直上で切除を行った。

使用スコープ：GIF-290T 先端アタッチメント：D-201-11804 鎮静剤：ペチジン塩酸塩、ミダゾラム、デクスメデトミジン 使用ナイフ：Dual knife J 1.5 mm 局注：ムコアップ（インジゴカルミンを混注）	高周波：VIO3 　マーキング　soft COAG effect 3.0 　切開　EndoCUT I effect 1/duration 2 /interval 2 　剥離　precise SECT effect 3.0 　ナイフ止血　spray COAG effect 1.2

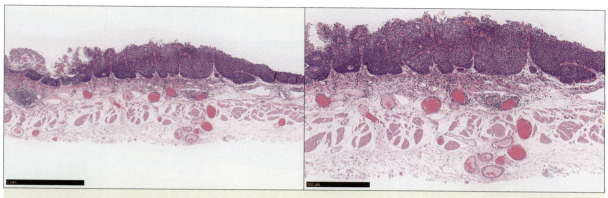

病理組織像
Squamous cell carcinoma, well differentiated, 55×50 mm, pT1a-LPM, Ly0, V0, pHM1, pVM0

- 切開・剥離時の止血は、Dual knife J の先端をしまった状態で spray COAG で多くは止血可能であるが、動脈性出血を呈する場合には、止血鉗子を用いて止血する。
- 切除後の潰瘍が 7/8 周を超え、亜全周性となったため、狭窄予防のため、トリアムシノロン（TA）160 mg を局注した。

治療のアドバイス

- 高度の飲酒歴がある方では、静脈麻酔が有効に効かない場合があるが、ペチジン、プレセデックスなど有効な薬剤でしっかり麻酔を行うことで、治療中の体動が減り、安定した術野を保つことにつながる。
- 治療中は、意図せずとも送気を行いがちである。胃内に空気が溜まると体動やマロリー・ワイス症候群を惹起するため、適宜、内視鏡で胃内の空気を脱気する。治療時には CO_2 送気を用いる。
- 周在が 3/4 周を超える病変では、残存食道粘膜が 5 mm（止血鉗子を開いた長さにおおよそ該当する）よりも狭いと術後狭窄のリスクが高まるため、マーキング直上を切開するなど、正常食道粘膜を残す工夫が重要である。
- ESD 後狭窄予防のため TA の局注が有効とされている。局注する直前に、内視鏡の water jet 機能を用いて粘膜下層に送水すると、粘膜下層が分厚くなり、局注する領域が認識しやすい。局注針を粘膜下層に接触させるだけでも粘膜下層に TA を局注することが可能である。TA が筋層に局注されると遅発穿孔につながる恐れがあり、局注針の深度には十分に注意する必要がある。

ESD 標本の病理診断

- Squamous cell carcinoma, well differentiated, 55×50 mm, pT1a-LPM, Ly0, V0, pHM1, pVM0
- マージンぎりぎりで切除したため、熱焼灼の影響で pHM1 であったが、内視鏡上は一括切除できていると考えた。

フォロー

- 術翌日に採血・レントゲン検査を行い、大きな有害事象が起きていないことを確認して、飲水を再開した。ESD後第2病日より流動食を再開し、徐々に食上げを行い、ESD後第4病日に退院された。

フォローのポイント

- ESD後潰瘍の周在が3/4周を超えると、術後狭窄はおおよそ1ヵ月後から起こるため、狭窄症状を確認しながら、治療3週間後に初回の内視鏡検査を行った。潰瘍は依然残存していたが、1条残した正常食道粘膜を足場として上皮化が進んでいた。ESD後2ヵ月で創部は瘢痕化した。
- 瘢痕化を確認するまでは、患者さんの摂食状況を観察しながら、こまめに内視鏡で

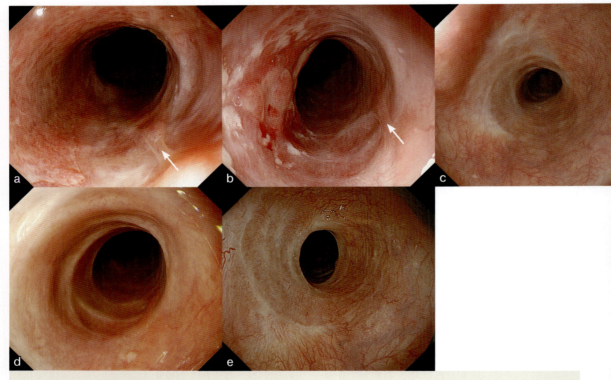

フォロー時の内視鏡像

a：治療後3週間。潰瘍は残存していたが、剥離時に残した正常食道粘膜（矢印）を足場に徐々に上皮化している。
b：治療後7週間。上皮化が進んでいる（矢印）。
c, d：治療後10週間。瘢痕化し、通常径の内視鏡は狭窄なく通過可能であった。
e：治療後約9ヵ月。遺残を疑う所見は認めず、通常径の内視鏡は狭窄なく通過可能であった。

観察を行う。本例では、創部が瘢痕化した時に、通常径の内視鏡に抵抗なく通過可能であった。治療前と比較すると、嚥下時違和感を認めたが、狭窄症状の指標とされる Dysphagia score 2 以上の狭窄症状（半固形食が摂取可能）は認めなかった。ESD 後 18 ヵ月経過観察しているが、局所再発を疑う所見は認めていない。

- 表層拡大病変では、治療後、内視鏡・CT で定期的に経過観察を行うことが重要である。

症例のまとめ

- 7/8 周を超える高周在の表在食道癌の治療方針を決定する場合、cMM・SM1 までの深達度が予測される症例では、正常食道粘膜を 1 条残し、狭窄予防に TA 局注を行うことにより、術後狭窄をコントロールしながら、ESD が可能である。

おさえるべきエビデンス

- Tajiri らは、内視鏡的に cT1a-EP/LPM 癌と診断した表在食道癌について後向きに検討を行い、94％の病変が pT1a-EP/LPM 癌と正診されていること、50mm 以上の病変径の PPV は 67.6％であり、病変の大きさが 50mm 以上の cEP/LPM 癌では MM 以深に浸潤するリスクが高いことを考慮して治療方針を決定すべきであると報告している。

Tajiri A, Ishihara R, Sakurai H, *et al*. Positive predictive value of the clinical diagnosis of T1a-epithelial/lamina propria esophageal cancer depends on lesion size. *Dig Endosc*. 2022 May; 34 (4):782-790.

- Miyake らは、表在食道癌 ESD 後に TA 局注を行った病巣の術後狭窄リスク因子について前向きに検討を行い、残存食道粘膜が 5mm 以下（止血鉗子を開いた長さが約 5mm）であることが、術後狭窄のリスク因子であると報告している。

Miyake M, Ishihara R, Matsuura N, *et al*. Predictors of stricture after non-circumferential endoscopic submucosal dissection of the esophagus and single-dose triamcinolone injection immediately after the procedure. *Gastrointest Endosc*. 2023; Aug; 98 (2):170-177.

| 第3章 | 食道 | 弘前大学医学部 消化器内科 ● 立田哲也 |

症例：40歳台、男性
検査目的：胃癌検診後の精査

発見

- 胃癌検診の上部消化管X線検査で胃ポリープを指摘され、近医で上部消化管内視鏡検査を施行した。食道胃接合部2時方向に発赤調の隆起性病変が認められた。表面に白苔が付着しており、表面構造や血管構造は観察できなかった。炎症性ポリープや食道胃接合部癌が鑑別に挙がり、生検を行った。生検の結果、adenocarcinoma, tub1の診断となった。

発見のポイント

- 鎮静剤を使用せず上部内視鏡検査を行う場合には、食道胃接合部を深吸気下で注意深く観察する。
- 0〜3時方向に発赤や陥凹、隆起などを認めた際には癌を疑い、詳細に観察する。

発見のためのアドバイス

- 食道胃接合部の0〜3時方向はバレット食道腺癌の好発部位である。
- 同部位が発赤調、表面構造や血管構造が不規則などの所見を認めた場合には癌の可能性を考える。

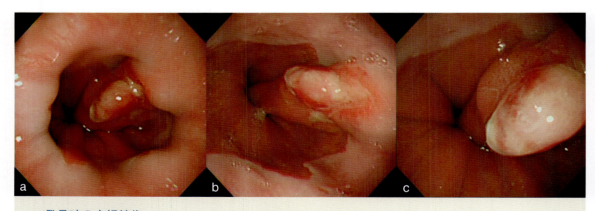

発見時の内視鏡像
a：食道胃接合部2時方向に10mm程度の発赤調で表面に白苔の付着した隆起性病変を認める。
b：隆起性病変口側の扁平上皮領域に、平坦で中央が軽度陥凹している部位が認識される。
c：隆起部分は白苔のため表面構造や血管構造は観察できない。

使用スコープ：GIF-XP290N
鎮静剤：なし

◆ 平坦な病変は、発見が難しい場合がある。日本食道学会のバレット食道・表在腺癌に対する拡大内視鏡分類（JES-BE 分類）を参考に、注意深い観察が必要である。

精査

◆ 食道胃接合部の 2 時方向に発赤調の平坦隆起性病変を認め、中心部分にびらん、白苔を伴っている。その胃側には不整隆起が認識される。病変胃側に胃粘膜ひだ様に見える部位があるが、同じ高さの粘膜には柵状血管が観察され、バレット食道から発生した食道腺癌と考える。

◆ 病変口側には粘膜下腫瘍様の立ち上がりが観察され、酢酸散布により淡い白色変化（small white signs：SWS）を認めることから、扁平上皮下進展を疑う。

◆ 白苔付着部直下の NBI 拡大観察では表面構造は視認不可能で、血管は不規則である。

◆ 肉眼型が隆起性成分を伴った混合型であること、SMT 様隆起を伴っていることから、深達度は cSM2 と考える。しかし、びらんや発赤調隆起が酸逆流による炎症の影響を受けている場合には予測深達度よりも浅い可能性が否定できない。

精査内視鏡のポイント

◆ 鎮静剤を使用していない場合には、深吸気により食道胃接合部が伸展した画像の撮像が可能となる。

◆ 食道胃接合部の通常観察で色調変化や凹凸を認めた場合、画像強調内視鏡（IEE）観察を積極的に行う。NBI 拡大観察では表面構造や血管構造の規則性を評価するが、炎症を併発していると構造は視認しづらい。平坦な病変では検出が難しいこともあり、より丁寧な観察が求められる。

◆ 病変口側では扁平上皮下に進展している可能性がある。酢酸散布による微小な孔などの淡い白色の変化は、範囲診断に有用である。

◆ 病変サイズが大きい、肉眼型が隆起型や混合型、SMT 様隆起などの所見は SM2 癌の可能性があるが、深読みした場合には over surgery となるため、内視鏡切除可能と判断した場合には診断的 ESD を検討する。

最終診断

◆ バレット食道腺癌，cSM2，20 mm 大，1/4 周未満，adenocarcinoma, tub1

精査内視鏡のアドバイス

◆ 口側の扁平上皮下進展に注意して、慎重に観察する。

◆ 深達度診断に迷う症例では診断的 ESD を検討する。

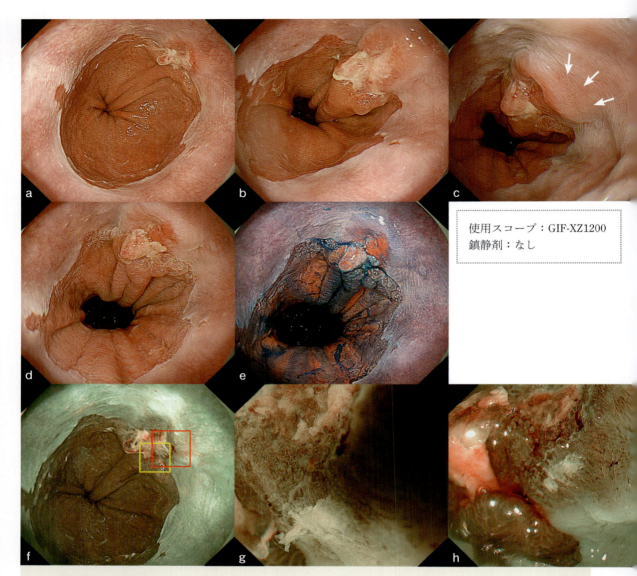

精査時の内視鏡像

a：食道胃接合部 2 時方向に発赤調の平坦隆起性病変を認め、中心部分にびらん、白苔を伴っている。その胃側には不整隆起が認識される。発見時よりも胃側の隆起は丈が低くなり、口側の平坦陥凹部分が目立つ。

b：口側の平坦陥凹部分には白苔が付着している。

c：酢酸散布後の観察。病変口側は SMT 様に隆起し、酢酸散布後の観察で淡い白色変化（small white signs：SWS）を認めることから、扁平上皮下進展を疑う。

d：酢酸散布後の観察。口側の平坦陥凹部分に発赤領域が認められる。

e：酢酸加インジゴカルミン（acetic acid-indigocarmine mixture：AIM）散布後。平坦陥凹部と胃側の隆起部の発赤がより明瞭化し、境界が認識しやすくなる。

f：NBI による観察。

g：f の黄枠部分の拡大。白苔の下は、表面構造は視認不可能で、血管は不規則である。

h：f の赤枠部分の拡大。軽度陥凹した部位に加えて、SMT 様隆起部分も褐色調で粘膜下にやや拡張した血管が認識される。

治療

- SM 深部浸潤を疑う所見を認めたが、逆流性食道炎が背景にあり深達度診断に迷う症例であった。PPI 内服を開始し、消炎後に改めて深達度を判断する方針とした。2 ヵ月間 PPI を内服してもらい、上部消化管内視鏡を再検した。
- 再検時にはびらんは改善し、平坦病変として観察され、口側の SMT 様隆起も不明瞭となった。表層の変化は NBI 拡大観察でわずかに残存するのみとなった。
- 初診時の所見は酸逆流の影響を強く受けていると考えた。精査内視鏡時の所見から SM 深部浸潤癌を否定はできないものの、PPI 内服後の状況から内視鏡切除の適応と考え、十分に説明した上で ESD を施行する方針となった。

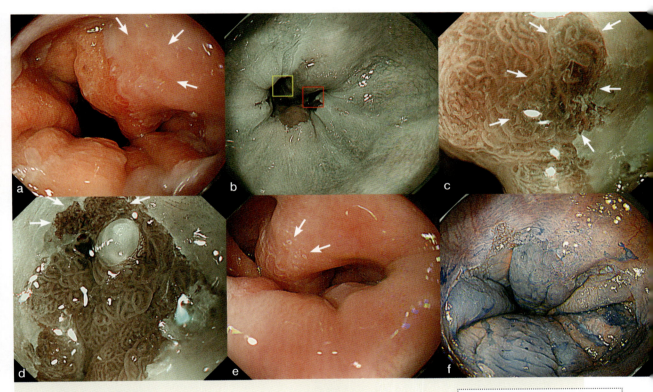

治療時の内視鏡像

a：精査時から 2 ヵ月後の食道胃接合部の白色光観察。平坦病変として観察され、口側の SMT 様隆起も不明瞭（矢印）となっていた。
b：NBI 観察。鎮静剤使用のため、食道胃接合部が伸展した状態の撮像が困難であった。
c：b の黄枠部分の拡大。表面構造の不整（窩間部の開大）をわずかに認めた（矢印）。
d：b の赤枠部分の拡大。周囲と境界のある、表面構造および血管構造の不整をわずかに認めた（矢印）。
e：酢酸散布後。口側に SWS が認識された（矢印）。
f：AIM 散布後。SWS をわずかに認めるのみで表層の変化に乏しく、境界は不明瞭。

使用スコープ：GIF-H290Z
鎮静剤：あり

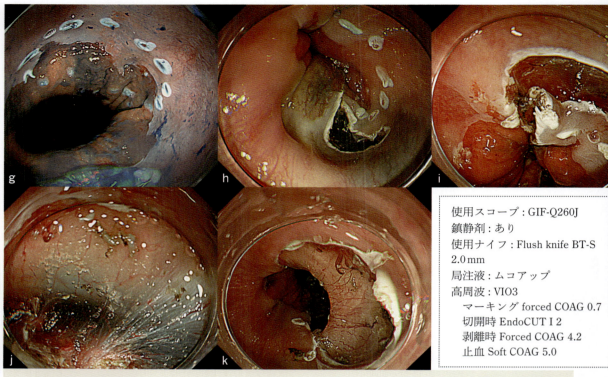

治療時の内視鏡像

g：ESD 時のマーキング。SWS 部位を含め、口側は広めにマーキングを行った。
h：粘膜切開開始時。送気による伸展が十分には得られず側方の視認性が悪いため、同部位をまず切開した。
i：両側方を切開した後に、側方の粘膜切開した部位から肛門側、口側をそれぞれ切開した。
j：粘膜下層剥離時。粘膜下層に明らかな線維化を認めなかった。
k：剥離終了後の食道胃接合部。

ESD のポイント

- 扁平上皮下進展の可能性や、粘膜下層剥離時に糸付きクリップなどで牽引することも考慮し、口側は病変から距離をとってマーキングを行う（本症例では、それでも口側切除断端の近傍まで癌が進展していた）。
- 食道胃接合部は送気しても伸展しにくく、マーキング後も腫瘍側方部分が認識しづらい場合があるため、側方の粘膜切開から開始する。その後、側方の処理した部分を肛門側、口側をそれぞれつなぐことで処理しやすくなる。
- 糸付きクリップで牽引することで視野が安定し、安全に粘膜下層剥離が可能となる。穿孔なく一括切除した。

ESD のアドバイス

- 口側のマーキングおよび切開は、糸付きクリップで牽引する可能性を考え、病変か

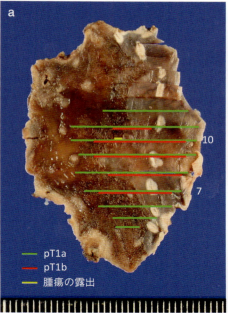
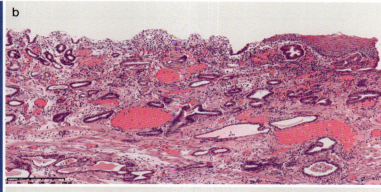
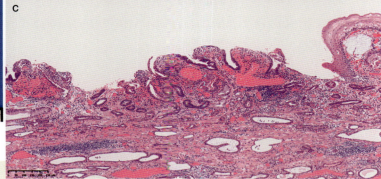

切除標本の病理組織像

a：切除標本切り出し像
b：切片7の病理組織像。治療時観察で血管構造の不整を認めた部位。表層に腫瘍は露出していないものの、粘膜はびらん性変化を示し、粘膜固有層では炎症を伴う線維化、拡張した大小の血管が観察された。
c：切片10の病理組織像。腫瘍の大部分は重層扁平上皮下を這うように進展していた。切片10の一部〔aの黄線部。治療時観察で表面構造の不整（窩間部の開大）を認めた部位に一致する〕のみ、表層に腫瘍が露出していた。

ら距離をとることを心がける。
• 食道胃接合部は送気しても伸展しにくい部位で両サイドが認識しにくいため、先に処理する。
• 糸付きクリップなどのトラクションデバイスを用いて、安全に粘膜下層剥離を行う。

ESD 病理診断

• 24×15 mm, adenocarcinoma (tub1 > tub2), pT1b-SMX, INFb, Ly(−), V(+), pHM0, pVM1。
• 癌の表層はほとんど非腫瘍の扁平上皮で被覆されており、一部のみ表層に癌が露出していた。
• 背景粘膜に扁平上皮島、粘膜筋板の二重化を認め、背景粘膜はバレット食道であった。

第3章　食道　135

フォロー

- ESD の病理結果にて垂直断端陽性で、静脈侵襲を伴っていた。追加外科手術を提案し、同意が得られたため、ESD 後 5 ヵ月で腹腔鏡補助下噴門側胃切除術を施行した。外科手術標本に腫瘍の残存は認めなかった。
- 手術病理標本：No residual carcinoma

フォローのポイント

- 吻合部狭窄をきたす可能性を考慮し、外来受診時につかえ感の有無などの聴取を行う。狭窄が疑われた際には上部消化管内視鏡や食道造影を行って評価した上で、内視鏡的バルーン拡張術を検討する。
- 半年に 1 回程度の頻度で、リンパ節や遠隔転移の有無の評価のため CT 検査を行う。

症例のまとめ

- 食道胃接合部癌では、腫瘍サイズが大きな症例、肉眼形態が混合型や隆起型では SM 癌の可能性がある。
- 一方で食道胃接合部癌の深達度診断は難しい場合があり、迷う症例では診断的 ESD を検討する。
- 粘膜障害を伴った食道胃接合部腺癌では、PPI 内服後に病変が扁平上皮で被覆され、側方範囲診断・深達度診断を過小評価する場合がある。
- 食道胃接合部癌の ESD 標本の切り出しでは、長軸方向に 2〜3 mm 間隔で行うことが、扁平上皮下進展の評価に有用である。

おさえるべきエビデンス

- Takada らは、内視鏡治療もしくは外科手術を行った食道胃接合部腺癌を対象に、M〜SM1 と SM2（≧ 500 μm）を比較検討し、SM2 の内視鏡的特徴について解析を行っている。肉眼型が陥凹型もしくは隆起型、腫瘍径が 15 mm 以上、uneven surface と submucosal extension が SM2 で有意に多いと報告している。

Takada K, Yabuuchi Y, Yamamoto Y, et al. Predicting the depth of superficial adenocarcinoma of the esophagogastric junction. *J Gastroenterol Hepatol*. 2022 Feb; 37(2): 363-370.

| 第3章 | 食道 | 兵庫県立がんセンター 消化器内科●山本佳宣 |

7

症例：70歳台、男性
検査目的：放射線治療後のフォロー

発見〜精査内視鏡〜前治療（PDT）

◆ 前医にて下部食道の cT1bN1M0 に対して放射線単独治療を施行し、寛解が得られた。治療終了後 16 ヵ月後の上部内視鏡検査で下部食道右側壁に再発病変を指摘され、紹介となった。

発見のポイント

◆ 原発巣があった部位に一致して、長径 30 mm の領域性のある発赤調の粗造な陥凹性病変を認めた。生検が行われ扁平上皮癌が検出された。

発見のためのアドバイス

◆ 放射線治療後の再発は、表面が非腫瘍に覆われた SMT 様、びらん性変化、表面不整な隆起などで発見されることが多い。

◆ 再発病変において、上皮に癌がある場合は NBI や BLI で brownish area として認識可能であるが、SMT 様再発の場合は brownish area として認識できないことが多く、なだらかな平坦隆起に注意すべきである。

精査内視鏡のポイント

◆ 陥凹内部に不整な隆起、びらんを認め、通常光での深達度は SM と診断した。NBI拡大観察では、intrapapillary capillary loop（IPCL）は放射線治療後の変化で拡張し、びらん部分では IPCL が観察できなかったため、拡大観察による深達度診断は困難であった。

◆ EUS では、腫瘍部分は低エコー領域として描出された。第 6〜8 層の筋層に変化を認めないが、筋層との境界エコーである第 5 層は、断裂はないものの不整な変化を認めた。EUS による深達度診断では SM 深部浸潤と診断した。

精査内視鏡のアドバイス

◆ 放射線治療が行われた部位の食道は、IPCL が全体的に拡張していることも少なくない。そのため再発病変では、深達度診断において食道学会分類が当てはまらない場合がある。筆者らは、拡張した形状不均一の type B1 血管であっても、ESD 後の病理診断で SM2 であった症例を経験している。

◆ 放射線治療後再発病変に対する EUS では、筋層との境界エコーである第 5 層に注

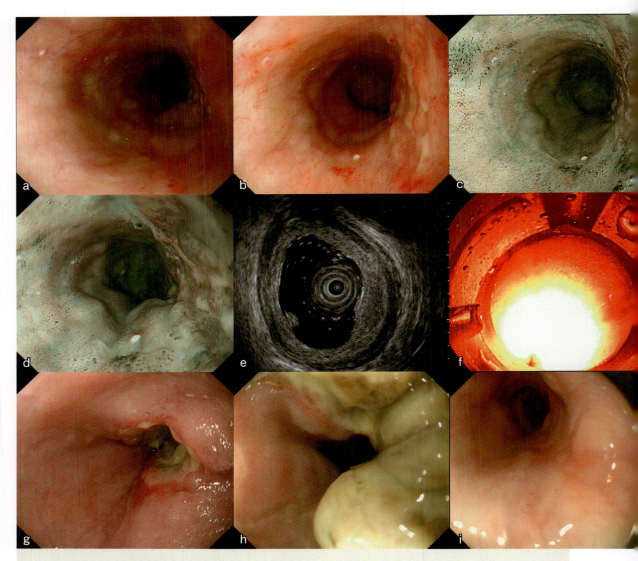

発見〜精査内視鏡〜前治療（PDT）

a：右側の発赤調・陥凹性病変として認識される。
b：陥凹内部は凹凸不整で、びらんを伴う。
c：放射線治療の影響で非腫瘍部のIPCLも拡張が認められる。
d：陥凹内部はびらんの影響によりIPCLの観察ができない。
e：腫瘍部は第4層の低エコーであり、第5層の走行も不整である。
f：Photodynamic therapy（PDT）を施行した。
g：PDT 2週間後の潰瘍（口側）
h：PDT 2週間後の潰瘍（肛門側）
i：PDT 4ヵ月後の瘢痕。局所寛解と診断した。

使用スコープ：GIF-H290Z
鎮痙剤：なし

目することが重要である。SM浸潤が疑われる病変であっても、この第5層が不整なく走行している場合、ESDによって深部断端陰性で切除できる可能性が高いことが報告されている。第5層の走行に不整を認める場合、筋層浸潤と診断される場合は、photodynamic therapy（PDT）が選択となりうる。

前治療（PDT）のポイント
- 本症例はSM深部浸潤と診断し、ESDにより深部断端陰性で切除することは困難であると判断したためPDTを施行した。PDTは$100\,\mathrm{J/cm^2}$の照射であるため、初日と翌日で合計1,200Jの照射を行った。
- PDT 2週間後、照射部位に一致して良好な潰瘍形成を認めた。4ヵ月後に同部位は瘢痕化し、明らかな腫瘍遺残を認めなかった。

PDT後再発病変の発見

発見のポイント
- PDT 8ヵ月後のフォロー内視鏡検査で、PDT施行部位の口側寄りに平坦なbrownish areaを認めた。通常光では凹凸のない平坦な発赤調病変であった。ヨード散布では、地図状で20mm大のヨード不染領域として観察された。
- NBI拡大観察では、type B1血管とAVA smallが観察された。通常光およびNBI拡大観察による所見から、深達度はEP/LPMと診断した。生検でcarcinoma in situと診断された。

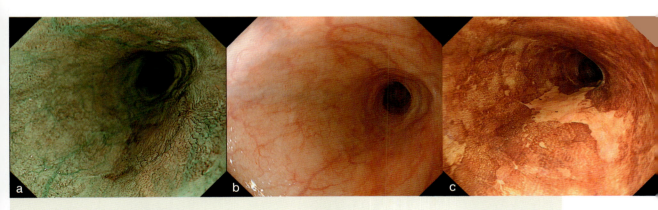

PDT 8ヵ月後の内視鏡像
a：瘢痕部の口側にbrownish areaを認めた。
b：白色調では高低差のない発赤調の平坦病変である。
c：ヨード染色では地図状の不染帯となった。

使用スコープ：GIF-XZ1200
鎮痙剤：なし

発見のアドバイス

- PDT は、光感受性物質とレーザー照射により腫瘍を変性、壊死させるという機序であるため、物理的な切除である ESD に比較して、局所再発が多いことが報告されている。PDT 後 2 年以内の再発が多いが、当院では 2 年以降の局所再発を 3 例経験している。再発病変を早期に診断するため、PDT 後 2 年以内は 3 ヵ月、2 年以降は 6 ヵ月を目安に内視鏡フォローを行っている。

- PDT 後の再発病変は、通常の食道癌と同様に NBI や BLI における brownish area として発見されることが多い。PDT 後再発病変においても、深達度に応じてサルベージ ESD や再 PDT が可能である。必要な場合は EUS を施行するが、本症例は明らかな粘膜病変と考えたため、EUS は施行しなかった。

治療

- PDT 後再発病変は粘膜内病変と考えられたため、再 PDT ではなく ESD を選択した。放射線治療後であること、さらに PDT 後であることより高度な線維化が予想された。穿孔のリスクは通常の食道 ESD に比較して高いことを説明し、ESD の方針となった。

ESD のポイント

- 高度な線維化のため、局注による膨隆はわずかしか得られなかった。デバイスはフラッシュナイフのニードルタイプ 1mm を使用し、周囲切開はごく浅い切開にとどめた。

- 全周切開の後に口側から剝離を開始した。ゼリー状の粘膜下層を視認することはできなかったが、わずかに透明な層を認識できる部分もあった。内輪筋浅層を一部剝離することを許容し、早期に糸付きクリップによる牽引を開始した。

- 病変への切れ込みに注意しながら剝離を進めたが、病変肛門側では線維化がさらに高度であった。そのため、肛門側右側壁の小さいエリアが切除できず残存した。この部位を追加で切除し、手技を終了した。穿孔や明らかな深掘れはなく、潰瘍底の周在性が半周に満たなかったためケナコルト局注は行わなかった。

ESD のアドバイス

- ESD 後や PDT 後、筋層以深食道癌の放射線治療後再発病変などは、高度な線維化を伴っていることが多い。局注もまばらにしか入らないが、膨隆が得られた部位をつないでいく形で局注していく。局注が全く入らないのと、少しでも入るのでは穿孔リスク、術者の安心感が異なる。

- 食道の高度な線維化病変では、切開時の穿孔を防ぐため、先端系デバイスで最も突出長が短いデバイスであるフラッシュナイフのニードルタイプ 1mm を使用してい

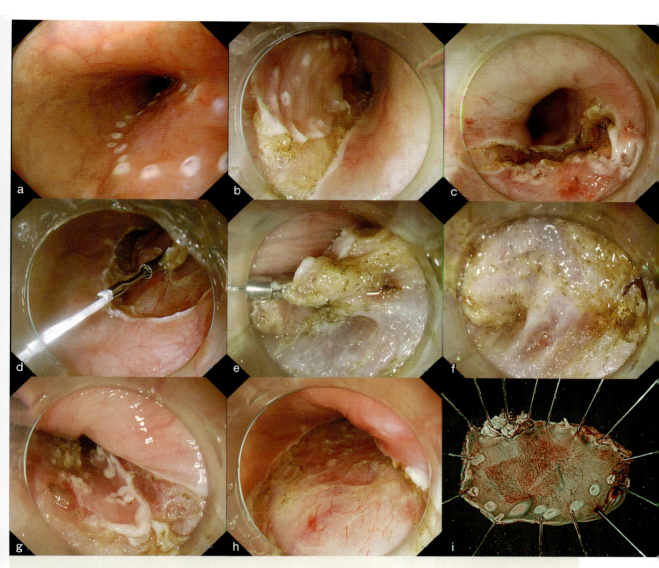

再発病変の治療

- a：ヨード染色後にマーキングを施行。
- b：周辺切開をフラッシュナイフ・ニードルタイプ（1mm）で浅く行う。
- c：続いて肛門側の切開も浅く行う。
- d：剥離早期に糸付きクリップを使用する。
- e：牽引により剥離スペースが視認可能である。
- f：高度に線維化した粘膜下層。右側の切開辺縁が不明瞭である。
- g：右側肛門側で、一部切除すべき切片が分割となった。
- h：剥離終了後、穿孔や深掘れは認めていない。
- i：一部分割となりHM1となったが、内視鏡的には取りきれていると判断し経過観察とした。

使用スコープ：GIF290T
使用ナイフ：フラッシュナイフ・ニードルタイプ1mm
局注液：グリセオール
高周波：VIO3
　マーキング時 Soft 凝固 effect6.4
　切開時 Endocut I effect 1/duration 2/interval 3
　剥離時 Forced 凝固 effect 6.7

る。それを用いて周囲切開はごく浅い切開にとどめ、その後の凝固波による深切りも最小限としている。この時点で穿孔を生じると手技の完遂にも影響を及ぼしかねないため、十分に注意する。
- フラッシュナイフの食道ESDでは、粘膜下層の膨隆を維持するために通常は全周切開を行わず、C字や逆C字の切開にとどめることが多い。しかし高度な線維化病変では、粘膜下層の膨隆がほぼ得られないため、初めから全周切開を行っても問題ない。
- 次に口側の粘膜直下を剥離し、糸付きクリップをかける部位を作成する。糸付きクリップなしで潜り込みが可能な口側フラップを作成することは困難なことが多い。そのため、剥離の早期に糸付きクリップを使用することが望ましい。
- 剥離では、わずかに透明のラインや内輪筋のごく表層を剥離していく。切開辺縁が高度に癒着している場合は、本症例のように検体を分割してしまう可能性もある。これを防ぐためには、これから剥離を進める切除粘膜辺縁を溝に沿って凝固波で適宜深切りを追加するとよいだろう。

ESD 病理診断
- Squamous cell carcinoma, 12 × 8 mm, T1a (LPM), ly0, v0, HM1, VM0

フォロー

- ESD 6ヵ月後の内視鏡像を提示した。局所再発はなく、約1年半経過した現在も寛解を維持している。

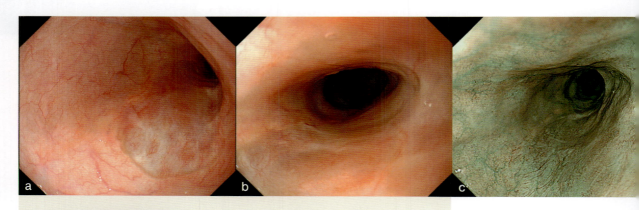

ESD 6ヵ月後の内視鏡像
病変部は瘢痕化し、局所再発を認めない。

フォローのポイント

- 放射線治療後、PDT および ESD 後であり、1 年目は 3 ヵ月、2 年目は 4 ヵ月程度の間隔でフォローの上部内視鏡検査を行う予定とした。3 年目以降も半年に 1 回は行う必要がある。
- リンパ節や遠隔転移の検索のため、CT 検査を半年に 1 回程度行う。

症例のまとめ

- 放射線治療後、さらに PDT 後のフォロー内視鏡で発見された病変に対して ESD を施行した。PDT 後のサルベージ ESD については報告が少ない。
- PDT による潰瘍形成は筋層まで及ぶため、PDT 後の線維化は高度である。しかし本症例は PDT の時に比較して PDT 後再発病変の範囲は縮小し、さらに粘膜内病変と考えられたため、局所再発の少ない ESD を選択した。肛門側のごく一部が分割切除となったが、内視鏡的には取りきれており、その後に再発なく経過している。

おさえるべきエビデンス

- Mitsui らは、サルベージ治療の振り分け、および治療効果の予測に EUS が有効である可能性を報告している。筋層との境界エコーである第 5 層が不整なく保たれている場合は、ESD による深部断端陰性での切除が期待できる。また、PDT による局所寛解が得られやすい病変として、病変の厚みが 5 mm 以下であることを挙げている。

 Mitsui T, Nakajo K, Takashima K, *et al*. Usefulness of endoscopic ultrasound in predicting treatment efficacy of salvage endoscopic therapy for local failure after chemoradiotherapy for esophageal squamous cell carcinoma. *Esophagus* 2023; 20: 116-123.

第3章　食道　　　昭和大学江東豊洲病院 消化器センター ● 島村勇人・田中一平・井上晴洋

症例：80歳台、男性
検査目的：食道アカラシアの精査

発見

- 食道アカラシアの精査目的に上部消化管内視鏡検査を施行した。食道内に大量の食物残渣を認め可能な限り洗浄した上で観察を開始したが、詳細な評価は困難であった。食道内腔の著明な拡張に加え、食道全体に発赤や小さなびらんが多発しており、食道内容物の停滞による慢性炎症の影響と考えた。
- 中部食道右側に1/3周性の白色調の平坦隆起病変を認めた。NBI拡大観察にて、血管の詳細な評価は困難であったが、日本食道学会分類 Type B1 血管（IPCL V-1 以上）は確認できず、癌を疑う所見に乏しかった。食道アカラシアの症状も強かったことから、食道アカラシアの治療 POEM（peroral endoscopic myotomy）を優先することとした。
- 食道アカラシアの精査の結果、Chicago classification Type I と診断した。そのため、食道側の筋層切開長は5cm程度を予定した。本病変は切歯25〜30cmに存在する

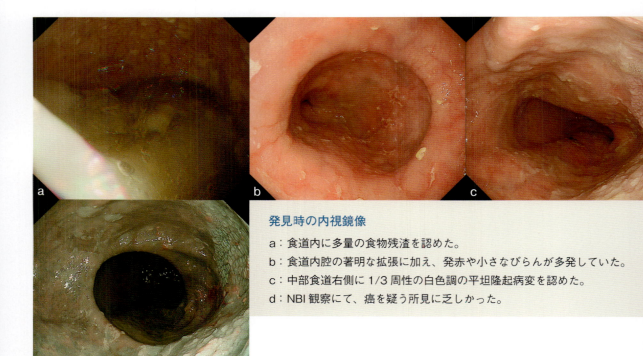

発見時の内視鏡像
a：食道内に多量の食物残渣を認めた。
b：食道内腔の著明な拡張に加え、発赤や小さなびらんが多発していた。
c：中部食道右側に1/3周性の白色調の平坦隆起病変を認めた。
d：NBI観察にて、癌を疑う所見に乏しかった。

ため、POEM の筋層切開を優先した場合にも、病変への影響はないと考えた。

発見のためのアドバイス

- 食道アカラシアでは、食道内に大量の食物残渣が滞留することがある。内視鏡検査施行時には、誤嚥性肺炎を起こさないよう、ベッドをヘッドアップするなど細心の注意を要する。
- 食道アカラシアは食道癌のハイリスクであることから、食道全体の詳細な観察が必要となる。病変を発見した際には、NBI 拡大観察で血管異型の評価を行い、治療を急ぐべき病変（明らかな食道癌）かどうかを判定する。明らかに癌を疑う所見がなければ、症状に応じて POEM 治療を優先する。
- POEM 治療を優先した際には、病変と筋層切開ラインの位置関係を確認しておく必要がある。

精査

- POEM 治療 2 ヵ月後のフォロー時の上部消化管内視鏡では、食物残渣はなく粘膜の炎症は改善していた。中部食道（切歯 25〜31 cm）2〜6 時方向に既知の長径 60 mm 大ほどの一部淡い発赤調を伴う小顆粒状の白色扁平隆起性病変を認めた。同病変は送気で伸展し、比較的やわらかい印象であった。
- NBI 拡大観察では詳細な血管構造の評価は困難であった。Endocytoscopy による観察を追加したところ、血管構造は確認できなかったものの、乳頭状発育を示す角化性変化を反映する所見を認めた。
- 高分化な乳頭状発育を示す角化性変化を特徴とする扁平上皮癌の可能性（verrucous carcinoma）があると考えた。表層の角化が高度であるため、生検を行っても腫瘍表層部のみの採取となる可能性を考え、一括切除する方針とした。

精査のポイント

- 食道扁平上皮癌の内視鏡診断や深達度診断には IPCL の評価が一般的だが、このような病変では血管が視認されにくいため、詳細な評価が困難である。Verrucous carcinoma を鑑別に挙げる必要があるが、生検でも良悪性の鑑別が難しい場合もみられ、total biopsy としての ESD 治療も選択肢の 1 つとなる。

治療

- Verrucous carcinoma だとしても一般的には発育は緩徐で、内腔側に増殖する傾向を示し、予後が良好であるとされている。しかし、急速に進行した報告もあることか

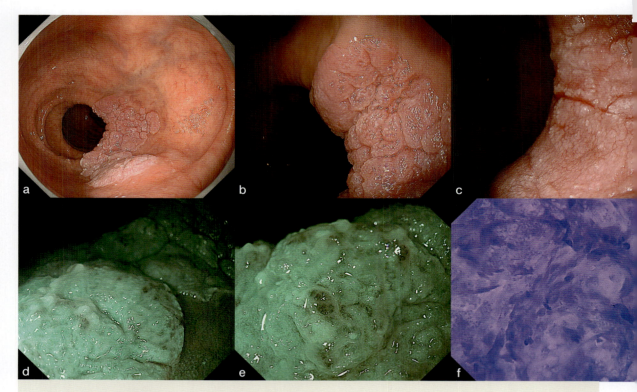

精査時の内視鏡像

a：POEM後であり、食道粘膜の炎症は改善していた。中部食道（切歯25～31cm）2～6時方向に既知の長径60mm大ほどの扁平隆起病変を認めた。
b：一部淡い発赤を伴う小顆粒状の白色扁平隆起性病変。
c：同病変は送気で伸展し、伸展性は良好であった。
d：NBI拡大観察では詳細な血管構造の評価が困難であった。
e：B1血管は確認できず、癌を疑う所見に乏しかった。
f：Endocytoscopyにて血管は確認できず、乳頭状発育を示す角化性変化を反映する所見を認めた。

ら、一括切除による病理評価が望ましいと考えた。診断的要素を十分に説明した上でESDの治療方針とした。
- POEM治療歴のある症例であることから、POEMによる切開ラインとの位置関係について治療前に確認した。

ESDのポイント

- 食道扁平上皮癌に対するESDと変わりないものの、慢性炎症を背景にした病変であることから線維化が強い可能性を考えなくてはならない。本症例においては、軽度な線維化は認めたものの、フラップ形成や粘膜下層剥離は容易であった。
- 口側より粘膜切開を開始し、サイドの切開、トリミングを行いながら、C字を描くような形で肛門側まで切開を進めた。その後、口側よりフラップを形成し、粘膜下

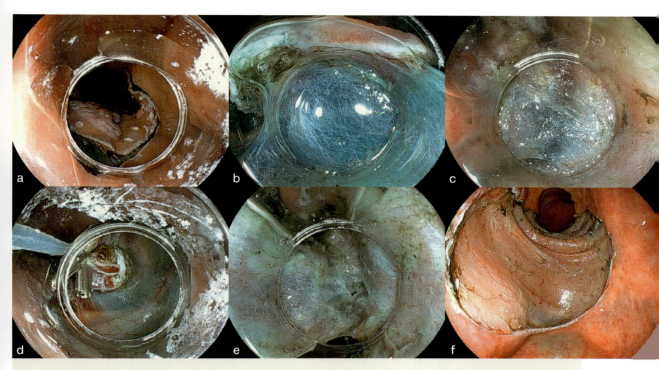

治療時の内視鏡像

a：口側より粘膜切開を開始し、サイドの切開、トリミングを行った。C字を描くような形で肛門側まで切開を進めた。
b：口側よりフラップを形成した。
c：肛門側へ剥離を進めたところで、全周切開および周囲のトリミングを行った。
d：Multi-point traction法を行って、病変全体を牽引した。
e：有効なトラクションを用いながら剥離を進めた。
f：偶発症なく、病変を一括切除した。

使用スコープ：EG-840T (Fujifilm)
使用ナイフ：TTJナイフ (Olympus)
局注液：生理食塩水
ディスポーザブル高周波スネア：SD-221U-25 25mm (Olympus)
クリップ：SureClip Hemoclips ROCC-D-26-165-C (MicroTech)

層剥離を進めたところで、全周切開およびトリミングを行った。

- その後、multi-point traction法を行って、病変全体を牽引した。Multi-point traction法とは、ディスポーザブル高周波スネアを口側粘膜フラップにクリップで3ヵ所固定し、点ではなく面で病変を牽引する手法である[1,2]。
- 有効なトラクションを用いて病変を一括切除した。

ESDのアドバイス

- 食道アカラシア症例において注意すべき点は、慢性炎症により粘膜下層へのアプローチが困難になる可能性や、食道の著明な拡張により処置部へのアプローチが難しい点である。一方で、筋層は比較的厚いことから、穿孔のリスクは非常に低いと考える。

- 食道 ESD にトラクション法はきわめて有用であり、手技の簡便化、処置時間の短縮につながると考える。さまざまな手法が提案されているため、それぞれの利点、欠点を理解した上で、適切に活用するべきである。

ESD 病理診断

- 検体の大きさ 78 × 45 mm、病変径 70 × 40 mm

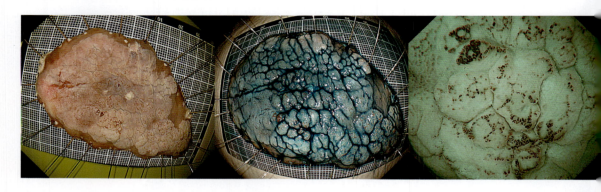

- 組織学的に重層扁平上皮は高度に肥厚しており、上皮突起は不規則に延長している。上皮には好中球やリンパ球などの炎症細胞浸潤がみられ、浮腫状変性を伴っている。基底層を主体に核分裂像や核腫大が認められる。核形不整や極性の乱れは目立たない。粘膜固有層には拡張を伴った毛細血管の増生が目立ち、血管周囲性にリンパ球浸潤が認められる。炎症性（食道扁平苔癬を含む）、反応性、腫瘍性の区別が困難であり、免疫染色を追加した。
- 免疫染色にて p53 は wild pattern で有意な陽性像は見られなかった。Ki-67 は基底層細胞で高発現していたが、表層側では陰性であった。形態と併せて食道扁平苔癬（esophageal lichen planus）と診断した。

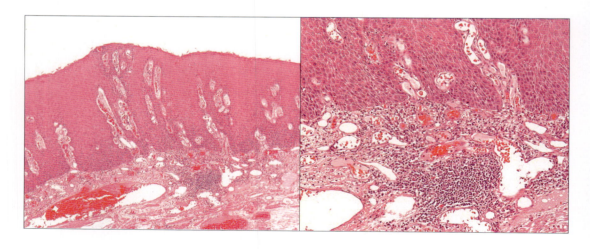

フォロー

- 病理組織診断にて食道扁平苔癬と診断した。病変は一括切除され、完全切除が得られていることから経過観察でよいと考えた。食道アカラシア自体も食道癌のリスク因子であることから、年に1回の上部消化管内視鏡検査によるサーベイランスを推奨した。食道アカラシアに対してPOEM後であることから、POEMの効果維持確認目的にも年に1回の上部消化管内視鏡フォローが推奨される。

症例のまとめ

- 食道アカラシアの診断過程で発見された食道病変であった。上部消化管内視鏡、食道造影検査、食道内圧検査にて食道アカラシアと診断した。食道病変に関してはverrucous carcinomaを考えたが、症状も強くPOEMによる治療を優先した。POEM後は順調に症状改善を認め、病変の精査を行った。拡大内視鏡にて診断が困難であったことから診断的治療目的にESDを行ったところ、食道扁平苔癬と診断された。食道アカラシアは粘膜に慢性炎症をきたし、食道癌のリスク因子の1つであるため、病変の拾い上げ、質的診断・治療、フォローにおいては通常の診療と異なる点も存在する。

おさえるべきエビデンス

- 食道扁平苔癬は珍しい疾患であるが、食道癌との関連が指摘されている。本研究にて132人の食道扁平苔癬の患者のうち、食道扁平上皮癌が6.1%に診断されたことを報告している。扁平苔癬より癌へ進展することもあるため、サーベイランス内視鏡が推奨されている。

 Ravi K, Codipilly DC, Sunjaya D, *et al*. Esophageal lichen planus is associated with a significant increase in risk of squamous cell carcinoma. *Clin Gastroenterol Hepatol* 2019; 17: 1902-3.

参考文献

1) Shimamura Y, *et al*. Multipoint traction technique in endoscopic submucosal dissection. VideoGIE 2018.
2) Fujiyoshi Y, *et al*. Endoscopic submucosal dissection using a new super-soft hood and the multipoint traction technique. VideoGIE 2020.

第3章　食道　　　　東京慈恵会医科大学附属柏病院 内視鏡部●山本純平・土橋 昭

症例：80歳台、男性
検査目的：胃癌に対する精査目的

発見

- 前医の上部消化管内視鏡検査にて早期胃癌を認め、精査加療のため当院に紹介となった。拡大内視鏡を用いて胃癌を精査した後、抜去前にNBI観察で食道を観察したところ、切歯より26cmに25mm大のbrownish areaを認めた。ヨード散布により半周性の不染帯を認め、食道癌を疑い生検した。病理検査の結果、squamous cell carcinomaの診断に至った。また、病変中央にSMT様の隆起を認めたため、後日EUSを行う方針とした。

発見のポイント

- 挿入時の白色光観察では検出できなかったが、NBIを併用することで食道癌の発見に至った。

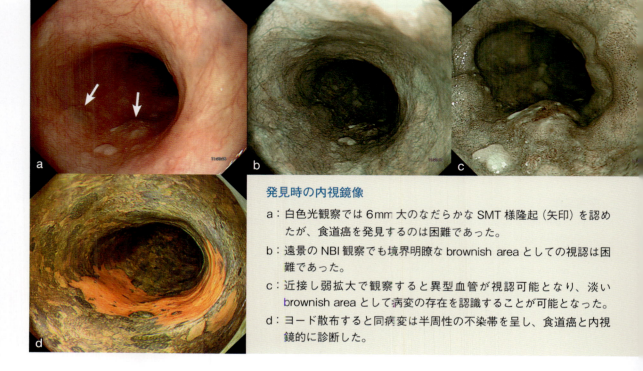

発見時の内視鏡像
a：白色光観察では6mm大のなだらかなSMT様隆起（矢印）を認めたが、食道癌を発見するのは困難であった。
b：遠景のNBI観察でも境界明瞭なbrownish areaとしての視認は困難であった。
c：近接し弱拡大で観察すると異型血管が視認可能となり、淡いbrownish areaとして病変の存在を認識することが可能となった。
d：ヨード散布すると同病変は半周性の不染帯を呈し、食道癌と内視鏡的に診断した。

発見のためのアドバイス

◆ 胃癌患者に食道癌を合併することは決して稀ではない。胃病変に対する精査目的の上部消化管内視鏡検査であっても、食道・胃・十二指腸の丁寧な観察を怠ってはならない。

◆ 食道癌に対する NBI の検出率は白色光に比して有意に高いため、すべての患者に対して必ず一度は NBI で食道を観察し、食道癌の発見に努めることが重要である。

◆ 食道癌を疑った場合、ヨードを散布すると腫瘍の境界が明瞭となるため、通常白色光や NBI で食道癌の確信が得られない場合には考慮する。

◆ NBI で見逃す食道癌が存在するため、ヨードを散布した際には同時多発の食道癌がないか確認する。

◆ 食道癌を発見した患者は同時に咽頭癌のハイリスクであるため、咽頭癌のスクリーニングも行うべきである。本症例は再検査となったため、その際に行う方針とした。食道〜十二指腸の観察の後に咽頭を観察すると、唾液が貯留し詳細な観察が困難となるため、咽頭は可能な限り挿入時に観察するとよい。

精査

◆ 白色光観察では、切歯 26 cm に 25 mm 大の発赤調の平坦な病変を認めた。中央部にそれぞれ 6 mm 大のなだらかな SMT 様隆起を 2 ヵ所に認めた。また、SMT 様隆起部の周囲には拡張した静脈が縦走していた。クッションサインは陽性であった。

◆ NBI 非拡大観察では、境界が明瞭な brownish area と視認された。

◆ 拡大 NBI では概ね type B1 血管を認めていたが、隆起部に一致して type B2 血管を認めた。

◆ 20 MHz 細径超音波プローブを使用し EUS を施行した。食道壁は第 7 層に描出された。SMT 様隆起部に一致して第 3 層（粘膜下層）には境界明瞭な等〜高エコー性腫瘤を認めた。腫瘤部分は第 4 層以深を圧排しており、通常白色光観察と合わせて食道癌直下の粘膜下層に存在する孤立性食道静脈瘤と診断した。また、食道癌の粘膜下浸潤を示唆する明らかな所見は認めなかった。

精査内視鏡のポイント

◆ 拡大 NBI では type B1 血管が主体であったが、一部に type B2 血管を認めた。Type B2 血管はループ形成に乏しい異常血管であり、深達度としては cT1a-MM/T1b-SM1 と考える。しかし、type B2 血管に基づいた深達度診断の正診率は 60 〜 70% とされ、病理診断と乖離する症例が存在し、内視鏡切除術でも根治切除が得られる可能性があることから、type B2 血管を認めた場合でも多くの症例で内視鏡的切除が行われている。

◆ 触診と EUS 所見から SMT 様隆起は食道癌の粘膜下層浸潤ではなく孤立性静脈瘤と

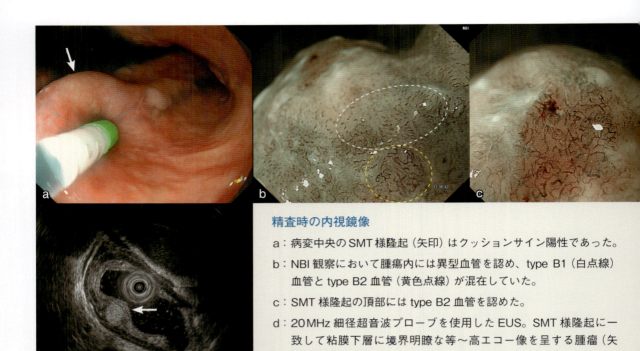

精査時の内視鏡像

a：病変中央のSMT様隆起（矢印）はクッションサイン陽性であった。
b：NBI観察において腫瘍内には異型血管を認め、type B1（白点線）血管とtype B2血管（黄色点線）が混在していた。
c：SMT様隆起の頂部にはtype B2血管を認めた。
d：20MHz細径超音波プローブを使用したEUS。SMT様隆起に一致して粘膜下層に境界明瞭な等〜高エコー像を呈する腫瘤（矢印）が描出された。

評価し、cT1a-MM/T1b-SM1の食道癌と診断したためESDの方針とした。

最終内視鏡診断

- 胸部中部食道，腫瘍径25mm，0-Ⅱa+0-Ⅱb，cT1a-MM/T1b-SM1

精査内視鏡のアドバイス

- NBIのみに頼らず白色光を用いた観察も重要である。SMT様隆起部を白色光で観察すると色調変化や形態から孤立性静脈瘤が想起された。
- Type B2血管を認めた場合でも、EUSを行わずESDを行う方針としているが、本症例では治療前にSMT様隆起に対する精査が必要と判断したためにEUSを施行した。

治療

- 病理診断が非治癒切除となる可能性があること、その場合には外科的追加切除や放射線・化学療法が必要となること、孤立性静脈瘤の存在から術中・術後に大量出血をきたし止血困難となる可能性が他の症例に比べて高いことを説明した上でESDを行う方針とした。
- 食道静脈瘤を合併した食道ESDでは、EVLなどを治療前に行い、静脈瘤への流入

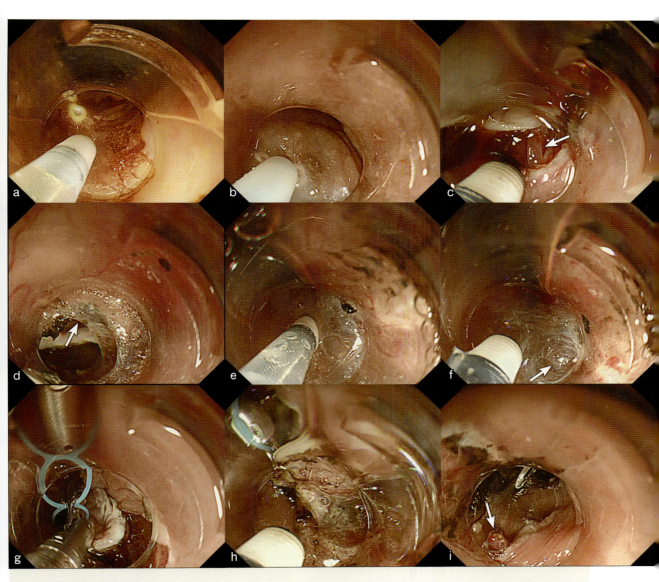

治療時の内視鏡像

a：ヨード散布後に胃側からマーキングを開始した。
b：静脈の走行に注意し、血管を避けるようにし胃側から局注を行った。
c：粘膜切開の際には縦走する粘膜下層の静脈（矢印）を損傷しないよう粘膜下層は浅く切開した。
d：胃側の周囲切開が完了した後、口側から粘膜下層トンネルを作成（矢印は食道内腔側）した。
e：ESDナイフ先端から局注を行うとデバイスを交換する必要がなく、時短につながる。
f：粘膜下層剥離時には、孤立性静脈瘤（矢印）を視認しつつ、出血させないように孤立性静脈瘤深層の筋層直上を剥離した。
g：トラクションデバイス（multi-loop traction device：MLTD）を用いて病変を牽引した。
h：MLTDによる牽引によって粘膜下層の視認性が向上し、剥離が容易となった。
i：病変を切除後、孤立性静脈瘤に流入・流出していたと考えられた青脈が潰瘍底に露出血管（矢印）として確認された。

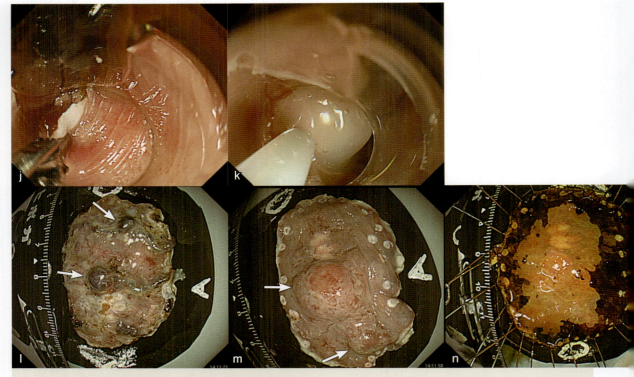

j: 止血鉗子で血管を把持し、出血予防的に焼灼した。
k: 狭窄予防目的にトリアムシノロンを残存した粘膜下層に局注した。
l: ESD検体の粘膜下層側。術前にSMT様隆起として視認された孤立性静脈瘤（矢印）を確認できる。
m: ESD検体の粘膜側、検体伸展前。孤立性静脈瘤をSMT様隆起（矢印）として視認可能であった。
n: ヨード散布後。マーキングを全周に確認でき、内視鏡的に一括切除と評価した。

血流を落としてからESDを行うことがある。本症例は孤立性静脈瘤で血流量も少ないと判断したため、事前に処置は行わなかった。

ESDのポイント

- MM/SM1と診断したESDでは、正確な病理診断を得るために、熱変性が少ない、かつ十分な粘膜下層を伴った検体を得ることが必要となる。
- 孤立性静脈瘤を合併した病変のESDを行う際、静脈瘤よりも深層の粘膜下層で剥離できれば出血の予防が容易となり、熱変性の少ない質の高い切除検体が得られるという点においてもメリットが多い。しかし、粘膜切開の際に、最初から粘膜下層の深い層まで切開し、静脈瘤に流入・流出する静脈を破綻させてしまうと、その後の切除も困難となってしまう。最初の粘膜切開は浅く行い、出血防止に努めることがポイントである。
- 一度出血を起こしてしまうと、止血に時間を要するのみならず、粘膜下層に血腫ができてしまい、治療時間のさらなる延長や粘膜下層の視認性の低下から穿孔の危険

性が増してしまうため、いかに出血させないかが重要である。
- 本症例では、粘膜下層トンネルを作成する際から筋層直上の粘膜下層深層で剥離を行うように心がけ、孤立性静脈瘤直下の剥離に備えた。そうしたことで、孤立性静脈瘤近傍に到達した際には、静脈瘤と直下の粘膜下層を視認でき、孤立性静脈瘤と筋層の間の粘膜下層を出血することなく剥離することが可能であった。

ESDのアドバイス

- 事前に病変の精査を行い、入念なESD戦略を立てることが重要である。
- 出血する可能性や、出血した際に止血が困難となる可能性を予測し、必要な処置具を事前に準備する。本症例では5mmの胃用止血鉗子、OTSCキット、EVLキットを準備した。また、止血困難な場合には、処置の中止や外科的治療に移行する可能性があることを患者・家族に説明した。
- 粘膜下層の視認が困難な場合には、トラクションを併用することで局面が改善し、安全かつ短時間に剥離を終えることができるため、トラクションを併用するとよい。Multi-loop traction device（ボストン社）は鉗子チャンネルを通して止血用クリップで容易にアプライできるため、有効なデバイスの1つであり、施術時間が短縮できると報告されている[1]。
- 食道癌治療において、内視鏡的切除後潰瘍の周在が3/4周以上に及ぶと狭窄のリスクが高くなる。本症例でも、術前から術後潰瘍が3/4周以上に及ぶことが想定されたため、事前にステロイドの局注液を用意した。

ESD病理診断

- Squamous cell carcinoma, moderately differentiated, 35×20mm, 0-Is, pT1b-SM1（80μm）, INFb, ly0 (D2-40), v1 (EVG), pHM0 (3mm), pVM0 (440μm), pR0

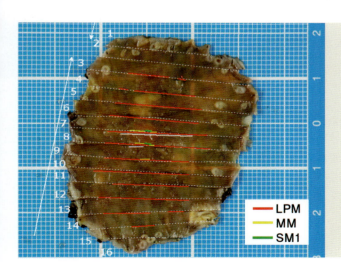

切除検体

検体の大きさ：50×40mm
腫瘍の大きさ：35×20mm
病型分類：0-Is
組織型：Squamous cell carcinoma, moderately differentiated
壁深達度：pT1b-SM1（80μm）
浸潤型式：INFb
リンパ管浸潤：ly0 (D2-40), 静脈浸潤：v1 (EVG)
切除断端：pHM0 (3mm), pVM0 (440μm)
癌遺残度：pR0

第3章　食道

フォロー

- 本症例は食道癌治療ガイドラインでは非治癒切除となり、耐術能があれば手術療法または化学放射線療法、耐術能がなければ化学放射線療法または放射線療法が必要な症例であった。本症例は80代後半であり、脳梗塞により軽度の右不全麻痺もあるため、追加治療は身体的負担と予後を考慮し行わない方針となった。
- 本症例は狭窄のリスクが高いため、症状がなくともESD 1ヵ月後に内視鏡検査で狭窄の有無を確認する方針とした。
- 1ヵ月後の上部消化管内視鏡検査では、ESD潰瘍瘢痕に狭窄を認め、9.9 mmの上部用スコープが通過できなかった。また、食事摂取時の狭窄症状も認めていた。そのため、15 mmバルーンを用いて拡張術を施行した。拡張後、スコープの通過が可能となった。
- 3ヵ月後の上部消化管内視鏡検査では、食道狭窄は改善し、スコープは通過可能であった。また、患者の症状も改善していたため、拡張術は施行しなかった。
- 転移のリスクがあるため、今後は3～6ヵ月ごとの頸部～腹部造影CTを行い、遠隔転移の早期発見に努める。

フォローのポイント
- 狭窄症状の出現を待ってから内視鏡検査を行うと、狭窄が高度となり狭窄解除に時

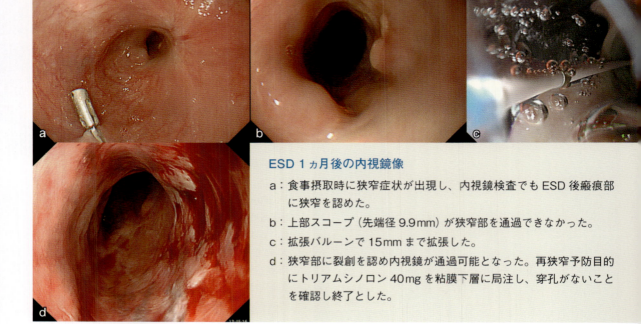

ESD 1ヵ月後の内視鏡像
a：食事摂取時に狭窄症状が出現し、内視鏡検査でもESD後瘢痕部に狭窄を認めた。
b：上部スコープ（先端径9.9 mm）が狭窄部を通過できなかった。
c：拡張バルーンで15 mmまで拡張した。
d：狭窄部に裂創を認め内視鏡が通過可能となった。再狭窄予防目的にトリアムシノロン40 mgを粘膜下層に局注し、穿孔がないことを確認し終了とした。

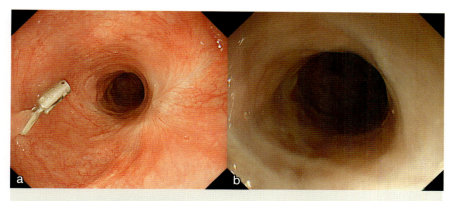

ESD 3ヵ月後の内視鏡像
a：ESD 1ヵ月後と比較し食道狭窄は改善していた。
b：内視鏡の通過も可能となり、狭窄症状も改善していた。

間を要するため、我々は狭窄ハイリスク患者に対しては治療後1ヵ月後を目途に内視鏡検査を行い、ESD後潰瘍が完全に上皮化するまで内視鏡観察を続けるようにしている。

症例のまとめ

- 前医で内視鏡検査が行われていたとしても、精査内視鏡の際には初心に戻って消化管全体を丁寧にスクリーニングする。
- ESDの前には病変を詳細に観察し、治療困難な局面があっても対処できるように事前にシミュレーションすることや必要な処置具を取り寄せておくことが重要である。本症例は事前に孤立性静脈瘤の存在を認識し、出血を最小限に抑え、合併症なく病変を切除するに至った。
- 患者の背景に応じて、患者が納得する医療を提供することが重要である。
- ガイドラインに沿った診療は大切であるが、患者背景を加味した柔軟な医療の提供が重要である。今回も患者に転移のリスクを十分に説明した上で、患者自らが治療方針を決定した。

おさえるべきエビデンス

- Hattaらは、内視鏡治療を施したpT1a-MMまたはT1b-SM食道扁平上皮癌に対して予後調査を行い、転移再発リスクについて報告している[2]。本症例はpT1b-SM1かつ静脈浸潤陽性であったため、Hattaらによると高リスク群に該当し、5年疾患特異的生存率は79.7%、5年転移再発率は30.5%と予測された。

- 本症例は脳梗塞により片麻痺を生じており、食道癌で原病死するリスクよりも他の疾患によって死亡する可能性が高いと考えられたことから、患者は追加治療を選択しなかった。患者・家族に説明する際にも、具体的な数値を提示すると予後をイメージしやすいであろう。常に最新の文献で知識を update し、エビデンスに基づいた説明を行うことは臨床家として重要である。

1) Matsui H, Tamai N, Futakuchi T, *et al*. Multi-loop traction device facilitates gastric endoscopic submucosal dissection: *ex vivo* pilot study and an inaugural clinical experience. *BMC Gastroenterol*. 2022 Jan 6; 22(1): 10.
2) Hatta W, Koike T, Takahashi S, *et al*. Risk of metastatic recurrence after endoscopic resection for esophageal squamous cell carcinoma invading into the muscularis mucosa or submucosa: a multicenter retrospective study. *J Gastroenterol*. 2021 Jul; 56(7): 620-632.

第3章 食道

虎の門病院分院消化管センター内科 ● 菊池大輔

10
症例：70歳台、男性
検査目的：スクリーニング

発見

- スクリーニングのため上部内視鏡を施行した。挿入時には発見されていなかったが、胃・十二指腸を観察後NBIで抜去時に、下部食道（切歯より35〜38cm）の右側壁にbrownish areaが認められた。白色光内視鏡に変更してもあまり凹凸は認められない。

発見のポイント

- 白色光（WLE）では全体的に白濁が強く、角化物が散見される。炎症が強くハイリスクと考えるべきである。WLEではあまり色調の変化は認められないが、NBIやBLIのような画像強調内視鏡（IEE）をうまく用いてbrownish areaを見落とさないことが重要である。
- 挿入時と抜去時どちらでIEEを用いるかのコンセンサスは得られていないが、どちらかで必ず用いるべきである。IEEで気が付いた後に再度WLEにして本病変を観察すると、食道癌の特徴（発赤調の色調、陥凹、角化、樹枝状血管の透見消失）がすべてそろっていることに気が付く。生検が行われ扁平上皮癌が検出された。

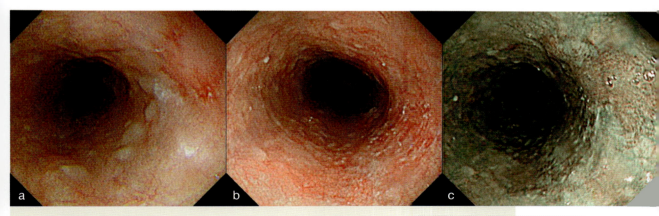

発見時の内視鏡像

a：全体に白濁し粗造な粘膜である。
b：右側壁に樹枝状血管が透見されない粗造な発赤領域が認められる。
c：NBIにするとbrownish areaとして認識される。

使用スコープ：GIF-XP290N
鎮静剤：なし

発見のためのアドバイス

◆ 飲酒・喫煙などのリスク因子については可能な限り検査前に問診をする。
◆ 背景粘膜に角化が多く白濁しているときは扁平上皮癌のハイリスクと考えるべきである。
◆ 過伸展すると見落とすことがあるので、少し脱気して観察するべきである。
◆ ヨードも適切に用いるべきである。1%前後の濃度のヨードを用いるべきである。

精査

◆ 発見時の内視鏡であまり凹凸が存在しないことから、粘膜内病変の可能性が高いと考える。ESD 適応になる可能性が高いと考えられるが、全体的に粗造な食道粘膜であり、周在性がどの程度もチェックする必要がある。
◆ 口腔・咽頭から内視鏡観察を行うことも重要である。

精査内視鏡のポイント

◆ 通常白色光で観察を行い、まずは凹凸、色調などをチェックする。目立った凹凸は認められず、空気量や蠕動による変形も良好であり、通常光での深達度は M2 と診断した。NBI で境界も比較的明瞭に見えることより半周程度の病変と判断した。
◆ 次いで NBI 拡大観察を行うと、口側からドット状の血管が増生し、日本食道学会分類 type B1 血管と考えられた。ループ構造の消失した血管は認められず、拡大観察での深達度は M2 と診断した。
◆ 肛門側を観察していると、健常粘膜を介して 1.5 cm 程度肛門側にわずかな brownish area が存在していた。拡大観察すると、拡張はごく軽度であるが蛇行・口径不同を呈したループ構造の消失した血管が認められた。WLE ではほとんど視認できない病変であるが、NBI 拡大では M3 の可能性があると考えられた。本病変を EUS で scan したが、小病変であり描出は困難であった。

最終診断

口側（主病変）：深達度 M2、30 mm 大、周在性半周強
肛門側（副病変）：深達度 M3 疑い、5 mm 大

精査内視鏡のアドバイス

◆ 白色光観察では病変の厚みや凹凸を見ると同時に、空気量を変化させて観察するべきである。
◆ 常に副病変が存在すると思って検査をするべきである。
◆ 凹凸のあまり認められない病変では、先端フードを装着すると血管の詳細な観察が可能となる。

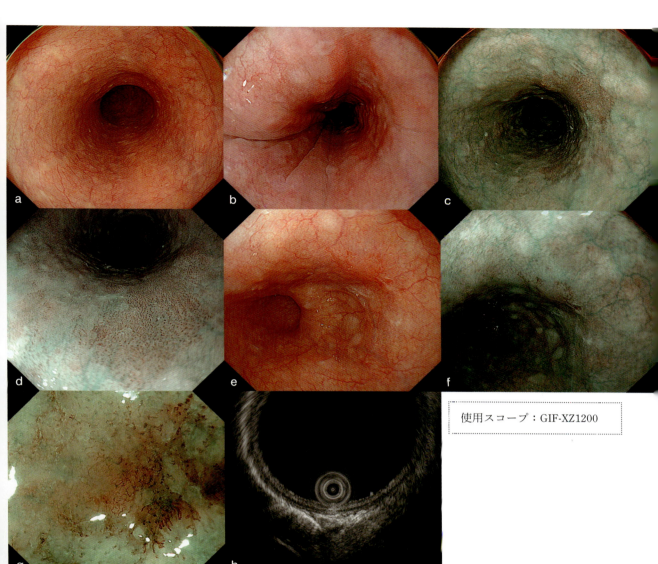

精査時の内視鏡像

a：発見時と比べると、タケキャブを開始したため炎症が消失している。送気すると、ごくわずかな樹枝状血管の透見が消失した領域として認識される。
b：脱気すると、発赤した陥凹面として認識される。
c：NBI を用いると brownish area として認識され、発見が容易となる。
d：拡大するとドット状の血管が高密度に認められる。日本食道学会分類 type B1 血管のみである。
e：主病変から 1 cm 程度離れた肛門側に 5 mm 程度の発赤領域が認められる。
f：NBI では淡い brownish area として認識される。
g：NBI 拡大をすると、ループ構造の消失した拡張・蛇行した多重状の血管が認められる。日本食道学会分類 type B2 血管と考えられる。
h：Soft balloon を使用し、miniature probe 20 MHz でスキャンを行った。食道壁を 9 層に分離して評価したが、病変部で明らかな層構造の乱れは認められなかった。

◆ 周在が広い病変の時は ESD 前にヨードで確認することもあるが、治療を早期に行うときは精査時には散布せずに ESD 直前の散布にすることもある。

治療

◆ 主病変は 2/3 周程度の周在性であり、深達度は M2 と診断した。副病変は深達度 M3 と診断したが非常に小さい病変であった。診断的要素を十分に説明したうえで ESD 先行での治療方針となった。

ESD のポイント

◆ 病変は半周強であったが、ヨード染色でやや周囲にも不染が認められた。肛門側の副病変はヨード不染像として認識された。2 病変を一括切除することとした。
◆ 口側マークは糸付きクリップを装着することを想定して、病変から少し距離をとるように行った。肛門側から切開を行い、次いでサイドの切開を行った。C 字切開を行い、先端透明フードで剥離するスペースを視認しながら剥離を行った。ある程度の剥離を行った時点で、糸付きクリップを口側に装着し牽引すると、トラクションが得られて良好な視野確保に有用であった。筋層損傷や穿孔などなく、病変を一括切除した。
◆ 切除後潰瘍の周在が 2/3 周を超えたため、ケナコルト 80 mg を潰瘍底に局注し終了とした。

➜ 治療時の内視鏡像
a：ヨード散布すると病変は 2/3 周程度であるが、周囲にもヨード不染が多発している。
b：マーキング。口側に 2 重マークを行い、糸付きクリップを使用しやすくする。サイドのマークはできるだけ病変に近接させる。
c：粘膜切開。できるだけ浅く切開を行い、出血をさせないように心がける。
d：トリミング。先端フードを用いて剥離層を視認しながら両サイドのトリミングを行う。
e：剥離時、口側から十分に剥離を行う。
f：糸付きクリップを装着する。糸の下にもぐった後に牽引することでトラクションが得られ、剥離層が視認しやすくなる。食道腺が確認された時はできるだけその下で剥離する。
g：切除後潰瘍。潰瘍底の露出血管を soft 凝固で焼灼する。
h：切除後潰瘍に対してケナコルト 80 mg を局注した。
i：ESD 検体。浸水下に再度専用機械を用いて ESD 検体を NBI 拡大観察を行う。
j：ESD 検体の拡大像。副病変の内部には B2 血管が認められる。
k：ヨード散布像。右側の副病変が最終病理で squamous cell carcinoma, T1a (MM), ly1, v1, HM0, VM0 であった。

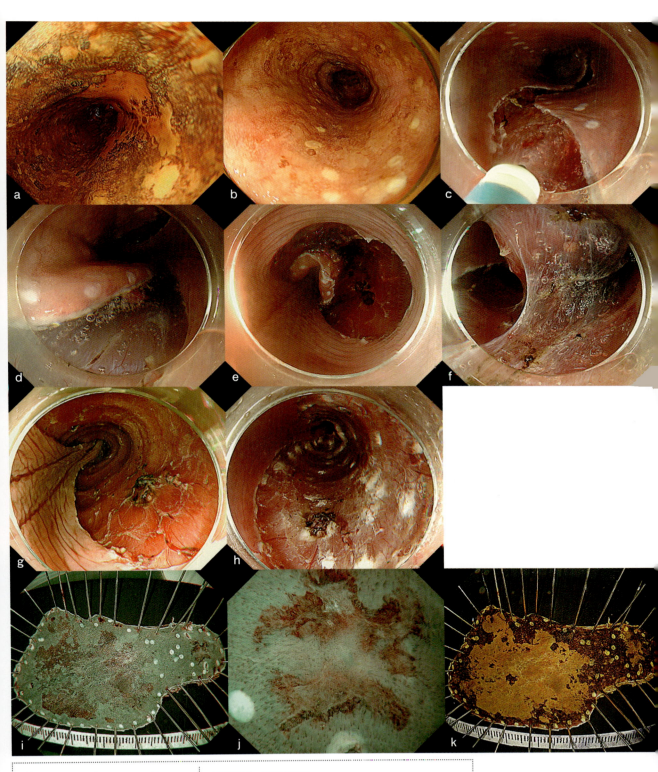

使用スコープ：GIF-290T
使用ナイフ：デュアルナイフ
局注液：グリセオール

高周波：VIO300D
　マーキング時 Soft 凝固 effect 4/50W
　切開時 Endocut effect 1/duration 1/interval 1
　剥離時 Swift 凝固 effect 3/40W）

ESD のアドバイス

◆ 口側・肛門側のマーキングは少し距離を離して行うが、両サイドのマーキングは病変に近接させるべきである。
◆ 先端透明フードは画像下を少し長くして、デバイスが内視鏡の外に出るときに視野にデバイス先端が入るようにするべきである。
◆ 大きな病変の場合は pocket creation method も有用である。
◆ 剥離が進んだ時点で糸付きクリップを使用すると適切なトラクションが得られて剥離層が視認しやすくなる。
◆ ESD 後潰瘍の周在が 3/4 周を超えると高率に狭窄するため狭窄予防が必要である。狭窄予防にはステロイド局注、ステロイド内服、PGA シート貼付などがある。

ESD 病理診断

主病変：Squamous cell carcinoma, 32 × 28mm, T1a(LPM), ly0, v0, HM0, VM0
副病変：Squamous cell carcinoma, 8 × 7mm, T1a(MM), ly1, v1, HM0, VM0

フォロー

◆ ESD の病理結果にて深達度 M3、リンパ管侵襲、静脈侵襲陽性であった。CT やエコーでは転移は認められないものの、転移リスクがあるため追加治療を推奨した。
◆ 追加治療の選択肢としては手術もしくは化学放射線療法が挙げられた。ご本人は手術を選択されたため、ESD 後 1 か月で食道切除、3 領域廓清、胃挙上再建術を施行した。ESD 後から手術までの間に狭窄症状は認められなかった。

手術病理結果

No residue of the cancer status after ESD. No lymph node metastasis

フォローのポイント

◆ 術後に吻合部狭窄をきたすことがあるので、飲み込みづらさなどをしっかりと聴取するべきである。狭窄をきたした際にはバルーン拡張を行う。バルーン拡張で効果が不十分の時は RIC（radial incision and cutting）を検討する。
◆ リンパ節や遠隔転移の経過観察のために 1 年に 2 回ずつ程度の定期的な CT、頸部エコーを行う。
◆ 咽頭、残食道内に異時発癌を認めることがあるため、1 年に 2 回程度の上部内視鏡を行う。

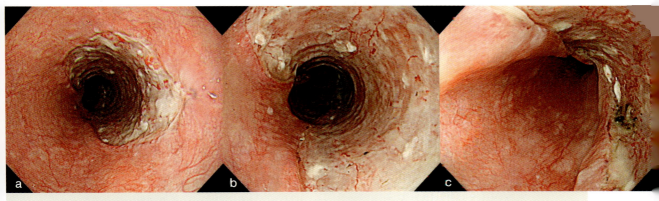

フォロー時の内視鏡像（ESD後1週間）
a：ESD後潰瘍。露出血管は認められない。狭窄もなく食事摂取良好であった。
b：ESD後潰瘍中央。ESD潰瘍の最大周在は3/4周であった。ケナコルト局注の跡が認められ、全体的に白苔の付着が軽度である。
c：ESD潰瘍肛門側。肛門側ではESD後潰瘍の周在は半周程度である。

症例のまとめ

- 検診のスクリーニング内視鏡の抜去時のNBIで発見された表在食道癌症例である。精査内視鏡時に主病変はM2と診断したが、その肛門側に副病変が発見された。副病変にはtype B2血管が認められ、深達度M3と診断した。診断的にESDを行い、偶発症なく切除した。ESD後潰瘍の最大周在が3/4周となったため、ケナコルト80 mgを局注した。病理結果で深達度M3であったが、脈管侵襲陽性であり、リンパ節郭清を含めた食道切除術が行われた。

おさえるべきエビデンス

- Katadaらは、内視鏡治療後の病理結果がT1a-MMもしくはT1b-SM1の長期予後について報告している。SM浸潤もしくは脈管侵襲陽性は転移再発の有意な危険因子であり、手術や化学放射線療法などの追加治療により有意に予後が改善したと報告している。

 Katada C, Yokoyama T, Hirasawa D, et al. Curative Management After Endoscopic Resection for Esophageal Squamous Cell Carcinoma Invading Muscularis Mucosa or Shallow Submucosal Layer-Multicenter Real-World Survey in Japan. *J Gastroenterol.* 2023 Jul 1;118(7):1175-1183.

ESD エキスパートが教える
上部消化管内視鏡診療のすべて

第4章

胃

第4章 胃

順天堂大学医学部 消化器内科 ● 上山浩也

1

症例：80歳台、女性
検査目的：スクリーニング

発見

- スクリーニングのための上部消化管内視鏡検査にて、穹窿部大弯前壁に8mm大、白色調の扁平隆起性病変を認めた。背景粘膜は萎縮性変化を伴っており、*H. pylori*感染の有無を確認する必要性があった。近接像では、上皮下腫瘍様の形態、樹枝状の拡張血管を認め、胃底腺型胃癌を疑う所見であった。

発見のポイント

- 胃底腺型胃癌などの*H. pylori*未感染胃上皮性腫瘍の多くは、穹窿部や胃体部などのU・M領域に発生する頻度が高く、胃のひだを伸展した状態で胃全体をまんべんなく観察する必要がある。
- 胃底腺型胃癌は、*H. pylori*未感染胃に多く発生するが、現感染、既感染の状態でも発生することがある。

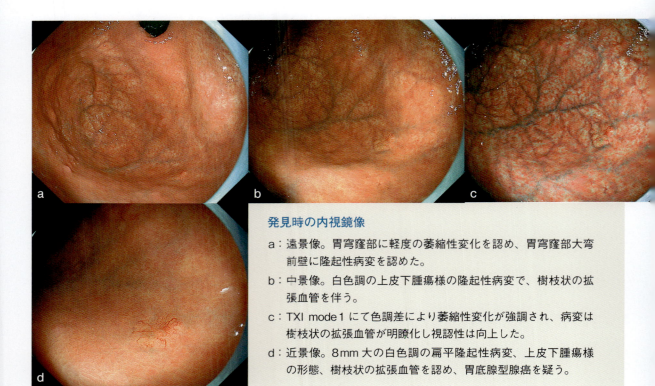

発見時の内視鏡像
a：遠景像。胃穹窿部に軽度の萎縮性変化を認め、胃穹窿部大弯前壁に隆起性病変を認めた。
b：中景像。白色調の上皮下腫瘍様の隆起性病変で、樹枝状の拡張血管を伴う。
c：TXI mode1 にて色調差により萎縮性変化が強調され、病変は樹枝状の拡張血管が明瞭化し視認性は向上した。
d：近景像。8mm大の白色調の扁平隆起性病変、上皮下腫瘍様の形態、樹枝状の拡張血管を認め、胃底腺型腺癌を疑う。

- 胃底腺型胃癌は病理組織学的に胃底腺型腺癌と胃底腺粘膜型腺癌に分類され、内視鏡的鑑別においては組織構築を含めた臨床病理学的特徴を理解する必要がある。

発見のためのアドバイス

- 胃体部腺領域を十分な送気にてひだを伸展した状態で、一方向からの観察ではなく、2方向（見下ろし、見上げ）で病変の存在を確認する。
- 病変の拾い上げに関する画像強調内視鏡（IEE）の有用性についてコンセンサスは得られていないが、TXI や LCI などの IEE を用いることで、色調差から病変の検出がしやすくなる可能性がある。

精査

- 背景粘膜の評価として、胃穹窿部〜胃体下部まで光沢感のある粘膜で萎縮性変化を認め、前庭部には萎縮性変化を認めず、逆萎縮の所見であり、自己免疫性胃炎を疑う所見であった。
- 発見時には自己免疫性胃炎を疑うことは困難であったが、精査時には自己免疫性胃炎を背景に発生した胃底腺型胃癌と診断された。
- 表層は生検の影響はあるも非腫瘍性上皮に覆われていると予想され、胃底腺型腺癌と内視鏡診断することが可能であった。
- MESDA-G では regular MV pattern plus regular MS pattern without a DL と判断され、非癌と診断された。

精査内視鏡のポイント

- 白色光観察（WLI）による背景粘膜の評価においては、*H. pylori* 現感染、既感染、未感染の判断と自己免疫性胃炎の有無が胃腫瘍性病変を拾い上げるために重要な情報である。
- 胃底腺型腺癌の内視鏡的特徴として、WLI では①上皮下・粘膜下腫瘍様の隆起性病変、②白色調・褪色調、③拡張した樹枝状の血管、④背景粘膜に萎縮性変化を認めない、NBI 併用拡大内視鏡観察では①明瞭な DL なし、②腺開口部（crypt opening：CO）の開大、③窩間部（intervening part：IP）の開大、④ irregularity に乏しい微小血管がある。
- 胃底腺粘膜型腺癌は上記の内視鏡的特徴を伴わないことが多く、胃底腺型腺癌に比較して腫瘍径は大きく、表層に腺窩上皮型の癌成分が存在していることが多いため、境界が比較的明瞭であり、表面構造の凹凸や不整さが強い印象がある。

最終診断

- 自己免疫性胃炎を背景に発生した胃底腺型腺癌、8 mm 大、深達度 M 〜 SM1

第 4 章　胃　169

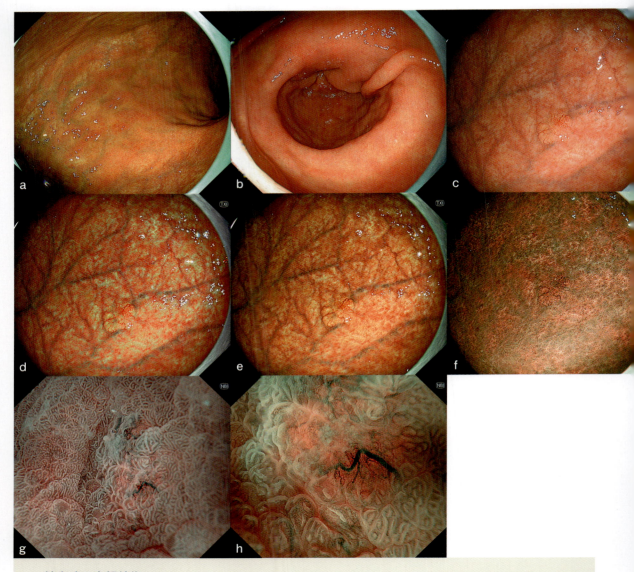

精査時の内視鏡像

a：胃体部見下ろし像。光沢感のある粘膜で散在性に萎縮性変化を認める。
b：前庭部。萎縮性変化を認めず、逆萎縮の所見である。aとbの画像より自己免疫性胃炎を疑う。
c：近接像。発見時と比較して大きな変化は見られない。
d：TXI mode 1　e：TXI mode 2
f：NBI 像。樹枝状の拡張血管が明瞭化するが、境界は不明瞭である。
g：浸水下弱拡大像。明瞭な DL は認めず、生検の影響による表面構造の変化を認めた。
h：浸水下強拡大像。明瞭な DL は認めず、腺開口部・窩間部の開大を認め、MV/MS は regular と判断した。

精査内視鏡のアドバイス

◆ 病変の特徴を考慮しながら、遠景、中景、近景で綺麗な写真を撮影し、質的診断、範囲診断、深達度診断を行う。

◆ IEE を効率的に利用して、病変の特徴を捉える。

◆ 拡大内視鏡を用いて病変の特徴に関する追加の情報を得て、正確な診断を行う。

◆ 胃穹窿部の拡大内視鏡観察は比較的困難と考えられるが、胃内の空気量を調節しながら生理食塩水を EUS のように充満することで、フルズームの撮影が可能となる。

治療

◆ 自己免疫性胃炎を背景に、胃穹窿部大弯前壁に発生した 8 mm 大の胃底腺型腺癌、深達度は M ～ SM1、UL はなしと診断され、ESD を施行した。

ESD のポイント

◆ 通常内視鏡では胃穹窿部大弯前壁は近接困難な部位であるが、胃内の空気を抜いた状態か、体位変換をすれば近接は可能である。また、呼吸性変動と心拍動のために操作性が不良であり、胃壁も薄いことから、筋層を焼灼すると容易に穿孔するリスクがあり、ESD の難易度は比較的高いと考えられている。

◆ GIF-2TQ260M を使用することで、病変へのアプローチは容易になり、左右の鉗子口の選択も可能である。

◆ 全周切開後に S-O clip を使用することで、良好な視野確保により剥離面を直視することが可能であり、牽引することで剥離効率が上がり、処置時間が短縮される。

◆ 内視鏡操作が簡単な病変近位側に S-O clip を装着し、病変反対側（穹窿部小弯後壁）に牽引することで牽引デバイスの効果を最大限に利用する。

◆ 胃内の空気量を調節することで適度な牽引を保ち、安全で簡単な剥離を遂行することが可能であり、筋層損傷や穿孔などなく、病変を一括切除した。

ESD のアドバイス

◆ 穹窿部病変の ESD の場合、GIF-2TQ260M と牽引デバイスを併用すると比較的安全に ESD を遂行することが可能であるが、施設により方法やストラテジーは様々である。

◆ 例えば、右側臥位の体位変換や water pressure method、糸付きクリップなども有用である。

◆ 穹窿部病変の ESD では、局注液・内視鏡スコープ・デバイスの選択、体位変換・牽引デバイスの有無やストラテジーを事前に十分に検討した上で、実際の処置を行うことが重要である。

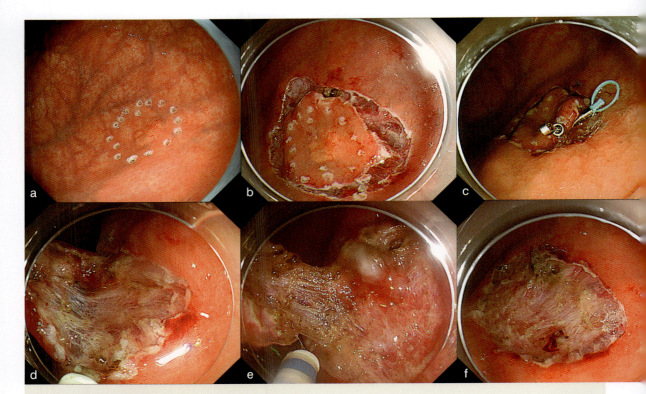

治療時の内視鏡像

a：マーキング。口側に2点マーキング施行。
b：粘膜切開。粘膜下層は非常に薄いため、浅く切開する。止血時にも深くならないように注意する。
c：全周切開後に S-O clip を装着。
d：反対側に牽引することで、剥離面を直視することが可能である。
e：剥離最後の辺縁も牽引により、容易に切除することが可能である。
f：偶発症なく一括切除が可能であった。

使用スコープ：GIF-2TQ260M
使用ナイフ：デュアルナイフ
局注液：生理食塩水＋リフタル K（7：3）
高周波：VIO300D
　マーキング時 Swift 凝固 effect 4/30W
　切開時 Endocut effect 2/Duration 2/Interval 2
　剥離時 Swift 凝固 effect 4/40W

ESD 病理診断

- U, Gre, type 0-Ⅱa, 7×7mm, gastric adenocarcinoma of fundic-gland type, pT1b1（SM1：50µm）, Ly0, V0, UL0, HM0, VM0

フォロー

- ESD の病理結果にて eCura B と判断され、定期的に経過観察する方針となった。
- 自己免疫性胃炎を背景に発生した胃底腺型腺癌であったが、通常型胃癌、神経内分泌腫瘍などの発生リスクもあり、厳重なフォローが必要である。

フォローのポイント

◆ 胃底腺型胃癌の治療（治癒切除）後の経過観察の時期に関しては各施設により様々である。自施設においては異時性病変のリスクを考慮し、年1回の上部内視鏡検査にて経過観察しているが、今後の解析結果によっては期間を延長しても良い可能性がある。

◆ 胃底腺型腺癌、SM 500μm以深、脈管侵襲がない場合、低悪性度の腫瘍であることから追加外科切除の適応はないかもしれないが、現状ではエビデンスがなく今後の課題とされている。

症例のまとめ

◆ スクリーニングの内視鏡で発見された、自己免疫性胃炎を背景に発生した胃底腺型胃癌の症例である。内視鏡的には典型的な胃底腺型腺癌の特徴を示し、内視鏡診断は比較的容易であったが、内視鏡治療は穹窿部病変であり比較的難易度が高い病変であった。GIF-2TQ260Mと牽引デバイスを組み合わせることで、安全に内視鏡切除することが可能であった。

おさえるべきエビデンス

胃病変の通常観察と拡大観察法

浦岡俊夫（編集）．レジデントのための消化器内視鏡ことはじめ．メジカルビュー社，2023．第4章 上部消化管内視鏡検査，4 病変を見つけた後の観察法，4-1 通常観察と拡大観察法（胃癌診断を中心に）［上山浩也］

胃底腺型胃癌の病理組織学的分類

Ueyama H, Yao T, Akazawa Y, *et al.* Gastric epithelial neoplasm of fundic-gland mucosa lineage: proposal for a new classification in association with gastric adenocarcinoma of fundic-gland type. *J Gastroenterol.* 2021 Sep; 56(9): 814-828.

Ueyama H, Yao T, Nakashima Y, *et al.* Gastric adenocarcinoma of fundic gland type (chief cell predominant type): proposal for a new entity of gastric adenocarcinoma *Am J Surg Pathol.* 2010 May; 34(5): 609-19.

胃底腺型胃癌の内視鏡的特徴

Matsumoto K, Ueyama H, Yao T, *et al.* Endoscopic features of gastric epithelial neoplasm of fundic gland mucosa lineage. *Diagnostics* (Basel). 2022 Nov 2; 12(11): 2666.

Ueyama H, Matsumoto K, Nagahara A, *et al.* Gastric adenocarcinoma of the fundic gland type (chief cell predominant type). *Endoscopy* 2014 Feb; 46(2): 153-7.

胃穹窿部病変の内視鏡治療

Ueyama H, Murakami T, Matsumoto K, *et al.* Modified attachment method using S-O clip and multibending scope for gastric ESD at the greater curvature of the fundus. *Endosc Int Open* 2021 Feb; 9(2): E195-E196.

第4章　胃

東北大学病院 消化器内科 ● 八田和久

2

症例：50歳台、男性
検査目的：胃粘膜下腫瘍様病変の精査

発見

◆ 前医から胃粘膜下腫瘍様病変の精査目的に当科紹介となり、上部消化管内視鏡検査を施行した。胃体上部大弯後壁に深い陥凹を伴う粘膜下腫瘍様病変を認めた。陥凹部から計3回の生検を行ったが、Group 1 もしくは Group 2（carcinoma suggestive）が得られるのみであった。

発見のポイント

◆ 本病変の発見は比較的容易である。
◆ 本病変のポイントは術前病理診断である。隆起部は非腫瘍粘膜で被覆されているため、陥凹部を生検するが、診断がつかない場合にはボーリング生検や超音波内視鏡下穿刺吸引術（endoscopic ultrasound-guided fine needle aspiration：EUS-FNA）を考慮する。それでも診断困難な場合は、診断的切除も考慮する。

精査

◆ 特殊型の癌を第一に考えつつも、リンパ腫、神経内分泌腫瘍、間葉系腫瘍などの可能性も考え、白色光観察、NBI 拡大観察、超音波内視鏡（EUS）を行う。

精査内視鏡のポイント

◆ 通常白色光で観察を行い、まずは凹凸、色調、血管拡張の有無、空気伸展による変形などを確認する。病変は中心に発赤を伴う深い陥凹を認める粘膜下隆起であり、表面に血管拡張を認める。また、空気伸展した際にも隆起は平坦化せず台状隆起を認める。
◆ 陥凹部に対して水浸下で NBI 拡大観察を行うと、周囲の粘膜と異なる小腺管構造が認められるが、irregular microsurface pattern は認められず、口径不同など癌を示唆するような irregular microvascular pattern も認められなかった。以上より、癌だった場合に粘膜表面に腫瘍が露出している可能性は低いと考えられた。
◆ EUS では、第2～3層に局在する比較的均一な低エコー性腫瘤が認められ、第3層への不整な陥入像が認められたが、粘膜下層に相当する第3層の途絶は認められなかった。Doppler EUS では、ある程度の太さの血管は認められるものの、極端に太

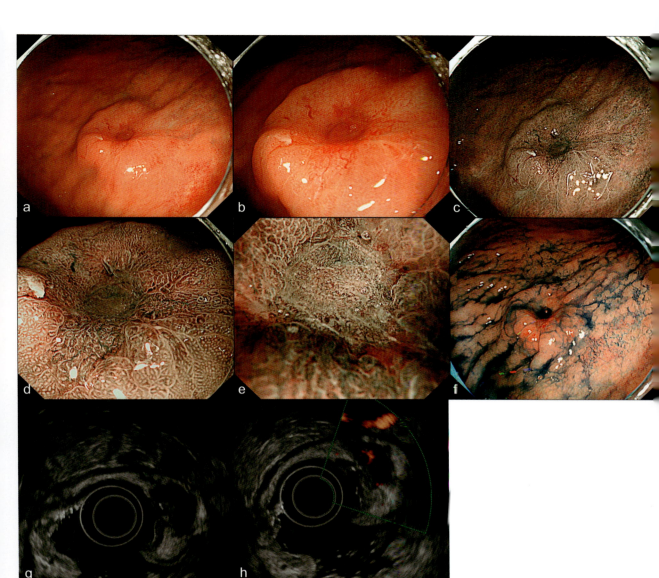

精査時の内視鏡像

a：白色光観察では、胃体上部大弯後壁に深い陥凹を伴う粘膜下腫瘍様病変を認める。

b：近接での白色光観察では、隆起部に血管拡張所見を認める。

c：NBI では同様に、周囲粘膜下隆起、中心に深い陥凹を認める。

d：隆起部の NBI 弱拡大観察では、irregular microvascular pattern、irregular microsurface pattern は認められず、隆起部は非腫瘍上皮に被覆されていると考えられる。

e：陥凹部は空気下では近接困難であったが、水浸下に観察することで近接での拡大観察が可能である。陥凹部の NBI 強拡大観察では、小型の腺管は認められるものの irregular microvascular pattern、irregular microsurface pattern は認められず、非腫瘍上皮に被覆されているものと考えられる。

f：インジゴカルミン散布後観察では、凹凸がより明瞭となる。

g：EUS（GIF-UE260, 12MHz）では、腫瘍は第2〜3層に局在するものの、粘膜下層に相当する第3層の途絶は認められない。

h：Doppler EUS では、腫瘍内に血管は認められるものの、極端に太い血管は認められない。

い血管は認められなかった。

- 以上より、特殊型の早期胃癌、その中でも lymphoid stroma を伴う早期胃癌が最も疑われ、深達度は cT1b-SM2 と考えられた。鑑別疾患としてリンパ腫、神経内分泌腫瘍が挙げられた。

最終術前診断

- 胃体上部大弯後壁の粘膜下腫瘍様病変、径 16 mm、生検結果と併せて早期胃癌疑い、cT1b-SM2

精査内視鏡でのアドバイス

- 空気伸展の際には、ひだが引き伸ばされる程度の十分な伸展下で、台状挙上の有無を評価する。
- 本病変のような深い陥凹部の観察では、内視鏡が陥凹部に近寄れず、十分な NBI 拡大内視鏡画像が得られないことがある。水浸下で行うことで、光の屈折率の関係で 1.3 倍程度近く見えるようになり、より詳細な NBI 拡大内視鏡観察が可能となる。
- EUS による疾患鑑別のためには、腫瘍が第何層から連続するか、腫瘍内部エコー、腫瘍形態に特に注意して観察することが重要である。

治療

- 確定診断のための EUS-FNA は、腫瘍の厚さが 6 mm 程度のため断念した。
- 上記診断より、外科切除を強くお勧めした。しかし、術前検査を一旦すべてキャンセルするなど、確定診断がついていない中での外科手術に対して強い抵抗があり、ESD を強く希望された。医療者側が予想している「癌」の診断となった場合、ガイドラインにて追加外科切除が標準治療の病変である可能性が非常に高いこと、ESD 途中で穿孔のリスクが高いと判断した際には撤退することをお勧めした上で、患者の希望通り ESD 先行の治療方針となった。

ESD のポイント

- 粘膜下層に広がる病変であることを十分に想定した上で、病変周囲マーキングを行った。
- 全周切開した後に、反転観察下で肛門側大弯側から口側小弯側に向かって粘膜下層剥離を行った。
- 粘膜下層深部浸潤の可能性が考えられたため、粘膜下層深部（固有筋層直上）を剥離ラインにするとともに、太い血管に対して pre-coagulation を行った上で粘膜下層剥離していった。
- 穿孔、筋層損傷なく一括切除した。

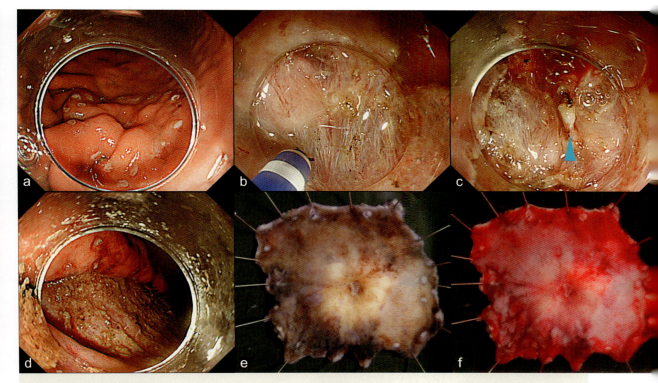

治療時の内視鏡像

a：粘膜下に腫瘍が存在することを加味した広めのマーキングを行う。
b：粘膜下層剥離。適宜 ORISE ProKnife による局注を行いながら筋層直上で剥離していく。
c：太い血管（矢頭）に対しては、pre-coagulation を行った上で粘膜下層剥離を進めていく。
d：ESD 後潰瘍。潰瘍底の露出血管に対して、止血鉗子にて予防的焼灼を行う。
e：ESD 検体。水浸下に写真撮影を行う。
f：ESD 検体の HE 染色像。同様に、水浸下に写真撮影を行う。

使用スコープ：GIF-Q260J
使用ナイフ：ORISE ProKnife
局注液：リフタル K ＋ グリセオール（1:1）
高周波：VIO3
　マーキング時 Twin coagulation effect 4.5
　切開時 Drycut effect 4.5
　剥離時 Twin coagulation effect 4.5
　凝固時 Soft coagulation effect 4.5

ESD のアドバイス

◆ 本病変では粘膜下層深部浸潤の可能性が考えられたため、断端陰性切除のために固有筋層直上で剥離を行っていく必要がある。

◆ 本症例では用いなかったが、糸付きクリップを用いることでトラクションがかかり、剥離ラインを視認しやすくなる。

◆ 本病変のような厚みのある病変では太い栄養血管がある可能性があり、十分な術前評価とともに切開剥離時にも注意を払い、pre-coagulation を行いながら剥離していく必要がある。

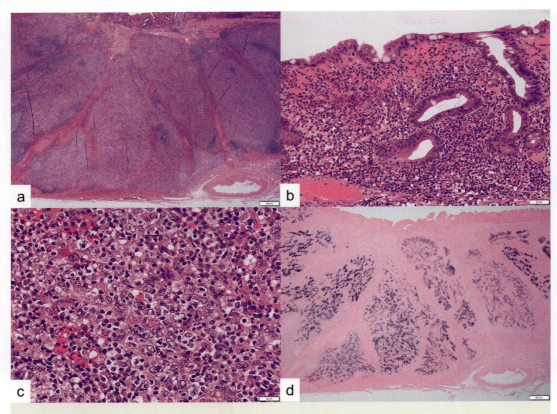

ESD 標本の病理組織像

a：HE 染色像。粘膜下層に典型的な lymphoid stroma を認める。
b：陥凹部の HE 染色像。粘膜表面には癌の露出を認めない。
c：粘膜下層の HE 染色像。リンパ球浸潤とともに、低分化型腺癌細胞を認める。
d：EBER-ISH 像。粘膜下層に存在する癌細胞に EBER のシグナルを認める。

ESD 病理診断

- 0-Ⅱc, 19×16 mm, carcinoma with lymphoid stroma, pT1b-SM2（粘膜下層浸潤距離：5 mm）, Ly0, V0, pUL1, pHM0, pVM0, EBER-ISH（+）

フォロー

- ESD の病理結果では、Epstein-Barr virus（EBV）関連胃癌で完全切除であり、CT では転移を認めなかった。しかし、pT1b-SM2 であることから eCura C-2 であり、eCura system では 1 点と低リスク（リンパ節転移率 2.5％）であった。
- EBV 関連胃癌に限った検討では、リンパ管侵襲陽性、粘膜下層浸潤距離 4 mm 以上がリンパ節転移リスク因子であり、本症例では後者に該当していた。

- ガイドラインでは追加外科切除が標準治療であること、リンパ節転移率が 2.5 ％であること、追加外科切除を行わずに転移再発した際にはほぼ救命が困難であることを説明した上で、追加外科切除を強くお勧めし、追加外科切除を行った。

手術病理結果

- 遺残・リンパ節転移ともになし。

フォローのポイント

- ガイドラインにおいて、eCura C-2 の標準治療は追加外科切除である。
- 追加治療なしを選択する際には、eCura system や過去の EBV 関連胃癌報告に基づくリンパ節転移率を説明するとともに、これまでのデータからは転移再発した際にはほぼ救命困難であることを説明して十分に理解してもらう必要がある。
- EBV 関連早期胃癌はリンパ節転移率が低いとされており、データが増えてきているが、現在のところガイドラインを変更させるには至っておらず、通常の胃癌と同じ推奨である。今後さらなるデータ集積に基づいて治療方針を確立していく必要がある。

症例のまとめ

- 粘膜下腫瘍様の形態を呈した EBV 関連胃癌症例である。術前確定診断が困難であり、特殊型胃癌を第一に考えつつも、患者の強い希望から ESD を施行した。最終的に carcinoma with lymphoid stroma であったが、eCura C-2 であり、ガイドラインに従って追加外科切除が行われた。

おさえるべきエビデンス

- EBV 関連早期胃癌では、通常の早期胃癌に比してリンパ節転移が少ないと言われている。Tsuji らは、粘膜下層浸潤 EBV 関連胃癌 185 例を解析し、リンパ節転移率は 4.9 ％であり、多変量解析にてリンパ管侵襲と粘膜下層浸潤距離 4000 μm 以上がリンパ節転移リスク因子で、これらの 2 因子がない場合はリンパ節転移が 0 ％（0/96, 95 ％信頼区間 0 ～ 3.8 ％）だったと報告している。

Tsuji Y, Ushiku T, Shinozaki T, *et al.* Risk for lymph node metastasis in Epstein-Barr virus-associated gastric carcinoma with submucosal invasion. *Dig Endosc.* 2021 May; 33(4): 592-597.

第4章 胃

虎の門病院分院 消化管センター内科 ● 山下 聡

3 症例：60歳台、男性
検査目的：大腸癌術後のスクリーニング

発見

- 進行大腸癌に対する手術後、定期的な消化管スクリーニング目的に上部内視鏡検査を施行した。ヘリコバクター・ピロリは以前に除菌されている。
- 見上げ操作にて体上部小弯後壁寄りに、血管透見の消失、少量の出血を伴う発赤領域が認められた。近接すると発赤領域内には陥凹を伴っていた。インジゴカルミン散布では陥凹は明瞭化したが、病変としての境界はやや不明瞭となった。生検で高分化型腺癌が認められた。

発見のポイント

- 通常白色光でスクリーニングを行う際、背景の血管透見が減弱ないしは消失した発赤領域があった場合には、炎症や腫瘍が存在している可能性がある。炎症・腫瘍

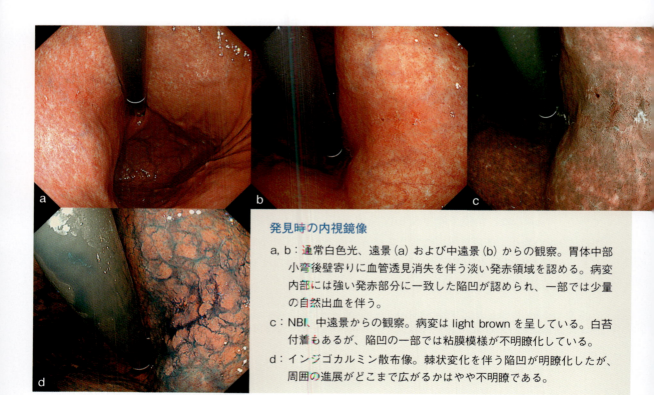

発見時の内視鏡像

a, b：通常白色光、遠景（a）および中遠景（b）からの観察。胃体中部小弯後壁寄りに血管透見消失を伴う淡い発赤領域を認める。病変内部には強い発赤部分に一致した陥凹が認められ、一部では少量の自然出血を伴う。
c：NBI、中遠景からの観察。病変は light brown を呈している。白苔付着もあるが、陥凹の一部では粘膜模様が不明瞭化している。
d：インジゴカルミン散布像。棘状変化を伴う陥凹が明瞭化したが、周囲の進展がどこまで広がるかはやや不明瞭である。

使用スコープ：GIF-H290Z
鎮静剤：なし

の鑑別が最も問題となるが、境界明瞭、不整形な発赤病変は腫瘍の可能性を考え、NBI 拡大観察を行う。

◆ 病変の一部に自然出血が認められることも、癌発見の一助となることがある。
◆ 通常白色光での観察の後、中遠景で NBI 観察を行う。ある程度領域性が確認できれば、腫瘍性変化を念頭により詳細な観察を行う。拡大機能のない内視鏡の場合には、生検を考慮する。
◆ インジゴカルミン散布は病変内の凹凸や粘膜模様の変化を明瞭化させ、癌と非癌の鑑別や病変の境界診断にしばしば使用される。病変や背景粘膜の状態によってはインジゴカルミン散布があまり有用でないときもあり、注意を要する。

発見のためのアドバイス

◆ HP 感染は胃癌のリスク因子であり、除菌後にも注意が必要である。
◆ 胃壁を過伸展しすぎると、病変が分かりにくいこともあり、送気条件を多少変えながら胃内スクリーニングを行う。
◆ 毎年スクリーニングを受けている患者でも、初回スクリーニングのつもりで丁寧に観察することが重要である。

精査

◆ 初回内視鏡では病変内に厚みや硬さは認められず粘膜内病変が想定されたが、改めて粘膜下層浸潤を疑う所見がないかどうかを判断する。通常白色光での観察で浸潤が疑われた際には NBI 拡大観察後に、超音波内視鏡（EUS）による評価も検討する。
◆ NBI 拡大観察下に病変全周において境界診断を行う。内視鏡上に境界が不明瞭、もしくは自信が持てない場合には、治療前に生検を行い、陰性を確認しておくことが重要である。

精査内視鏡のポイント

◆ 通常白色光での観察では、病変内に面の形成や潰瘍形成は認められなかった。脱気による変形は良好であり、粘膜内病変と判断した。
◆ 続いて NBI 拡大観察を行うと、縞状の粘膜模様（榊分類 C pattern）を背景として、病変内の粘膜微細模様は不明瞭化・消失していた。また微小血管には拡張、蛇行、口径不同、形状不均一が認められた。分化型腺癌と診断した。
◆ Demarcation line は全周同定可能であり、20 mm 大の病変と考えられた。

最終診断

◆ 分化型腺癌, 20 mm, 0-Ⅱc, 深達度予測 M, 潰瘍合併なし

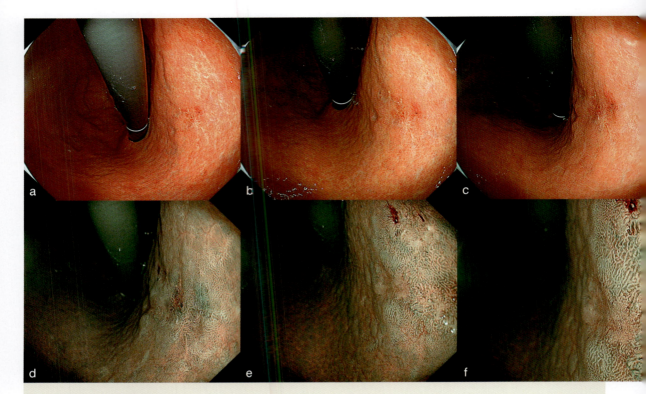

精査時の内視鏡像

a, b, c：通常白色光、中遠景からの観察。病変内には生検による小瘢痕が認められる。少し脱気を行うと病変本来の凹凸が目立つようになるが (c)、明らかな硬さは認められない。

d, e, f：NBI 中遠景 (d) および近接 (e, f) での拡大観察。背景の粘膜模様と比較し大型化し不整な粘膜模様が認められ、陥凹内においては粘膜模様が不明瞭化している。内部の微小血管は拡張、蛇行、口径不同を伴う。Microvascular pattern, microsurface pattern いずれも不整と判断される。Demarcation line は全周同定可能であった。

使用スコープ：
GIF-XZ1200

精査内視鏡のアドバイス

- 通常白色光での観察にて、色調変化や血管透見の減弱の範囲から、ある程度の範囲診断を行った上で、より詳しい観察を NBI 拡大観察で行う。
- NBI 拡大観察はまず中遠景から行い、健常粘膜から病変に近づく方向で行う。境界が明瞭な場合にはそのまま全周の境界を追えることも多いが、境界が不明瞭な際には一度病変から離れて、再度健常粘膜から病変に近づきながら観察を行う。
- 深達度診断を行う際には送気量を調整し、適宜脱気を行いながら病変内に硬さが認められないかの確認を行う。SM 浸潤を伴う陥凹型早期胃癌の特徴としては、病変内の凹凸や壁硬化像、辺縁の隆起、台形挙上、UL＋の病変ではひだの先太り、癒合などが報告されている。

治療

- 術前精査では ESD 適応病変であり、ESD による切除を選択した。
- 治療困難となる要素（穹窿部などの腫瘍局在、高度の潰瘍瘢痕合併、広範囲病変）は認められず、内視鏡室で ESD を施行した。

ESD のポイント

- 全周マーキングの後、型通り肛門側より処置を開始した。切開を行い、深切りを行っていくと、徐々に粘膜下層に入り込めるようになる。
- 出血に対しては、慌てず1ヵ所ずつ丁寧に出血点を探し、止血を行う。出血点が分からないときには闇雲に凝固するのではなく、周囲の粘膜切開を加えたり、少し深切り操作を行い視野を確保することで、出血点を視認しやすくなる。
- 出血の勢いが強く、すぐに視野がとれなくなってしまうときには、送水の代わりに透明な gel（ビスコクリア® や OS-1® ゼリー）を鉗子口から注入する gel immersion endoscopy を用いることで、視野確保ができ直視下で止血処置が可能になる。
- 粘膜下層の剝離が進み、スコープ先端の透明フードでトラクションをかけられるようになった後は効率のよい粘膜下層の剝離が可能となるが、胃体部小弯病変では、奥にある筋層が垂直方向となり筋層損傷をきたしやすいため、剝離深度に注意が必要である。

ESD 病理診断

- 14×13mm、0-Ⅱc, tub1＞tub2, pT1a(M), UL0, Ly0, V0, HM0, VM0

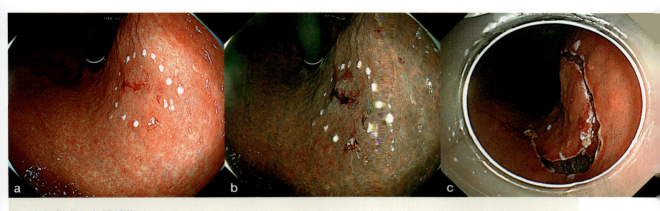

治療時の内視鏡像

a, b：肛門側をダブルマークとして全周マーキングを施行した。
c：肛門側の粘膜切開。引き続き、粘膜下層に入り込めるようになるまで、やや遠めから筋層と平行に数回深切り操作を行う。

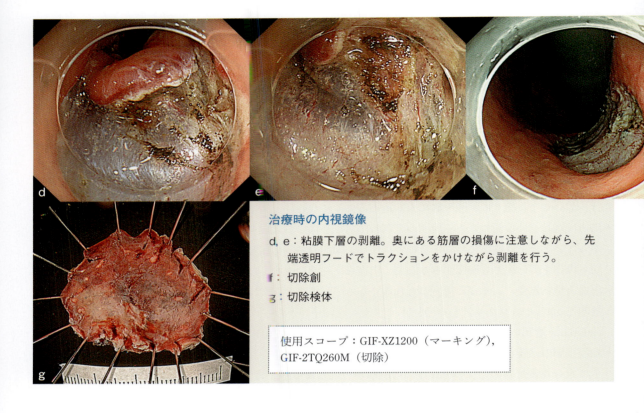

治療時の内視鏡像

d, e：粘膜下層の剥離。奥にある筋層の損傷に注意しながら、先端透明フードでトラクションをかけながら剥離を行う。
f：切除創
g：切除検体

使用スコープ：GIF-XZ1200（マーキング），GIF-2TQ260M（切除）

フォロー

- ESD検体の病理結果にて治癒切除（eCura A）であった。2ヵ月後の内視鏡検査にて創部は瘢痕化していた。
- 今後も異時性多発癌のスクリーニングのため、年1～2回の定期内視鏡検査を行う。
- HP陽性であれば除菌を検討するところであるが、本症例は以前HP除菌療法を受けており、入院中の便中抗原検査は陰性であった。

フォローのポイント

- 異時性多発癌を念頭に丁寧な内視鏡スクリーニングを継続していく。可能であれば拡大機能を備えた内視鏡でのスクリーニングが望ましい。

症例のまとめ

- 大腸癌術後、定期的な上部内視鏡スクリーニング検査にて診断された早期胃癌症例である。通常白色光観察の色調変化、血管透見消失が発見の契機となり、NBI拡大観察では微小血管、表面微細構造いずれも不整であり、癌と診断した。ESDにて治癒切除が得られた。

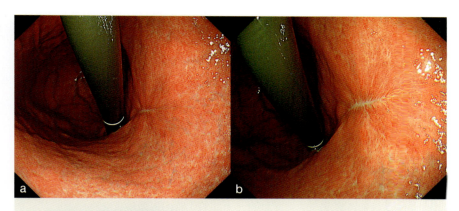

ESD 2ヵ月後の内視鏡像
創部は完全に瘢痕化している。

おさえるべきエビデンス

- 早期胃癌の診断においては、拡大内視鏡診断アルゴリズム（magnifying endoscopy simple diagnostic algorithm for gastric cancer：MESDA-G）が提唱されている。病変と非病変との間の境界線（demarcation line）を確認し、粘膜の微小血管構築像（microvascular pattern：V）と表面微細構造（microsurface pattern：S）の整・不整を評価する VS classification system を用いて癌・非癌を鑑別する。

 Muto M, Yao K, Kaise M, *et al*. Magnifying endoscopy simple diagnostic algorithm for early gastric cancer（MESDA-G）. *Dig Endos*. 2016; 28: 379-93.

第4章　胃　　　聖マリアンナ医科大学 消化器内科 ● 前畑忠輝

4
症例：60歳台、女性
検査目的：HP除菌後のスクリーニング

発見

- ヘリコバクター・ピロリ除菌後のスクリーニング目的で上部消化管内視鏡検査を施行した。胃内観察時に胃体下部小弯前壁寄りに周囲よりもわずかに軽度発赤調で粘膜粗造の領域を認めた。初見では周囲の地図状発赤とあまり変化ないように見える。

発見のポイント

- 白色光では、体部小弯に噴門部まで続く地図状発赤を認め、除菌後変化と考えられる。その中で、体下部小弯前壁側に周囲粘膜よりもわずかに発赤し、粘膜粗造な領域がある。非拡大のNBIでは、その領域は周囲の粘膜よりも色調変化を認める。悪性の可能性を考え、生検が施行され、Group 5（中分化型腺癌）と診断された。
- 発赤調の平坦・陥凹性変化を安易にびらんや斑状発赤と判断せず、丁寧に観察し、適宜NBIやBLIなどの画像強調内視鏡（IEE）を使用し確認することが重要である。

発見のためのアドバイス

- 当たり前のことだが、洗浄をしっかり行う必要がある。特に除菌後胃癌は見逃しや

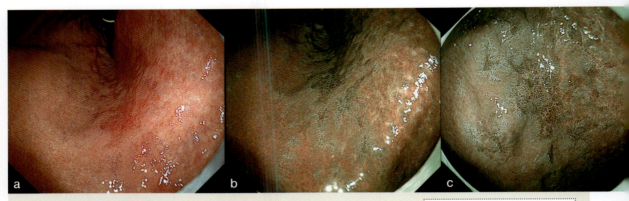

発見時の内視鏡像

a：小弯全体に噴門部まで続く地図状発赤が見られる。体下部小弯前壁寄りに軽度発赤調の領域がある。
b：非拡大NBI観察（遠景）では病変を認識することはできない。
c：非拡大NBI観察（中景）では白色光で発赤調の領域に一致して、色調変化を認める。

使用スコープ：GIF-H290
鎮静剤：ミダゾラム

すく、洗浄不良による見逃しを防ぐためにも、前処置および検査中の洗浄をしっかり行うようにする。

◆ 除菌後胃癌の好発部位を知る。特に前庭部の腸上皮化生、中間帯に多く発生する。

◆ 除菌後胃癌は表層に非腫瘍性上皮の被覆の混在などがあり、質的診断や周囲粘膜との境界認識が不明瞭となっている。そのため、周囲の胃炎変化による凹凸や色調変化に紛れ込んでしまい、認識しづらい。

◆ 観察のポイントとして、少しでも周囲と異なる変化を見つけた場合に、詳細に観察する。特に領域性を持つ場合は、悪性の可能性が上がるため NBI 拡大観察などの精査を検討する。

◆ NBI や BLI などの非拡大でも色調変化などで周囲との変化を見ることができるため、積極的に使用する。

精査

◆ 先述したように除菌後胃癌は非腫瘍性上皮の被覆などにより、病変の境界が不明瞭となっていることが多い。また、除菌後胃癌はピロリ菌陽性胃癌よりも腫瘍径が小さいことも診断を困難にしている要因である。そのため、非連続性に病変が存在する可能性があり、主要領域よりも広い範囲をくまなく観察する必要性がある。ただ、NBI 拡大観察でも表面構造や微小血管の所見が非常に乏しく、判断に迷う場合もあるため、その際は周囲生検などを行うことも検討する。

精査内視鏡のポイント

◆ まずは白色光で周囲との色調変化や凹凸などの確認を行う。次に NBI 非拡大観察で、白色光と同様に周囲との色調変化や粘膜変化を確認し、病変部位の確認をする。除菌後胃癌は病変認識が難しいため、治療時に不明瞭にならないように病変の部位を写真から推定できるメルクマールとなる所見を含む写真をしっかり撮影しておくことが重要である。

◆ 続いての NBI 拡大観察では、中拡大では表面構造は乳頭・顆粒状構造を呈している部分の境界は明瞭だった。しかし、強拡大では一部は病変大部の血管に不整が見られたが、表面構造の不整は乏しく、境界が不明瞭だった。色素内視鏡（インジゴカルミン）ではほとんど病変を認識することができなかったこともあり、周囲生検を行い、範囲診断の一助とした。

◆ 病変の厚みや凹凸のある表面構造、辺縁隆起などがなく、明らかな粘膜下層浸潤を疑う所見は見られなかった。

最終診断

◆ 早期胃癌，0-Ⅱc，10mm 大，予測深達度：M，UL（－）

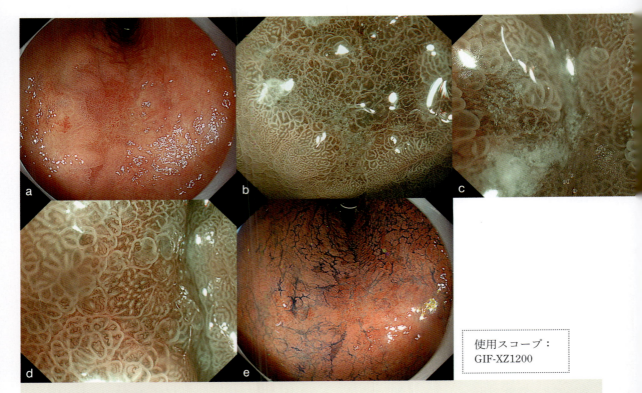

使用スコープ：
GIF-XZ1200

精査時の内視鏡像
a：発見時よりも若干発赤が少なくなっている。周囲には周囲生検の生検痕が見られる。
b：拡大NBI観察（中拡大）。表面構造は乳頭・顆粒状構造を呈している部分の境界は明瞭だった。
c, d：拡大NBI観察（強拡大）。一部で内部の血管不整が見られたが、表面構造の不整は乏しい部分もあり、非腫瘍性上皮に被覆されているため境界が不明瞭だった。
e：色素内視鏡（インジゴカルミン）ではほとんど病変を認識することができない。

精査内視鏡のアドバイス
- 通常は白色光では深達度を判断するために色調や病変の厚み、凹凸不整、辺縁隆起、陥凹であれば陥凹内隆起の有無などを確認する。
- 除菌後胃癌では、確実に非腫瘍と思われる部分から観察を開始する。病変部位から観察を開始すると、周囲の非腫瘍性上皮に被覆されて不明瞭となっている病変を見逃す可能性がある。
- 別の部位にも副病変がある多発症例の可能性を念頭に置いて精査する。
- 除菌後胃癌の中で中間帯に発生する症例は、凹凸不整に乏しく、色素内視鏡（インジゴカルミン）があまり有効でないことがあるため、NBI拡大内視鏡は必須である。
- 範囲不明瞭な場合は、病変辺縁および確実に病変ではない部位を含めて生検する。

治療

- 患者に精査内視鏡時の診断およびガイドラインで内視鏡治療の絶対適応病変であることを説明し、ESD を行う方針とした。

ESD のポイント

- 病変は不明瞭であったため、精査内視鏡時の周囲生検（すべて Group 1）を参考に、やや広めにマーキングする方針とした。
- 粘膜下層に潜り込むために肛門側から U の字に切開を行った。その後、肛門側より適宜ナイフ局注を行いながら、粘膜下層に潜り込み、筋層直上の血管が少ない層まで剥離した。

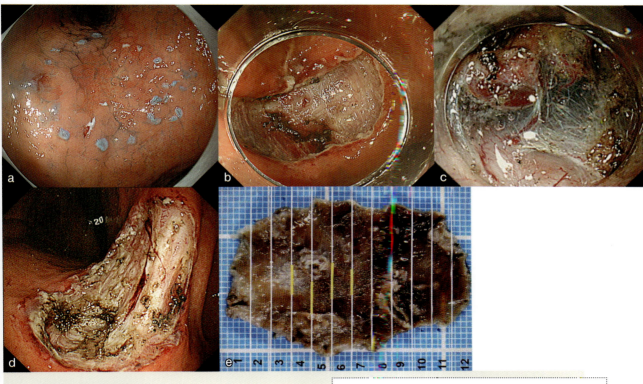

治療時の内視鏡像

a：周囲生検痕を参考にやや広めにマーキング。肛門側にダブルマークを置いた。
b：U の字型に半周切開および剥離を施行。
c：筋層直上の血管が少ない粘膜下層まで潜り込む。
d：切除後潰瘍底
e：切除標本のマッピング

使用スコープ：GIF-H290T
使用ナイフ：Dual knife J 2.0 mm
局注液：グリセオール、ヒアルロン酸ナトリウムの混合液
高周波：VIO3
　マーキング Soft Coag. effect 4.5
　粘膜切開 Endocut I effect 3, duration 3, interval 3
　粘膜下層剥離 precise SECT effect 4.0
　ナイフ止血 Spray Coag. effect 1.2
　止血鉗子 Soft Coag. effect 4.0

- 次に全周切開を行い、切開ラインをトリミングし、残りの粘膜下層を剥離した。前壁側は貫通血管が多く、やや出血が多かったが、穿孔などの偶発症などはなく、病変を一括切除とした。

ESD のアドバイス

- 水平断端の確認のためだけでなく、自分達の範囲診断の妥当性の検証のために病変の口側か肛門側にダブルマーキングを行っておく。
- 先端系ナイフでの ESD の場合は、いかに筋層直上の粘膜下層に潜り込むかが重要である。筋層直上の粘膜下層は血管が少なく、貫通血管をしっかり処理することで安全かつ確実な ESD を行うことが可能となる。
- 小弯側（特に前壁）は、時間の経過とともに内視鏡の近接が難しくなるケースがある。そのため、マルチベンディングスコープやトラクションなどの準備をしておくとよい。

ESD 病理診断

- Adenocarcinoma（tub2 > por2），肉眼型 0-Ⅱc，腫瘍径 12×8 mm, pT1a（M），UL0, ly0, v0, pHM0, pVM0

フォロー

- 病理結果で分化型癌と未分化型癌が混在している場合は、優勢な組織像に従って分類される。本症例は分化型癌が優勢だったため、分化型癌として分類した。ガイドラインでは内視鏡根治度 A（eCura A）と診断した。
- 今後は年1〜2回の内視鏡検査で経過観察の方針とした。

フォローのポイント

- ESD 後の患者の5〜15％程度の人が異所性・異時性再発をきたすことがあるため、継続的な内視鏡フォローは必須である。
- 除菌後胃癌の長期経過例では未分化型癌の発生もみられることから、観察時は褪色調変化にも気をつける必要がある。

症例のまとめ

- 除菌後のスクリーニング内視鏡で発見された除菌後胃癌の症例である。わずかな色調変化を見逃さずに発見・診断できた示唆に富む病変であった。ただ、病理結果は精査時の診断よりもやや病変範囲は広く、除菌後胃癌の境界診断が難しいことを再認識した。

おさえるべきエビデンス

- Yagi らは、除菌後胃癌において非拡大 NBI による cancer brownish と周囲の green epithelium を比較することで病変の境界診断に有用であることを報告している。

Yagi K, Nagayama I, Hoshi T, *et al.* Green epithelium revealed by narrow-band imaging (NBI): a feature for practical assessment of extent of gastric cancer after *H. pylori* eradication. *Endosc Int Open.* 2018 Nov; 6(11): E1289-E1295.

第4章　胃

神奈川県立がんセンター 消化器内科 ● 滝沢耕平

5 症例：60歳台、女性
検査目的：早期胃癌 ESD 後のサーベイランス

発見

- 3年前に他院にて胃体下部の早期胃癌に対して ESD を施行された（治癒切除）。その際にピロリ菌も除菌済み。転居に伴い当院での経過観察を希望されたため来院、上部内視鏡検査を施行した。
- 胃体下部後壁の ESD 後瘢痕部には再発を疑う所見を認めなかったが、前庭部大弯に病変を指摘した。

発見のポイント
- 除菌後で萎縮は C-2 程度。スクラッチサイン陽性で除菌は成功していると考えられた。
- 前庭部大弯に 10mm 大のわずかに褪色調を呈する陥凹を認めた。
- 白色光および TXI では病変の認識はやや難しい。
- NBI では周囲とやや色調の異なる、白色調の領域として認識される。
- インジゴカルミン散布にて比較的境界明瞭な浅い陥凹性病変として認識可能。
- 生検を施行し、group 5, sig であった。

発見のためのアドバイス
- 胃内のスクリーニングを開始する前に、胃内をきちんと洗浄・吸引する。
- スクリーニングの際は、胃内を漫然と眺めるのではなく、5mm の IIc 病変を見つけるつもりで観察する。
- "いつもと何か違う？" という違和感を大切にする。

精査

- 初回の内視鏡検査では生検 sig であったが、10mm 大の病変で、SM 浸潤や UL を示唆する所見に乏しく、ESD 絶対適応病変である可能性が高いと考えられた。精査内視鏡では、深達度の再評価と病変範囲の同定を行い、必要に応じて周囲の陰性生検を行う。

精査内視鏡のポイント
- まず白色光でしっかり観察する。見えている病変よりも広い範囲で病変が存在して

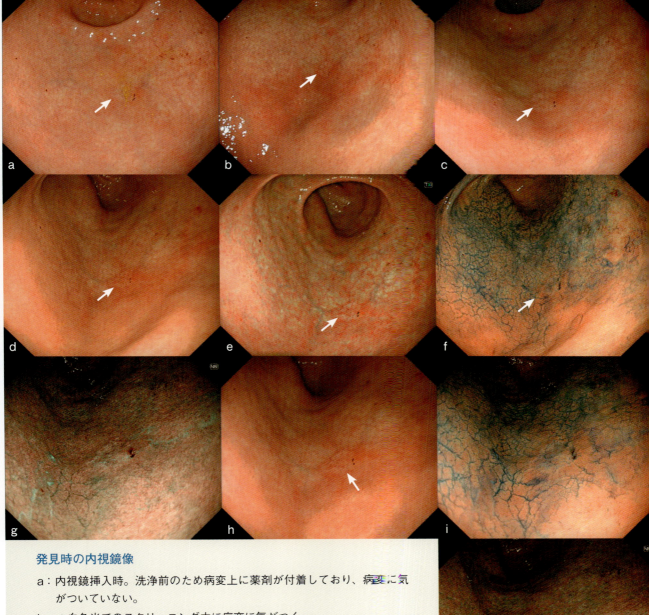

発見時の内視鏡像

a：内視鏡挿入時。洗浄前のため病変上に薬剤が付着しており、病変に気がついていない。

b, c：白色光でのスクリーニング中に病変に気がつく。

d：白色光遠景。病変の認識は困難である。

e：TXI 遠景。病変は認識しにくい。

f：色素観察（インジゴカルミン）遠景。病変の認識は困難。

g：NBI 遠景。周囲に比べて白色の領域として認識される。

h：白色光近景。褪色調の領域として認識可能。その前壁側口側の褪色もやや気になる。

i：色素観察近景。比較的明瞭な陥凹として認識可能であり、癌を疑える。

j：NBI 近景。周囲に比して白色の領域として認識できる。

使用スコープ：GIF-XZ1200
使用薬剤：ドルミカム 3 mg ＋ ペチジン 1A

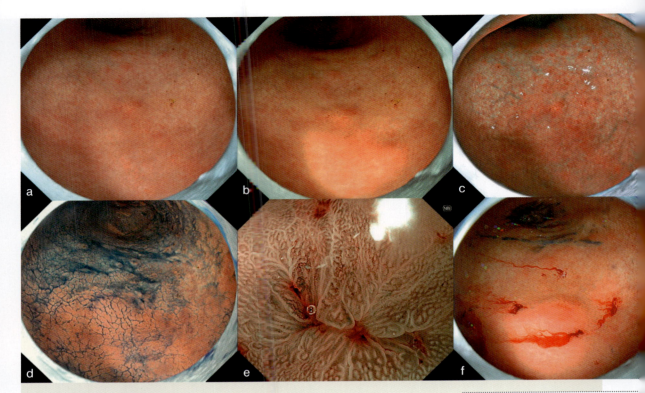

精査時の内視鏡像

a, b：前回の生検痕は認識できるが、周囲の褪色域は不明瞭化している。
c：TXIでも同様に生検痕はわかるが、病変としては認識しがたい。
d：インジゴカルミン散布後。病変は不明瞭だが、そもそもこの写真では粘液付着が多く、評価に値しない。もう一度洗って、粘液（とインジゴ）をよく落としたあと、薄くインジゴを散布するとよい。
e：NBI拡大内視鏡像。黒フードを装着している。生検の影響あり、病変範囲の同定は困難である。水浸観察しているがハレーションが残っているのが残念。
f：周囲4点の陰性生検を施行した。

使用スコープ：GIF-XZ1200
使用薬剤：ドルミカム 3 mg ＋ ペチジン 1A

いないか、病変の周囲も注意して観察する。0-Ⅱcだと思ったら、広いtype 4進行胃癌のごく一部だけを見ていたということも…。思い込みに注意。

- 深達度診断は白色光観察までで行う。色素散布後は過小評価しがちである。空気量を変化させ、病変の硬さなどに注目する。
- 続いてインジゴカルミンを散布し、病変範囲をよく観察する。
- 当院ではここで一度スコープを抜去し、先端黒フードを装着して再挿入し、病変のNBI拡大観察を行う。病変を伸展させた状態で近づくと、フードで擦って出血させてしまう恐れがあるため、むしろ脱気気味にして、吸引で病変をスコープに近づけるようにして観察を行う。必ず病変手前の非腫瘍粘膜から軽くフードでおさえて粘

膜を正面視しながら、徐々に病変に近づいていく。中拡大で DL を一周トレースできたら、最後に病変内部を強拡大で観察する。拡大観察時は、ガスコンの入っていない水道水をシリンジで手押しにて注入しながら、フード内と粘膜の間に水をためて浸水下で観察すると、ハレーションの無いきれいな画像を得ることができる。

- ESD 適応と考えられた場合には、最後に周囲の陰性生検を行う。分化型の境界明瞭な 0-IIa 病変などの場合は不要であるが、境界不明瞭な病変、特て未分化型の場合においては必須と筆者は考えている。ESD 時にマーキングを置く予定の位置から陰性生検を施行する。
- 本症例は、精査時には生検の影響で病変は不明瞭化していた。sig のため少し広めに 4 点の陰性生検を施行した。

最終診断
- 早期胃癌：L, Gre, 0-IIc, cT1a(M), UL0, 10 mm, 生検 sig

精査内視鏡のアドバイス
- 白色光観察・色素観察を大切にする。
- 深達度診断は白色光で行う。
- NBI 拡大観察は病変外から、まず中拡大で。
- NBI 拡大観察に黒フードと浸水観察は必須。
- ESD 時に困らないように、範囲が不明瞭な部位は生検を施行しておく。

治療

- 未分化型、M、UL0、2 cm 以下であり、胃癌治療ガイドライン第 6 版における ESD 絶対適応病変と判断した。術前に CT 検査で転移が無いこと、および周囲 4 点の陰性生検が癌陰性であることを確認して、ESD を施行した。

ESD のポイント
- 術前に施行した周囲 4 点の陰性生検痕が認識できたため、まず生検痕上にマーキングを行い、それをつなぐように外に膨らみながら全体が円形になるように全周マーキングを行う（4 点を直線でつなぐとひし形になるので注意）。
- IT-2 を用いて行う場合は、まず肛門側にプレカットをおいた後に、IT-2 で奥から手前に引くように前壁側、後壁側の粘膜切開を行い、全周切開を完了させる。
- 肛門側および左右のトリミングを行った後に、手前（口側）から粘膜下層剥離を進める。
- 必要に応じてトラクションを併用しながら、切除を完了させる。

第 4 章　胃　　195

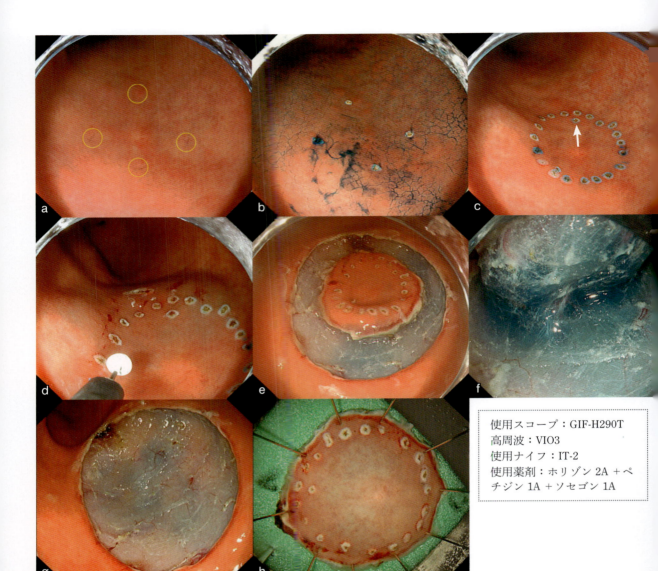

治療時の内視鏡像

a：前回の周囲 4 点の陰性生検痕を認識できる。

b：陰性生検痕上にマーキング。

c：全周マーキング。肛門側の生検痕がやや遠く、病変からの距離に余裕があったので、今回は肛門側（普段は口側）の内側に肛門側マーキングを追加した。

d：局注、プレカット後に肛門側から IT-2 で粘膜切開を開始した。

e：全周切開後はしっかりトリミングを行い、周囲粘膜と病変が離れるまで行う。

f：粘膜下層剥離。重力がうまく使えない場所では糸付きクリップなどのトラクションを使用すると早い。

g：切除後の潰瘍底。目立つ血管を凝固処理（PEC）する。

h：ESD 切除後検体も水浸させて撮影するとよい。切除検体サイズ：32×32 mm

使用スコープ：GIF-H290T
高周波：VIO3
使用ナイフ：IT-2
使用薬剤：ホリゾン 2A ＋ペチジン 1A ＋ソセゴン 1A

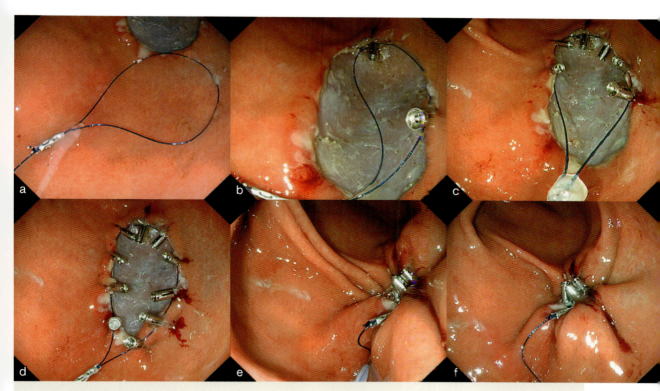

縫縮時の内視鏡像

a：ループを胃内にリリースする。
b, c：肛門側からクリップで潰瘍辺縁にループを固定させていく。このとき、なるべく潰瘍底を噛むようにする。
d：クリップ10個でループの固定を完了した。
e：画面を見ながらループを締めていく。
f：最後にループをカットして完全縫縮完了。縫縮時間13分。

使用スコープ：GIF-H290T
使用機材：フレックスループ、シュアクリップ

ESDのアドバイス

- 抗血栓薬服用患者など後出血のハイリスクとなる症例において、当院ではフレックスループを用いた創部の粘膜縫縮術を行っている。
- 潰瘍底の残存血管を凝固処理（PEC）した後に、一旦スコープを抜去して、フレックスループの外筒をスコープにテープで固定して再挿入する。縫縮用のループを胃内で展開し、クリップを用いて巾着縫縮の要領でループを潰瘍底に合わせてクリップで固定し、ループを絞って創部を縫縮する。

ESD病理診断

- Adenocarcinoma, 0-IIb, 8×5mm, sig, pT1a(M), pUL0, Ly0, V0, pHM0, pVM0 (eCura A)

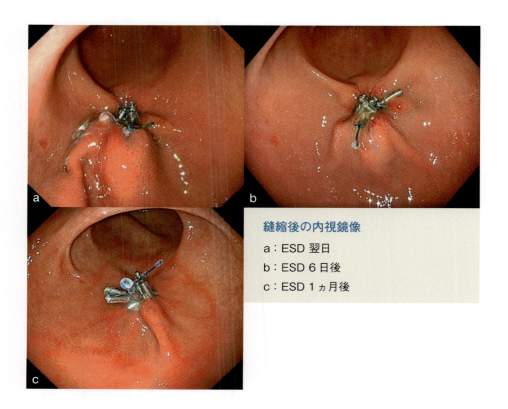

縫縮後の内視鏡像
a：ESD 翌日
b：ESD 6 日後
c：ESD 1 ヵ月後

フォロー

- eCura A であるが、再発のリスクは 1% 以下でゼロではないことを伝える。
- 胃癌治療ガイドライン第 6 版において eCura A 後は年 1 回程度の内視鏡検査による経過観察が望ましいとされているが、本症例は未分化型の eCura A であるため、当院では年 1 回の内視鏡検査に加えて、胸腹部の造影 CT 検査と腫瘍マーカー（CEA, CA19-9）のチェックを行っている。

フォローのポイント

- 胃 ESD 後（特に分化型の場合）は、異時多発病変の出現リスクが一般の健常者に比べて高くなることを説明し、必ず年 1 回は胃カメラ検査を受けていただくよう説明する。

症例のまとめ

- 胃 ESD 後のサーベイランス検査において発見された微小 sig の異時多発病変の症例である。ESD 後はハイリスク状態であることを患者本人も検査担当医もしっかり認識して、定期検査に臨む必要がある。

おさえるべきエビデンス

- JCOG0607（分化型 ESD 適応拡大）の副次解析（JCOG0607A1）では、観察期間中央値 6 年において異時多発胃癌は 317 名のうち 61 例（分化型 57 例、未分化型 4 例）、5 年の累積発生割合は 12.7％（95％ CI：9.3〜16.7％）と報告されている。

Yoshida M, Takizawa K, Hasuike N, Ono H, Boku N, Kadota T, Mizusawa J, Oda I, Yoshida N, Horiuchi Y, Hirasawa K, Morita Y, Yamamoto Y, Muto M; Gastrointestinal Endoscopy Group of Japan Clinical Oncology Group. Second gastric cancer after curative endoscopic resection of differentiated-type early gastric cancer: post-hoc analysis of single-arm confirmatory trial. *Gastrointest Endosc*. 2021 Dec 14; S0016-5107(21)01881-2.

- JCOG1009/1010（未分化型 ESD 適応拡大）の副次解析（JCOG1009/1010S1）では、観察期間中央値 5.8 年において異時多発胃癌は 198 名のうち 4 例（分化型 2 例、未分化型 2 例）、5 年の累積発生割合は 1.0％（95％ CI：0.2〜3.3％）と報告されている。

Abe S, Takizawa K, Oda I, Mizusawa J, Kadota T, Ono H, Hasuike N, Yano T, Yamamoto Y, Horiuchi Y, Nagata S, Yoshikawa T, Terashima M, Muto M. Incidence and treatment outcomes of metachronous gastric cancer occurring after curative endoscopic submucosal dissection of undifferentiated-type early gastric cancer: Japan Clinical Oncology Group study-post hoc analysis of JCOG1009/1010. *Gastric Cancer* 2021 Mar 31. PMID: 33788066.

第4章 胃

鹿児島大学病院 消化器内科 ● 佐々木文郷

6

症例：70歳台、男性
検査目的：HP除菌後のスクリーニング

発見

- X-8年、スクリーニング目的に初回の上部消化管内視鏡検査を施行された。その際、びまん性発赤、膿性粘液付着、O-3の粘膜萎縮を認めた。尿素呼気検査でHP陽性と指摘され、除菌療法を施行し、除菌成功。その後は定期的に内視鏡検査を施行されていた。萎縮粘膜も徐々に改善傾向であったが、COVID-19感染拡大に伴い、X-3年より内視鏡検査を受けていなかった。
- X年、再びスクリーニング目的に内視鏡検査を施行された。胃体上部大弯のひだの頂部に発赤調の陥凹性病変を認めた。病変周囲の粘膜萎縮ははっきりしなかった。

発見のポイント

- 背景粘膜は除菌後であり、前庭部から胃体部小弯にかけては粘膜萎縮を認め、胃癌の高リスク患者として認識すべきである。
- 病変周囲の萎縮は乏しく、しっかりとした大弯ひだを認めた。このようにしっかりとした大弯ひだがある場合は、十分に送気を行い、観察することが重要である。本患者では、げっぷのため十分な送気を行うことが困難であったが、そのような状況でも丁寧に粘膜変化を拾い上げることが重要である。

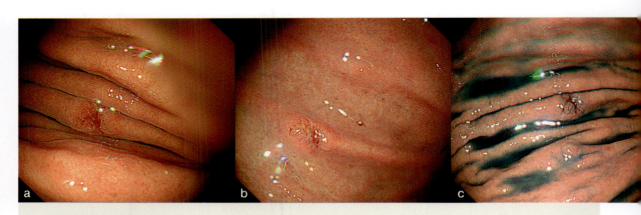

発見時の内視鏡像
a：胃体上部大弯のひだの頂部に発赤調の陥凹性病変あり。背景粘膜の萎縮は軽度。
b：送気にて病変の伸展は良好であるが、周囲に粘膜下腫瘍様変化あり。
c：インジゴカルミン散布後観察にて病変の境界明瞭。

使用スコープ：
GIF-H290Z

発見のためのアドバイス

- 本症例は、初回内視鏡では広範囲に萎縮を認めていたが、8年の経過で徐々に粘膜萎縮の改善を認めていた。検査前に患者のHP除菌歴、過去の内視鏡検査の写真を十分頭に入れて検査に臨むことが重要である。
- HP除菌後に発生する分化型胃癌は、周囲に腸上皮化生を伴うことが多いが、本症例では腸上皮化生変化が乏しかった。HP除菌後では、本症例のような腸上皮化生や粘膜萎縮を周囲に伴わない部位でも胃癌を認めることがあるので、常日頃から胃内全体をくまなく系統立てて観察するようにしておくことが重要である。

精査

- 発見時の内視鏡で周囲に粘膜萎縮や腸上皮化生を伴わないことから、胃型腫瘍の可能性や未分化型癌の可能性なども鑑別に入れる必要がある。
- 胃癌の精査を行う場合は、多発病変の可能性を常に考え、標的部位以外にも胃全体の観察をもう一度十分に行っていくことが重要である。

精査内視鏡のポイント

- 通常白色光観察（WLI）で観察を行い、周囲粘膜の性状・萎縮の程度を観察する。その後、病変の色調、陥凹の深さ、送気・脱気での変形、周囲からのひだの集中の有無などをチェックする。
- 本症例では検査中のげっぷが多く、胃内への十分な送気下での観察が困難であったが、明らかなひだ集中はなく、WLIでは粘膜内病変と診断した。陥凹周囲には、わ

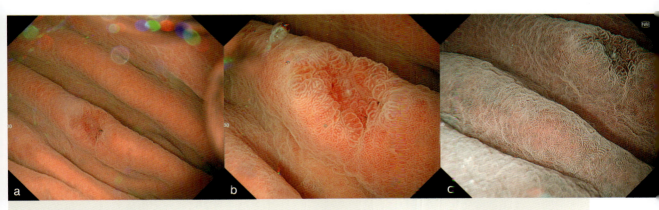

精査時の内視鏡像
a：水没方向にあるため、脱気水を充満させ、浸水下に観察を行った。
b：浸水下に観察することで、ハレーションのない画像での観察が可能となる。病変は発赤調の陥凹性病変として認識できる。
c：背景粘膜は胃底腺パターンであり、粘膜萎縮を認めなかった。

使用スコープ：
GIF-XZ1200

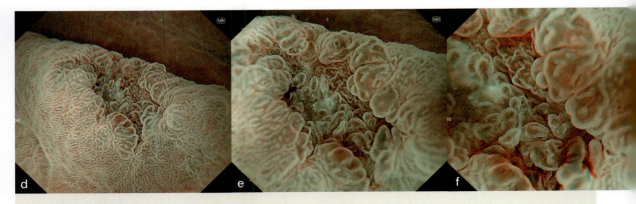

精査時の内視鏡像
d：弱拡大観察。Demarcation line（DL）は明瞭であった。
e：拡大観察。Irregular microsurface pattern（IMSP）を認め、分化型胃癌と診断可能であった。
f：病変内の full zoom を用いた観察。不整な微細構造の一部に腸上皮化生の際に見られる light blue crest（LBC）様所見がわずかに観察され、腸型腫瘍の可能性が高いと診断した。

ずかに粘膜下腫瘍（SMT）様隆起が観察され、病変の範囲は陥凹面より広い可能性が考えられた。

- 次いで NBI 拡大観察を行った。胃体部大弯の拡大観察は内視鏡の近接が困難になりやすく、また水没方向となる。そのため、逆に浸水下に観察することで十分な観察が可能になることが多い。本症例では、病変周囲には萎縮粘膜や腸上皮化生はなく、通常の胃底腺粘膜と考えられ、胃型腫瘍の可能性も否定できなかった。
- 病変内の観察では、demarcation line（DL）は明瞭、病変内の irregular microsurface pattern（IMSP）を認め、分化型胃癌と診断可能であった。また病変内の不整な微細構造の一部に腸上皮化生の際に見られる light blue crest（LBC）様所見がわずかに観察され、腸型腫瘍の可能性が高いと診断した。

最終診断
- 深達度 M、10 mm 大、胃底腺領域の萎縮のない背景粘膜に発生した腸型の分化型腺癌

精査内視鏡のアドバイス
- WLI では、病変だけでなく、周囲粘膜の性状、空気量の変化を含め観察するべきである。
- 周囲に SMT 様変化を伴う場合は、周囲の粘膜下層への進展も考慮に入れて慎重に範囲診断を行うべきである。
- 胃体部大弯で近接困難な場合は、空気を抜いた状態で浸水観察すると詳細観察が可能である。

治療

- 病変は 10 mm 大、深達度は粘膜内病変と診断した。しかし、周囲で SMT 様変化もあり、SM 浸潤癌の可能性も十分に説明したうえで ESD での治療方針となった。

ESD のポイント

- 病変は胃体上部大弯に存在し、観察時と同様に近接困難であったため、できるだけ空気を抜いて治療を行った。マーキングは、陥凹面だけでなく SMT 様隆起へ病変

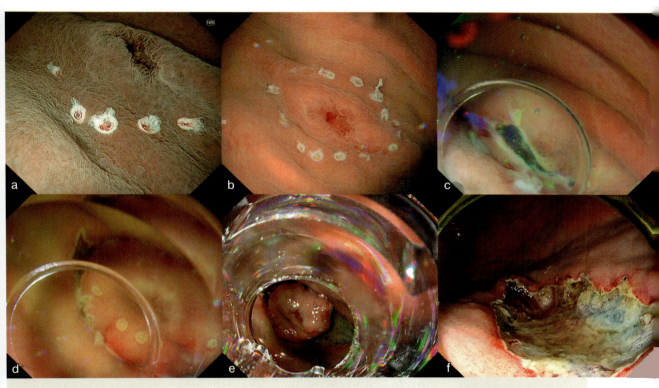

治療時の内視鏡像
a：NBI 併用拡大観察下にマーキングを行った。
b：SMT 様隆起へ病変が進展している可能性も考え、SMT 様変化の外でマーキングを行った。
c：Water pressure method による剥離。病変は水没方向で近接困難であったため、できるだけ空気を抜いて治療を行った。
d：穿孔のリスクを考慮し、粘膜下層への局注はヒアルロン酸を選択し、十分な局注を行った。
e：出血を避けるため粘膜切開は浅く行い、血管を露出させ血管処置を行った後に粘膜下層に潜り込んだ。
f：一括切除

使用スコープ：GIF-H290T
使用フード：ST Hood (33GR)
使用ナイフ：デュアルナイフJ
高周波：VIO3
　マーキング Forced 凝固 6.5
　切開 Endocut 1-3-1
　剥離 PresiceSECT 4.0

が進展している可能性も考え、SMT様変化の外でマーキングを行った。
- 胃体部大弯は常に内視鏡に垂直に対峙し、さらに粘膜下層の線維も太く密に存在するため、先端系ナイフを使用する際は穿孔のリスクがある。そのため、粘膜下層への局注はヒアルロン酸を選択し、十分な局注を行うようにした。
- また、胃底腺領域は血管が豊富であるため、周囲切開時に出血することが多い。そのため粘膜切開は浅く行うようにし、血管を露出させ血管処置を行った後に粘膜下層に潜り込むことにした。
- さらに、前述のように粘膜下層の線維が太く、病変挙上が不良になることも多いことから、water pressure methodを用いて剥離を行い、一括切除した。

ESDのアドバイス
- マーキングは、SMT様変化を伴う場合、同部を含め切除するように行うべきである。
- トラクションは、本症例のようなESD困難部位には必須であり、術前に十分なストラテジーを立てて治療に臨むことが重要である。
- 浸水下ESDの場合、出血させると一気に視野が悪くなるため、出血させない工夫が必要である。

ESD病理診断
- Tubular adenocarcinoma, U, Gre, 26×25 mm, Type 0-IIc, pT1b2 (SM2, 1.2 mm), tub1＞tub2＞muc, UL0, Ly0 (D2-40), V0 (CD31, VB), pHM0, pVM0
- 免疫化学染色では、非腫瘍部はMUC5AC, MUC6, Pepsinogen I, H^+/K^+-ATPase陽性で腸上皮化生を認めなかった。腫瘍部はMUC2やMUC10が陽性で、腸型形質の早期胃癌であった。

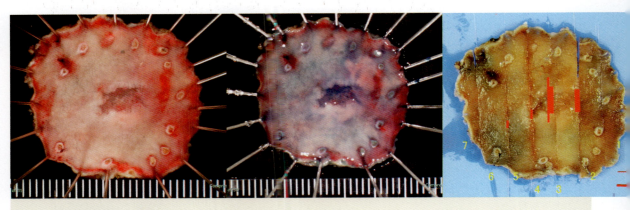

ESD切除標本
Tubular adenocarcinoma, U, Gre, 26×25mm, Type 0-IIc, pT1b2 (SM2, 1.2mm), tub1＞tub2＞muc, UL0, Ly0 (D2-40), V0 (CD31, VB), pHM0, pVM0

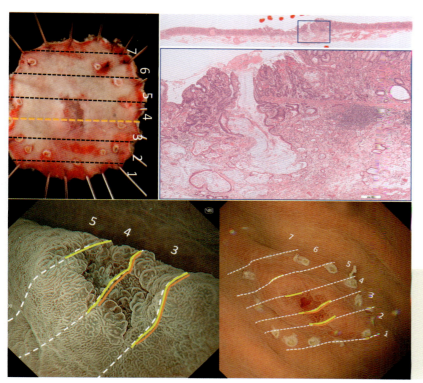

内視鏡と病理の対比

陥凹部に一致して病変を認め、最深部に粘液癌成分を認めた。また、周囲の粘膜下腫瘍様隆起部分にも腫瘍の広がりを認めた。

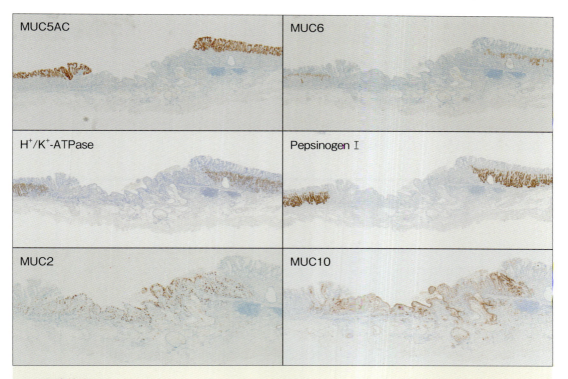

免疫染色

非腫瘍部はMUC5AC, MUC6, Pepsinogen I, H^+/K^+-ATPase陽性で腸上皮化生を認めなかった。腫瘍部はMUC2やMUC10が陽性で、腸型形質の早期胃癌であった。

フォロー

- ESDの病理結果にて深達度SM2（1200μm）、先進部に粘液癌成分あり、リンパ管侵襲、静脈侵襲なしであった。eCura systemによる再発予測では、リンパ節転移率2.5％、5年疾患特異的生存率99.5％であった。術前のCT検査では明らかな転移巣は認めなかった。本症例では閉塞性呼吸器疾患を認めたこともあり、患者と十分な相談のうえ、慎重経過観察となった。
- リンパ節や遠隔転移の経過観察のために1年に3〜4回程度の定期的なCT検査を行う方針とした。また、胃内の異時再発病変の精査目的に1年に2回の内視鏡検査を行う方針とした。

症例のまとめ

- HP除菌後のスクリーニング内視鏡で、萎縮のない胃底腺領域に腸型の分化型SM浸潤癌を認めた症例である。HP除菌後は、萎縮が改善した領域でも本症例のように分化型癌が発生することがあり、萎縮領域や腸上皮化生領域だけでなく、胃全体の系統立った観察が必要である。
- 胃体部大弯は、精査だけでなくESDも困難な領域である。詳細観察およびESDにおいて、浸水下の観察および治療が有用である。
- 本症例では当初、粘膜内癌と診断したが、最終病理はSM2の浸潤を認めた。その理由として、術前に十分な送気での観察が困難であったこと、また先進部が粘液癌成分であったため、深達度診断が困難であった可能性が考えられた。範囲診断においても、陥凹部だけでなく、周囲のSMT様変化を伴った領域にも癌を認めており、慎重な範囲診断が必要な症例であった。

おさえるべきエビデンス

- Hattaらは、早期胃癌内視鏡的根治度C-2病変のリンパ節転移を予測する簡便なスコアリングシステム（eCura system）を報告した。同システムは胃癌死を予測する臨床的に有用な指標であり、スマートフォンで使用可能なアプリケーションも開発され広く普及している。
- また、本邦では人口の高齢化とともに胃癌患者の高齢化も進んでおり、現在、高齢早期胃癌ESD/EMR根治度C-2患者に対して、非胃癌死も含んだ生命予後全体を予測可能なシステムの確立に向け、前向き多施設研究（E-Stage trial）が進行している。

Hatta W, Gotoda T, Oyama T, et al. A scoring system to stratify curability after endoscopic submucosal dissection for early gastric cancer: "eCura system". *Am J Gastroenterol*. 2017; 112: 874-81.

第4章 胃

岩手医科大学 消化器内科 ● 鳥谷洋右

7

症例：80歳台、女性
検査目的：胃癌検診スクリーニング

発見

- 前医で胃癌検診目的に上部消化管内視鏡検査を受けた。胃体部優位の高度萎縮と体上部大弯に隆起性病変を認め、精査目的に当科紹介となった。

発見のポイント

- 前庭部は萎縮が目立たないが体部に高度の萎縮があり、逆萎縮所見を認め自己免疫性胃炎が疑われる。
- 体部には発赤調の小隆起が散見され、自己免疫性胃炎を背景とした神経内分泌腫瘍の存在が疑われる。
- 体上部大弯に粗大結節を伴う平坦隆起性病変を認め、上皮性腫瘍が疑われる。血液検査で抗内因子抗体陽性、血清ガストリン高値（732 pg/mL）、血清ビタミン B_{12} 低値（133 pg/mL）あり。体上部大弯の病変から採取した生検で乳頭腺癌が検出された。

発見のためのアドバイス

- 前庭部に萎縮を認めず、体部に高度の萎縮を認めた場合は自己免疫性胃炎を考慮して検査を行う。
- 自己免疫性胃炎が疑われた場合は、神経内分泌腫瘍だけでなく胃癌のリスク因子であることも念頭に観察を行う。

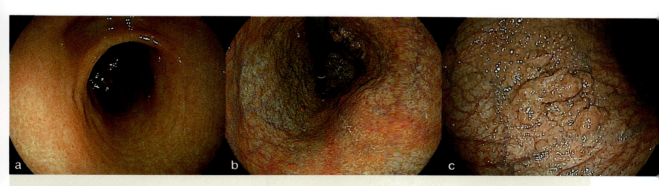

発見時の内視鏡像

a：前庭部は萎縮を認めない。
b：体部は高度の萎縮を呈し、発赤調の小隆起が散在している（LCI画像）。
c：体上部大弯に中心に発赤調の粗大隆起を伴う同色調の平坦隆起性病変を認める。

使用スコープ：
EG-L580NW7
鎮静剤：なし

精査

- 発見時の内視鏡で自己免疫性胃炎が疑われ小隆起が多発していることから、神経内分泌腫瘍の合併の有無を含めた組織学的な評価を行う必要がある。
- 主病変は比較的大型かつ中心に粗大結節があり、範囲診断に加えて治療方針を決定する上では深達度診断が重要となる。

精査内視鏡のポイント

- まず白色光観察で病変の範囲および深達度診断を行う。体部は高度の萎縮性変化を認め、発赤調および同色調の小隆起が多発している。主病変は中心に粗大結節を伴い、周囲に褪色調の平坦隆起が広がっている。胃壁を十分に伸展させた観察でもひだ集中や胃壁の硬化像は認めず、白色光観察での深達度は粘膜内（M）と診断した。
- 次いで、インジゴカルミン色素観察を行う。体部に多発する小隆起と主病変の境界が白色光観察に比べ明瞭となる。
- NBI 拡大観察を行う。周囲粘膜の表面構造は消失しており、高度の萎縮性変化を反映した所見と考えられる。病変は demarcation line（DL）が明瞭に確認可能であり、表面微細構造は irregular microsurface pattern と考えられた。粗大結節部位では腺窩辺縁上皮（marginal crypt epithelium：MCE）内に拡張・蛇行した異常血管を認め irregular microvascular pattern と考えた。上皮内血管パターンが確認できたことから、胃型の粘液形質を想定した。
- EUS では粗大結節部および辺縁部で第3層は保たれており、粘膜内病変と診断した。

➡ 精査時の内視鏡像

- a：体部は高度の萎縮粘膜を認める。発赤から同色調の小隆起が散在しているが、白色光観察での境界はやや不明瞭である。
- b：体上部大弯に 80mm 大の 0-Ⅱa＋Ⅰ 病変を認める。白色光観察でも周囲粘膜との境界は比較的明瞭である。
- c：粗大結節が目立つものの、病変の伸展は良好である。
- d：インジゴカルミン色素観察では体部の多発小隆起が明瞭となる。
- e：白色光観察に比べ病変の境界がより明瞭となる。
- f：白色光観察と同様に伸展は良好であり、深達度 M と診断した。
- g：辺縁部の NBI 拡大観察（弱拡大）では平坦隆起と背景粘膜の間に明瞭な DL を認める。
- h：辺縁部の NBI 拡大観察（強拡大）では、規則性のない大小不同な表面微細構造を認め、irregular microsurface pattern と判断した。
- i：粗大結節部（中心部）の NBI 拡大観察（弱拡大）では、分葉状の表面構造を認める。
- j：粗大結節部（中心部）の NBI 拡大観察（強拡大）では、上皮内血管パターンを認め、内部の微小血管は拡張・蛇行を伴っており、irregular microvascular pattern と判断した。
- k：細径プローブを用いた EUS（20MHz）では、病変辺縁の平坦隆起部の第3層は保たれていた。
- l：粗大結節部（中心部）においても第3層への浸潤はないと判断した。

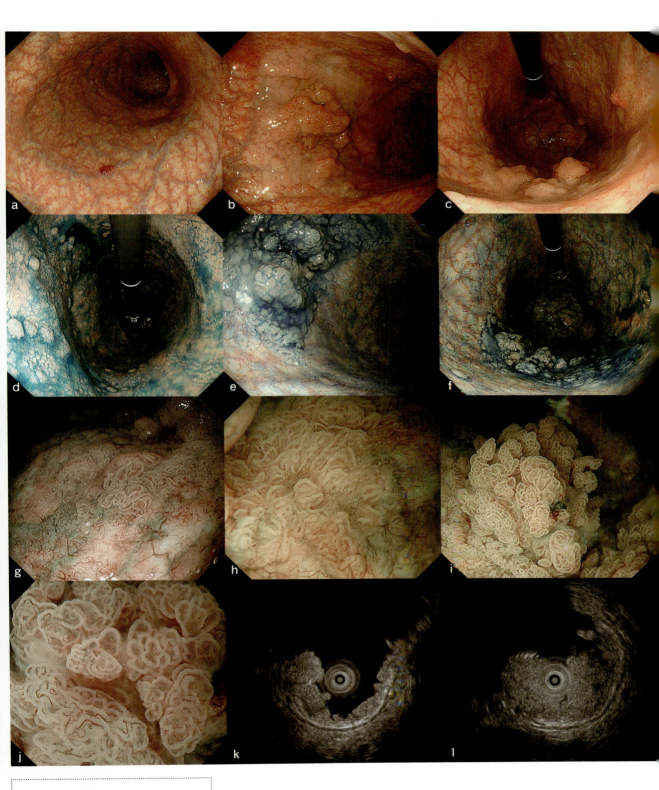

使用スコープ：GIF-H290Z
鎮静剤：あり

第4章　胃　209

- 体部に多発する小隆起の生検にすべて過形成変化を認めるのみであった。背景粘膜からの生検では完全型腸上皮化生を伴う萎縮性粘膜を認めるが、endocrine cell micronest（ECM）は認めなかった。

最終診断
- 早期胃癌、肉眼型 0-Ⅱa＋Ⅰ、80 mm 大、深達度 M

精査内視鏡のアドバイス
- 白色光観察における深達度診断は、十分な空気量で胃壁を伸展させた観察が必要である。
- NBI 拡大観察における上皮性腫瘍の診断には magnifying endoscopy simple diagnostic algorithm for early gastric cancer（MESDA-G）を用いる。
- 内視鏡治療適応病変と診断した場合には、治療を前提とした病変へのアプローチや近接での操作性などを確認することも重要である。

治療

- 病変は 80 mm と大型ではあるが、追加外科治療の可能性も説明した上で ESD の方針とした。

ESD のポイント
- 病変は体上部大弯に位置しており、重力によるトラクションがかからないことが予

➡ 治療時の内視鏡像

a：病変は体上部大弯にあり、重力によるトラクションが効かないことが想定される。
b：インジゴカルミン色素観察下にマーキングを行った。
c：肛門側から切開を開始した。
d：同様の処置を繰り返し、全周切開を行った。
e：肛門側から剥離を開始する。
f：粘膜下層が十分に視認可能となったため、1 本目の糸付きクリップを装着した。
g：クリップを索引することでトラクションが得られ、良好な視野で剥離することが可能となった。
h：剥離を進めると、近接が困難となったためスコープを GIF-2TQ260M に変更した。
i：病変が大型であったため、十分なトラクションを得るために 2 本目の糸付きクリップを装着した。
j：2 本の糸付きクリップで牽引することで、最後まで良好な視野での剥離が可能となった。
k：偶発症なく一括切除が可能であった。
l：ESD 検体。最終病理診断は papillary adenocarcinoma, pT1a(m), ly0, v0, HM0, VM0 で eCura A の治癒切除であった。

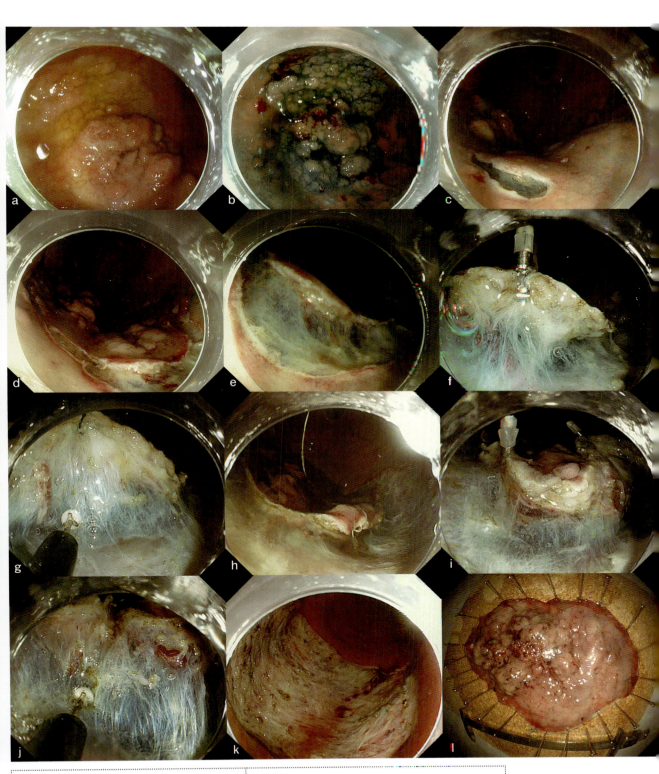

使用スコープ：GIF-H290T, GIF-2TQ260M	高周波：VIO3
使用ナイフ：DUAL knife, IT knife 2	マーキング時 soft COAG 5.0
局注液：グリセオール、ムコアップ	切開時 endocut I effect 2/duration 3/interval 2
	剥離時 twin COAG effect 4.5

第4章　胃　211

想された。精査時のインジゴカルミン観察で病変範囲は明瞭であったため、色素観察下にマーキングを行った。

- 反転操作で肛門側から切開を開始し、次いで前後壁側へと切開を進め全周切開を行った。次に肛門側から剥離を行い、十分に粘膜下層が視認できるようになった時点で糸付きクリップを肛門側に装着し索引すると良好なトラクションが得られた。
- 後半は近接困難となったため、スコープを OLYMPUS 社製 GIF-H290T から GIF-2TQ260M に変更し、2 本目の糸付きクリップを追加した。その後は安定した視野とトラクションが得られ、偶発症なく一括切除できた。

ESD のアドバイス

- 体部大弯の病変は出血のため視野確保に難渋する場合があるので、粘膜切開は浅めに行い、血管を視認しながら慎重にトリミングを行うことが重要である。
- 同部の病変は重力による牽引の影響を受けにくい。したがって、糸付きクリップなどのトラクションデバイスを積極的に用いることが安全かつ迅速な剥離につながる。特に大きな病変に対しては、複数のトラクションデバイスを用いることがコツである。
- 切除中の近接困難が予測される場合は、GIF-2TQ260M の使用などの対応策を術前から考慮しておく。

ESD 病理診断

- Papillary adenocarcinoma, 0- II a + I , 85×55 mm, pT1a(m), ly0, v0, HM0, VM0（eCura A）。

フォロー

- ESD の病理結果にて eCura A の治癒切除病変であった。切除標本の背景粘膜は萎縮性粘膜で完全型腸上皮化生を認める。ECM は認めなかった。
- ESD 1 ヵ月後の内視鏡検査ではわずかな開放性潰瘍が残存するも、治癒経過は良好と判断した。以降、年 1 回の上部内視鏡検査および外来診察で経過観察の方針である。なお、本症例では抗ヘリコバクターピロリ抗体陽性（36 U/mL）が判明したので、最終的には自己免疫性胃炎とヘリコバクターピロリ胃炎の合併と診断し、今後除菌療法施行の予定である。

フォローのポイント

- 自己免疫性胃炎はヘリコバクターピロリ胃炎と同様に、胃癌のリスク因子であることが知られている。神経内分泌腫瘍のスクリーニングと合わせて定期的な内視鏡検査を行う。

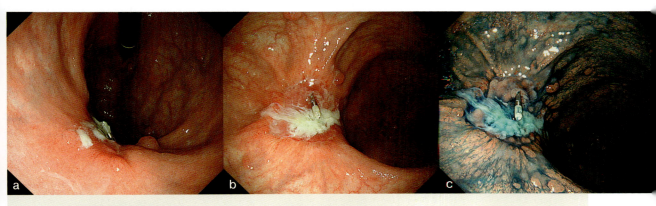

フォロー時の内視鏡像（ESD 1ヵ月後）
a：ESD後潰瘍はわずかに白苔の付着を認めるが、大部分で上皮化している。
b：治療部は瘢痕収縮による軽度の変形を認めるが、残渣貯留などは認めない。
c：術前精査時と同様に、体部に多発小隆起を認める。

使用スコープ：
GIF-H290

- 内視鏡検査と合わせて、ビタミンB_{12}や貧血の定期的なモニタリングも必要である。

症例のまとめ

- 検診のスクリーニング内視鏡で発見された自己免疫性胃炎に合併した早期胃癌症例である。神経内分泌腫瘍の合併はなく、大型病変ではあるが粘膜内病変と考えられたためESDを施行した。体上部大弯の病変であることから、糸付きクリップを用いたトラクション下に剥離を進めることができた。病理結果はeCura Aの治癒切除であり、自己免疫性胃炎と合わせて年1回の上部内視鏡による経過観察の予定である。

おさえるべきエビデンス

- Yoshidaらは、胃ESDにおける糸付きクリップを用いたトラクションの有用性に対するRCTを報告している。その結果によれば、全症例を対象とした検討では切除時間に差はなかったが、体上部・中部の大弯病変では糸付きクリップの使用により切除時間が有意に短縮したことが示されている。

 Yoshida M, Takizawa K, Suzuki S, et al. Conventional versus traction-assisted endoscopic submucosal dissection for gastric neoplasms: a multicenter, randomized controlled trial (with video). *Gastrointest Endosc*. 2018; 87(5): 1231-1240.

第4章　胃

杏林大学医学部 消化器内科 ● 大野亜希子

症例：70歳台、女性
検査目的：スクリーニング

発見

- 10年以上前に *Helicobacter pylori* 除菌治療を受け、以降年1回の上部内視鏡検査を継続していた。反転操作で体上部小弯を観察すると、周囲と比べわずかに色調と粘膜模様の異なる領域を認めた（病変1）。
- さらに体下部小弯を観察すると、上記の病変とは別に粘膜模様の異なる領域を認め、広範囲な病変である可能性が考えられた（病変2）。

発見のポイント
【病変1】
- 除菌後胃でありO-1の萎縮性変化がみられる体部小弯の粘膜には、小さな陥凹がいくつも観察される。体上部小弯後壁寄りに白色光（WLE）で周囲とは色調と粘膜模様の異なる平坦な領域を認める。このような接線方向となりやすい体上部小弯では、左右アングルを用いて様々な角度から粘膜を観察し、他と色調や粘膜模様の異なる領域がないか注意深く観察する。
- 体部小弯はハレーションをきたしやすく、その状況下で小病変の発見は難しい。観察時に手元がしっかり観察できる調光の設定になっているかも重要である。また本病変ではNBIで境界がより明瞭となり、わずかに脱気すると病変が明瞭化した。

【病変2】
- 1つの小さな病変に注目していると、このような大型の平坦病変にはかえって気づきにくいことに注意する必要がある。初めは病変の一部にしか気が付かないことも多く、本病変は、粘膜面が立ってくる体下部付近でわずかな白色調の扁平隆起性病変に気が付いた。そこでNBIに切り替えると、病変は淡色調の領域として描出され、demarcation line（DL）も確認できた。インジゴカルミン散布ではわずかに隆起した病変として明瞭に描出された。

発見のためのアドバイス
- 除菌後胃では萎縮粘膜にわずかな凹凸が多数観察され、目にとまる部位も多い。その中で他と異なる色調、粘膜模様の違いに注目する。
- 接線方向となる体上部小弯、特に後壁では、左右アングルを用いてなるべく粘膜面に対して角度をつけた観察を行う。また過伸展せず、少し脱気して観察すると発見しやすくなることもある。

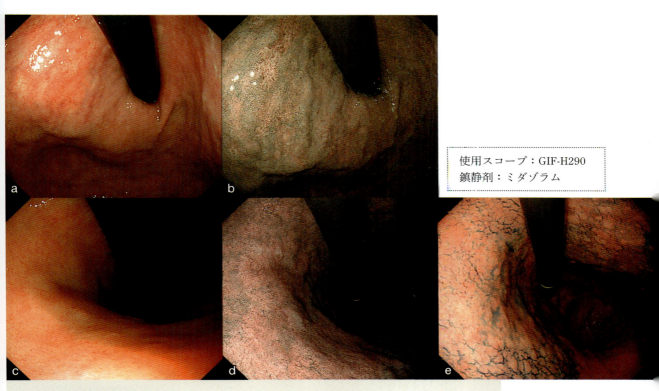

使用スコープ：GIF-H290
鎮静剤：ミダゾラム

発見時の内視鏡像

【病変1】
a：体上部小弯後壁寄りに周囲とは色調と粘膜模様の異なる平坦な領域を認める。
b：NBIにすると病変が明瞭に観察された。

【病変2】
c：体下部小弯後壁寄りに周囲とは粘膜模様の異なる平坦な領域を認める。
d：NBIでは淡色調の領域として描出された。
e：インジゴカルミン散布ではわずかに隆起した病変として描出された。

- 大型の病変はかえって気づきにくいこともある。一部でも癌を疑う所見を見つけたら、領域性の有無に注目すると良い。

精査

- 発見時の内視鏡で粘膜内病変と考えられたため、ESDを念頭に治療時の操作性も考慮した精査が必要となる。
- 体上部の病変では、噴門との距離とともに小弯粘膜の角度も確認すべき重要な点である。噴門との距離が近いほど操作スペースは狭くなり病変とも接触しやすいため、観察時に注意が必要である。

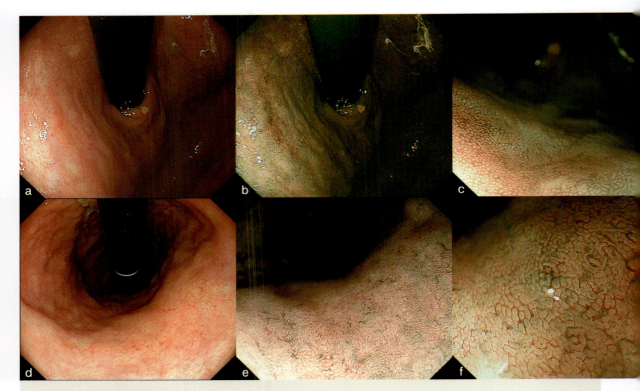

精査時の内視鏡像
【病変1】
a：除菌後胃ではまず白色光の遠景および弱拡大で観察し、病変を再度確認する。発見時とは異なり、病変を切除するESD時を想定した接線方向の視野となっている。
b：白色光と同一視野でNBIに切り替えると、淡いbrownish areaとして描出された。
c：MV patternはわずかに異型を伴うが、MS pattern regularであった。強拡大よりも弱拡大の方が周囲との違いに気づきやすい。

【病変2】
d：体中部から体下部付近まで広がる50mm大のやや白色調の扁平な病変を認める。
e：NBIに切り替えて弱拡大すると明瞭なDLが描出された。
f：MS patternおよびMV patternはいずれもirregularであるが、極性の乱れは比較的少ない。腺腫を背景とした粘膜内癌と診断した。

使用スコープ：
GIF-H260Z（病変1）
GIF-H290（病変2）
鎮静剤：ミダゾラム

精査内視鏡のポイント
- 白色光でまず遠景、弱拡大から病変を観察し領域性を確認する。その後NBIに切り替え、WLEと同様に病変の境界が確認できるか観察する。除菌後胃では早期胃癌の境界が不明瞭となりやすく、我々の過去の検討では白色光で44％がDL不明瞭、NBI併用拡大観察を用いてもその3割はDLを1/3周以上で追うことができなかった。DLが十分視認困難である場合には、陰性生検も考慮する。

- 病変 1 では、WLE と同様に NBI でも DL が観察可能であった。しかし、強拡大観察では、MV pattern はごく狭い範囲で irregular であるものの異型に乏しく、MS pattern regular であった。病変の伸展は良好であった。
- 病変 2 は大型病変であるが、白色光で病変範囲を視認した後に同一視野で NBI に切り替え、その後弱拡大で観察し、DL が一致することが確認できた。強拡大観察では DL を視認し、MS pattern および MV pattern いずれも irregular であるが極性の乱れは比較的少なく、腺腫を背景とした粘膜内癌と診断した。
- 上記のとおり 2 病変はいずれも精査内視鏡検査で指摘可能であったが、治療時には NBI 併用拡大観察で改めて DL を視認しながら全周マーキングを施行することが必要と考えられた。

術前診断
- 病変 1：腺腫の疑い　深達度：粘膜内、13mm 大、0-Ⅱb
- 病変 2：早期胃癌　深達度：粘膜内、50mm 大、0-Ⅱb

精査内視鏡のアドバイス
- 治療方針を左右するため、病変の正確な術前診断が最も重要な目的である。特に除菌後胃癌では、DL が WLE で視認できるか、陰性生検を行うかも重要な判断事項となる。治療を念頭に置いたスコープ操作性、食道裂孔ヘルニアの程度、鎮静剤の効果反応性など、他にも確認しておくべき注意事項は多い。
- 大型病変では、アプローチする部位ごとに戦略が異なる。さらに長時間の治療を想定し、経時的な胃の形の変化も事前に確認しておく。

治療

- 病変 1 は腺腫の可能性が高いと判断したものの、癌が否定できず、病変はいずれも ESD の適応病変と診断した。2 病変あり、さらに病変 2 が 50mm 大と大型病変であることなどから全身麻酔下で治療を行う方針とした。また術前精査の観察所見から、術当日の全周マーキングは拡大内視鏡を用いて行うこことした。

ESD のポイント
【病変 1】
- 術前精査時と同様に弱拡大で全周マーキングを行った。病変の噴門側に切開をおき、その後 DualKnife を用いて肛門側から口側へ繋げるように全周切開を施行した。
- 局注時はマーキング部位を目安に穿刺針を刺すと局注液が漏れにくい。
- 肛門側から剥離する際には、噴門に近づくにつれて筋層がせり立ち急角度となるため、筋層の角度に注意しながら剥離を完遂した。

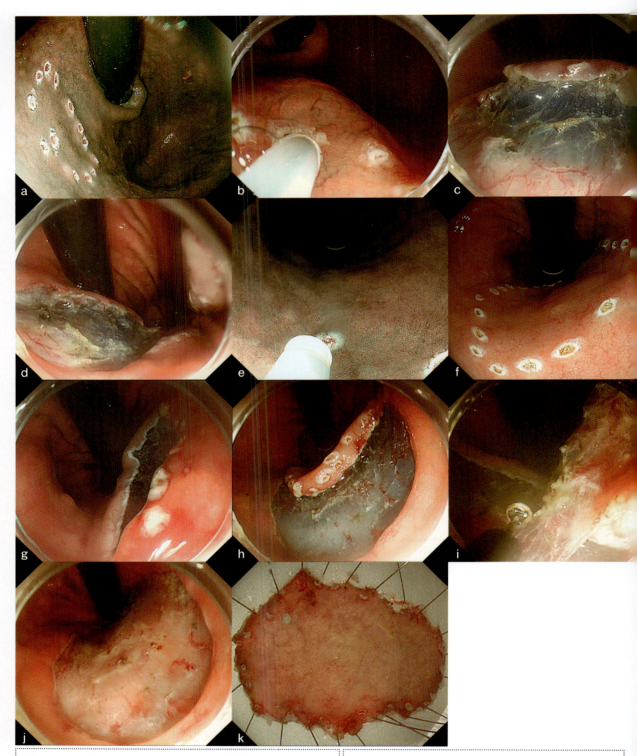

使用スコープ：GIF-Q260J
使用ナイフ：【病変1】DualKnife
　　　　　　【病変2】DualKnife、ITknife 2
局注液：ヒアルロン酸ナトリウムを生理食塩水で1/2に希釈

高周波：VIO300D
　切開剥離：Endocut effect 3/ duration 2/ interval 2
　マーキングおよび止血：Swift 凝固 effect 3/45W
　止血鉗子での止血：Soft 凝固 effect 5/70W
麻酔：全身麻酔（経鼻挿管管理下）

◀ 治療時の内視鏡像

【症例1】

a：マーキング。肛門側に2重マークを行っている。

b：噴門側の粘膜切開のための局注。切開したい部分に局注の隆起ができるように穿刺する。マーキングを穿刺の目安とすると局注液が漏れにくい。

c：剥離。肛門側から剥離を進める際には、噴門側に近づくにつれて筋層がせり立ってくるため筋層を傷つけないように留意する。

d：切除後潰瘍。潰瘍底の露出血管をsoft凝固で予防的に焼灼した。

【症例2】

e：淡いbrownish areaとして視認される病変の辺縁を、弱拡大で確認しながらマーキングを行う。

f：全周マーキング。

g：粘膜切開。小弯前壁側から切開し、すばやくトリミングを行う。

h：小弯の角度が立ってくる前に前壁側から肛門側を切開し、ある程度剥離を行うことで、治療終了まで接線方向に病変を位置させることができる。

i：剥離。スピードアップのためITknife 2を用いた。粘膜下層のエッジを的確にとらえることが重要である。

j：切除後潰瘍。病変1と同様に潰瘍底の露出血管をsoft凝固で予防的に焼灼した。

k：ESD検体

【病変2】

- 病変1と同様に、弱拡大で病変の辺縁を視認しながら全周にマーキングを施行した。本病変は小弯からやや後壁寄りに病変が位置し、肛門側は体下部まで及んでいた。このような場合、前壁側であるほど、また胃角に近い部位ほど時間の経過とともに胃が変形し病変がせり立ってくるため、先に前壁および肛門側を切開しトリミングまで行う必要がある。

- 上述の切開とトリミングによって、病変を常に接線方向にある状態を維持することができたら、その後は剥離のスピードアップのためITknife 2が有用である。ITknife 2で的確にエッジをとらえることができ、止血効果も高く剥離スピードは維持され、胃壁の形が変化する前に剥離を終了することが可能であった。

ESDのアドバイス

- 体上部の病変は、先に肛門側を切開してしまうと噴門側に病変が移動し、同部位の切開が困難となってしまうこともあるため、可能であれば噴門側から切開を開始する。切開後のトリミングは順方向でよい。

- 病変1のように噴門部に近い病変を噴門側へ剥離する際には、徐々に狭い空間となり筋層が立って近づいてくることに留意する必要がある。

- 病変2のような体部小弯の病変では、治療の時間経過とともに小弯の角度は変化し、特に前壁側と胃角近傍においてしばしば近接困難となる。その前に前壁側と肛門側の切開およびトリミングを行い、可能な限り接線方向に病変を位置させる。

- デバイスをやや長めに出す操作となっても、ITknife 2でエッジを正確にとらえることができれば剥離可能である。
- それでも近接困難な場合は順方向とし、十分に脱気すると近接可能になることがある。

ESD病理診断
- 病変1：Tubular adenoma, intestinal type. 腫瘍径 16×7 mm
- 病変2：ESD, M, Less, 60×40 mm, Type 0-Ⅱb, 51×27 mm, tub1, pT1a(M), pUL0, Ly0, V0, pHM0, pVM0

フォロー

- ESDの病理結果にて病変1は腸型腺腫、病変2は内視鏡的根治度A（eCura A）であり治癒切除と判断された。今後も定期的な内視鏡検査の継続が重要であることを説明し、1年後に内視鏡検査を再検したところ、前庭部後壁に7mm大の平坦隆起性病変を認め、生検で分化型癌（tub1）と診断された。後日、本病変に対してESDを施行することとなった。

フォローのポイント
- 異時性・異所性病変が発生することがあるため、除菌成功後も定期的な内視鏡検査の継続が重要である。

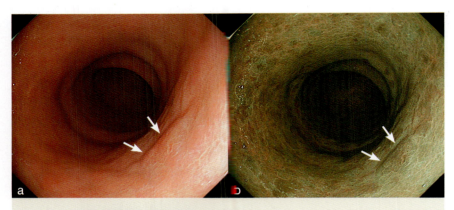

フォロー時の内視鏡像（治療1年後）
a：前庭部後壁にわずかに発赤調の7mm大の平坦隆起性病変を認める。生検では分化型癌（tub1）であった。
b：NBIに切り替えるとbrownish areaとして描出される。

症例のまとめ

- 除菌後10年以上が経過した胃粘膜に発生した早期胃癌2病変である。除菌後胃に限るものではないが、病変は複数存在する可能性があると考えて観察することが重要である。特に体部小弯の病変は接線方向となるため、様々な角度から細かな色調の違いや凹凸の変化に注目しながら、領域性を意識した丁寧な観察を行う必要がある。除菌胃癌はしばしば癌の境界が不明瞭となることもあるため、必要に応じて陰性生検を考慮してもよいであろう。
- また本症例のように異所性・異時性病変が発生することがあるため、除菌成功後も定期的な内視鏡検査が大切であることを患者に理解してもらうことが重要である。

おさえるべきエビデンス

- Kobayashi らは、除菌後胃に発生した胃癌において、隣接する非癌粘膜に類似した「胃炎様所見」を呈する割合が44％と、現感染胃癌（4％）よりも増加することを報告している。さらに胃炎様所見は組織学的表層分化と相関するとしている。除菌後癌の境界は不明瞭となりやすいことに注意が必要である。

Kobayashi M, Hashimoto S, Nishikura K, *et al.* Magnifying narrow-band imaging of surface maturation in early differentiated-type gastric cancers after *Helicobacter pylori* eradication. *J Gastroenterol.* 2013 Dec; 48(12): 1332-42.

第4章　胃　　　　　　　　　　国立がん研究センター中央病院 内視鏡科 ● 阿部清一郎

9
症例：70歳台、女性
検査目的：スクリーニング

発見

- ピロリ除菌後の患者。スクリーニング目的に施行した上部消化管内視鏡検査にて胃体中部小弯にひだの引きつれを伴う粗造粘膜を認めた。

発見のポイント

- 白色光では背景粘膜に open type の萎縮性変化を認め、地図状発赤を伴っていることから、ピロリ除菌後に矛盾しない内視鏡所見であった。
- 白色光では胃体中部小弯に潰瘍瘢痕を認め、周囲に発赤調の粗造粘膜を認めた。
- 生検が行われ、Group 5, tub1 であった。

発見のためのアドバイス

- ピロリ除菌歴があること、背景胃粘膜に萎縮を認めることから、胃癌の high risk 患者として慎重にスクリーニングを行うべきである。
- わずかな色調変化、凹凸に着目して見落としなく観察するべきである。

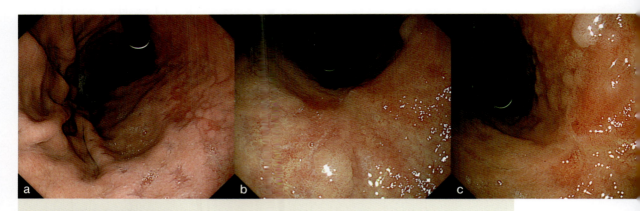

発見時の内視鏡像
a：背景胃粘膜は open type の萎縮性胃炎であった。
b：白色光では胃体中部小弯に潰瘍瘢痕を認め、周囲に発赤調の粗造粘膜を認めた。
c：白色光観察では病変の境界は不明瞭であった。

精査

- 発見時の白色光観察では病変の境界が不明瞭であり、側方範囲診断が困難であった。
- 病変に隣接した潰瘍瘢痕を認めたが、UL1 の早期胃癌か、消化性潰瘍瘢痕に隣接した早期胃癌なのか、鑑別を行う必要がある。
- 上記の診断は、内視鏡治療あるいは外科切除の治療方針の決定にも重要である。

精査内視鏡のポイント

- 白色光観察では胃体中部小弯に発赤調の陥凹性病変を認めた。前壁側にひだの引きつれを伴っており潰瘍瘢痕が示唆されたが、発見時の内視鏡検査同様に病変は萎縮境界に存在し、白色光観察、色素散布観察では側方範囲診断が困難であった。
- NBI 併用拡大観察では明瞭な demarcation line を認め、病変部では微細かつ不整な表面構造を呈していた。瘢痕の後壁側に陥凹面および癒合傾向のある不整な表面微細構造を認め、強拡大観察にて瘢痕部までは進展していない病変と診断した。
- 上記より消化性潰瘍瘢痕に隣接した Type 0-IIc, cT1a, UL0 の早期胃癌と診断した。確認のために潰瘍瘢痕前壁側の陥凹域から範囲生検を施行し、Group 1 であることを確認した。

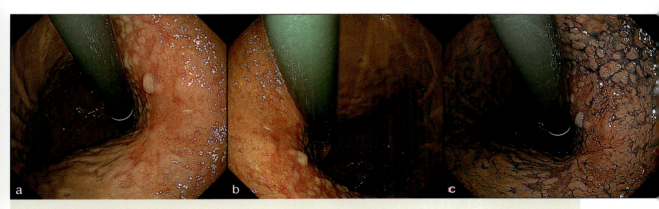

精査時の内視鏡像

a：白色光観察では胃体中部小弯に発赤調の陥凹性病変を認めた。前壁側にひだの引きつれを伴っており、潰瘍瘢痕が示唆された。発見時の内視鏡検査同様に病変は萎縮境界に存在し、側方範囲診断は不明瞭であった。
b：病変の後壁側も萎縮境界のため側方範囲診断が困難であった。
c：色素散布像では、表面の構造が背景胃粘膜と異なる領域を認めるが、非腫瘍の顆粒状隆起が介在しており、小弯側の側方範囲診断は困難であった。

使用スコープ：
GIF-XZ1200

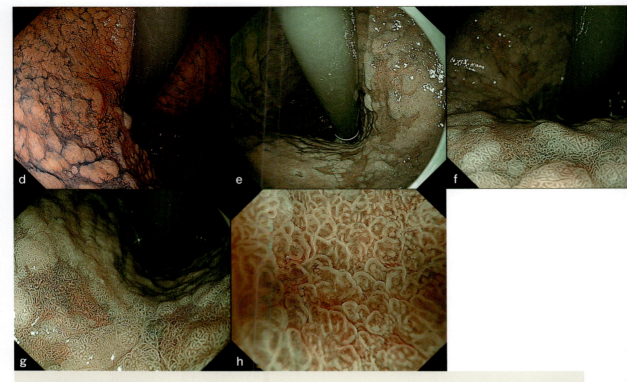

精査時の内視鏡像
d：後壁側の境界は、わずかな陥凹、表面構造の違いに着目することにより診断可能であった。
e：NBI 非拡大観察では褐色調の陥凹性病変として認識されるが、白色光観察、色素散布観察同様に側方範囲診断は困難であった。
f：NBI 併用拡大観察（後壁側の弱拡大観察）：拡大観察において明瞭な demarcation line を認め、病変部では微細かつ不整な表面構造を呈していた。
g：NBI 併用拡大観察（小弯側の弱拡大観察）：潰瘍瘢痕部に明瞭な demarcation line を認め、瘢痕後壁側に陥凹面および癒合傾向のある不整な表面微細構造を認めた。瘢痕部およびその前壁側は比較的形状、配列の整った表面構造を認めた。
h：NBI 併用拡大観察（瘢痕の後壁側の強拡大観察）：形状不均一な指状の腺窩辺縁上皮を認め、配列不規則、分布が非対称であった。また、同部位には口径不同な蛇行する不整な微小血管を認めた。

最終診断
- 分化型早期胃癌、25 mm, Type 0-IIc, cT1a (M), UL0

精査内視鏡のアドバイス
- 分化型早期胃癌では、NBI 併用拡大観察を用いて正確な側方範囲診断を行う。
- 拡大内視鏡観察は弱拡大観察から開始し、病変外から病変内に向けて観察を行い demarcation line を評価する。その後、最大倍率にて表面微細構造、微小血管構築像の整・不整の評価を行う。
- 拡大内視鏡観察でも確診が得られない際には事前に範囲生検を行う。

治療

- 病変は分化型早期胃癌、cT1a（M），UL0 と診断し、ESD を行った。

ESD のポイント

- 術前内視鏡診断をもとに、潰瘍瘢痕のすぐ外にマーキングを行った。消化性潰瘍瘢痕による線維化が想定されたため、条件の良いうちに同部位の粘膜切開を先に行って切開ラインを決定した。引き続き、潰瘍のない領域を IT knife 2 にて切開、剥離し、瘢痕部を露出した後に瘢痕部は Dual knife を併用して筋層と平行に剥離を行った。
- 潰瘍瘢痕部に相当する前壁側は近接が困難であったため、multi-bending scope を併用した。

ESD のアドバイス

- 瘢痕部の粘膜切開は、瘢痕のない領域の左右から適切な切開深度を得た後に層を合わせる形で行う。
- 瘢痕部の粘膜下層剥離は、先に瘢痕のない領域を剥離して筋層の走行をしっかりと確認した後に行うことにより検体への切れ込みや穿孔を予防する。
- 筋層と平行なアプローチが困難な場合は、見上げのみならず見下ろしの視野での処置も行う。また近接が困難な際にはまずは脱気したうえでの処置を試み、それでも難しければ早い段階で multi-bending scope への変更を考慮する。

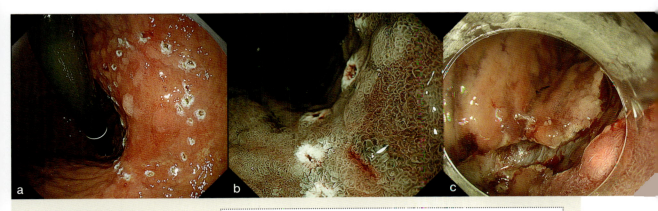

治療時の内視鏡像
a：病変全体のマーキング
b：瘢痕部のマーキング
c：瘢痕周囲の粘膜切開

使用スコープ：GIF H290T, GIF-2T26CTM
使用ナイフ：IT knife 2, Dual knife
局注液：ヒアルロン酸（生理食塩水にて2倍希釈）
高周波：VIO3
　マーキング時 Spray coag effect 2.0
　切開時 Endocut I, effect 1/duration 3, interval 2
　剥離時 Forced coag 7.5 (IT knife 2), Swift coag 5.0 (Dual knife)

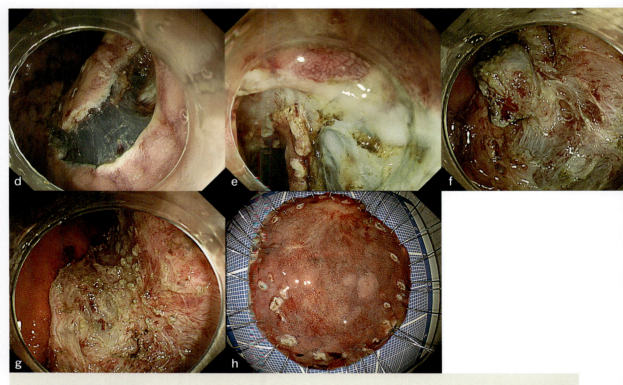

治療時の内視鏡像

d：瘢痕のない領域の粘膜切開
e：口側瘢痕部の粘膜下層剥離。切開ラインにも線維化を認めた。
f：糸付きクリップで病変を噴門側に牽引した。
g：ESD 終了時
h：切除検体

ESD 病理診断

- Well differentiated tubular adenocarcinoma, 25×20 mm, pT1a(M), UL0, Ly0, V0, pHM0, pVM0（病変に隣接して潰瘍瘢あり）

フォロー

- eCura A であり転移リスクが低いため経過観察を行う。

フォローのポイント

- 異時性多発胃癌のフォロー目的に年1回のサーベイランス内視鏡検査を行う。
- 異時性多発癌は ESD 後5年を経過しても発生しうるので、長期的なサーベイランスが必要である。

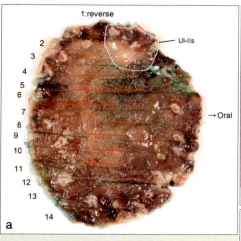
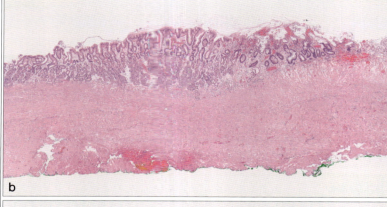
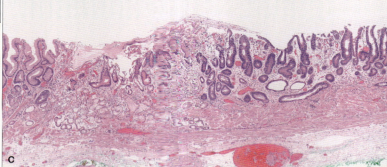

切除後の病理組織像

a：マッピング
b：切片2（瘢痕部）。UL-Ⅱsの瘢痕を認めたが同部位に腫瘍を認めず、消化性潰瘍瘢痕に矛盾しない所見であった。
c：切片8。粘膜内に低異型度高分化管状腺癌の増殖像を認めた。組織学的に高低差の乏しい腫瘍であった。

症例のまとめ

- ピロリ除菌後に発生した早期胃癌症例である。除菌後の早期胃癌に本症例のように非腫瘍粘膜が介在したり胃炎様変化を伴い、側方範囲診断のみならず良悪性診断も困難なことが少なくない。NBI併用拡大観察を積極的に行い、判断に迷う際は生検にて診断を行うことが肝要である。

おさえるべきエビデンス

- NBI併用拡大観察による早期胃癌の側方範囲診断の高い診断能が報告されている。Nagahamaらはインジゴカルミン色素法で診断が不可能であった病変の72.6％で範囲診断の正診が可能であったことを報告している。

 Nagahama T, Yao K, Uedo N, *et al*. Delineation of the extent of early gastric cancer by magnifying narrow-band imaging and chromoendoscopy: a multicenter randomized controlled trial. *Endoscopy* 2018; 50: 566-76.

第4章　胃　　　　　　　　　　　　　　　　　　　　虎の門病院 消化器内科 ● 落合頼業

10

症例：60歳台、男性
検査目的：スクリーニング

発見

- 当院ドックにてスクリーニングのため上部消化管内視鏡検査を施行した。萎縮のない粘膜を背景に、胃角部小弯後壁寄りに15mm大の領域性を有する褪色域が認められた。NBIでは褪色域に一致し、whitish area として認識された。

発見のポイント

- 背景粘膜は萎縮がなく、胃角部には RAC（regular arrangement of collecting venules）が認められる。H. pylori 未感染胃であることが予想され、L領域の白色・褪色調の平坦病変は未分化型腺癌である印環細胞癌（signet ring cell carcinoma：sig）を考慮する。
- NBI観察では褪色域と一致した whitish area として描出されることが多い。単発の領域性を有した褪色域を見つけた際には NBI 観察も併用し、sig を想定して生検を行う。本症例では生検の結果、adenocarcinoma, sig＞por であった。

発見のためのアドバイス

- H. pylori 未感染胃の場合には、部位によって想定すべき腫瘍がある。H. pylori 未感

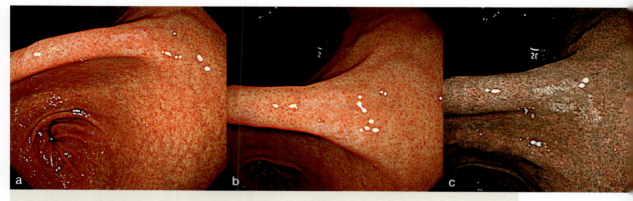

発見時の内視鏡像
a：萎縮のない背景粘膜であり、胃角部には RAC が認められる。
b：胃角部小弯後壁寄りに 15mm 大の平坦な褪色領域が認められる。
c：NBI 観察では褪色域に一致し、whitish な領域として認識される。

使用スコープ：GIF-H290
鎮静剤：なし

染胃における印環細胞癌は M/L 領域に多い。

- 小さな褪色域が多発していることもあるが、この場合には非腫瘍であることが多い。一方、印環細胞癌では一般的に単発であることが多い。発見には周囲との色調変化を捉えることが重要である。

精査

- 発見時の内視鏡では病変は平坦で厚みに乏しく、粘膜内癌（M）の可能性が高いと考えられた。*H. pylori* 未感染胃における未分化型腺癌の場合には深達度は M であることが多く、ESD を想定した精査を行う際には、特に病変の大きさと範囲診断が重要である。
- 病変の大きさの推定には通常観察に加え、メジャー鉗子でのチェックを追加することもある。さらに範囲診断については、病変進展の確認を目的として病変周囲から 4 点の陰性生検を行う。

精査内視鏡のポイント

- 白色光で観察を行い、まずは色調で病変範囲を予測する。病変は平坦で凹凸がなく、脱気下での観察でも容易に変形し、柔らかい印象であった。白色光では深達度 M と診断した。NBI 非拡大観察では病変部に一致して、境界明瞭な whitish area として描出された。病変の範囲診断は、NBI 拡大観察よりも非拡大観察の方が境界を認識しやすいことが多い。
- NBI 拡大観察では、病変周囲の背景粘膜と比較し、病変部の微細粘膜模様は窩間部の開大が認められた。一方で不整な微小血管構築像は認められなかった。窩間部の開大所見に着目しつつ全周を観察すると demarcation line は同定可能であった。
- 続いてメジャー部の長さ 20 mm の鉗子を用いて病変部を計測し、20 mm を超えないことを確認した。最後に病変周囲の正常背景粘膜 4 方向より、病変に近接しすぎないように注意しつつ陰性生検を施行した。
- *H. pylori* 除菌歴がなく、胃の背景粘膜に萎縮はみられない。また *H. pylori* IgG 抗体と便中抗原がともに陰性であり、*H. pylori* 未感染胃であると考えられた。

最終診断

- 15 mm 大、未分化型腺癌、深達度 M（*H. pylori* 未感染胃）

精査内視鏡のアドバイス

- NBI 拡大観察をする際には、いきなり病変から観察するのではなく、病変周囲の正常背景粘膜から観察を開始することが重要である。
- NBI 拡大観察では窩間部の開大や不整な微小血管構築像が認められる場合もあるが、

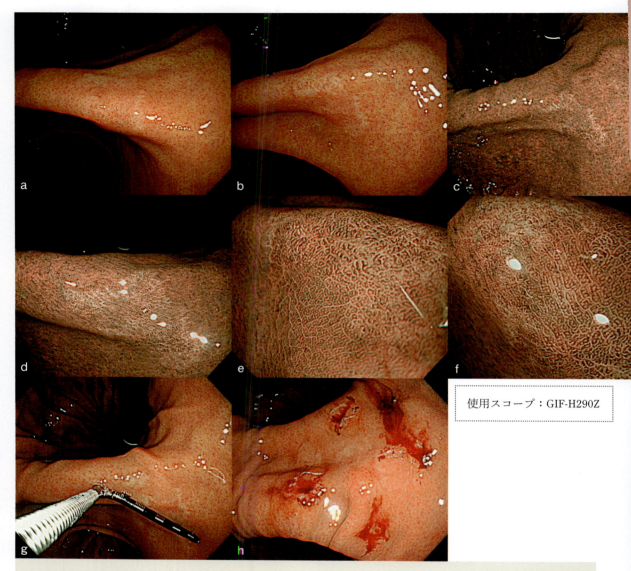

使用スコープ：GIF-H290Z

精査時の内視鏡像

a, b：病変中央からやや肛門側に生検瘢痕が認められる。病変は平坦で凹凸は目立たない。

c, d：NBIではwhitishな領域として病変の範囲がより明瞭に描出される。

e, f：拡大観察では周囲の背景粘膜と比較し、表面微細構造は窩間部の開大が認められる。微小血管構築像は異型に乏しい。窩間部の開大に着目するとdemarcation lineは同定可能である。

g：メジャー鉗子を用いて病変のサイズを測定し、20mm以下であることを確認した。

h：病変周囲の正常粘膜より4点の陰性生検を行った。

MESDA-G で癌と診断できないこともある。拡大観察だけでなく、白色光・NBI 非拡大観察の所見も併せて診断する。

- メジャー鉗子を用いる際には、病変に近接し過ぎず、ある程度鉗子を出してやや遠目で観察すると客観性のある画像が得られることが多い。
- 4 点の陰性生検を行う際には、万が一陽性となると再生検あるいは切除範囲をより広くせざるを得ないため、十分なマージンをとる。また生検後の出血により次の生検が行いにくくなることがあり、重力を考えて下流となる部位から順に生検を行う。

治療

- 病変は未分化型腺癌であるが、20 mm を超えず、かつ粘膜内癌であることが想定された。術前の陰性生検が negative であること、また造影 CT にてリンパ節転移がないことを確認し、ESD を施行した。治療当時は胃癌に対する ESD・EMR ガイドライン第 2 版が刊行される前であり、適応拡大病変であった。

ESD のポイント

- 術前に施行した 4 点の陰性生検痕を認識し、その生検痕上にマーキングを行った上で全周マーキングした。切開開始前に病変から十分なマージンがとれていることを確認した。
- 肛門側から切開を行い、半周強ほど切開・トリミングを行った。反転操作にて肛門側方向から剥離を行おうとしたが近接しにくく、筋層と対峙してしまい、またスコープの push 操作が続くと体動が強くなり条件が悪くなることが想定された。そのため、全周切開を行った後に順方向操作に切り替え、口側方向から剥離を継続し、筋層損傷なく病変を一括切除した。

ESD のアドバイス

- 陰性生検痕をよく確認し、マーキングを行う。病変から十分なマージンがとれていることを確認する。
- 胃角部は時に近接しにくいため、マルチベンディング 2 チャンネルスコープ（GIF-2TQ260M）を用いると処置が行いやすくなる。
- 症例によっては粘膜下層の局注が留まりにくいことがあり、その場合には局注にヒアルロン酸ナトリウムを用いたり、糸付きクリップなどで牽引を行うと剥離が容易になる。

ESD 病理診断

- Adenocarcinoma, 0-Ⅱb, 18×12 mm, sig, T1a (M), UL0, ly0, v0, HM0, VM0

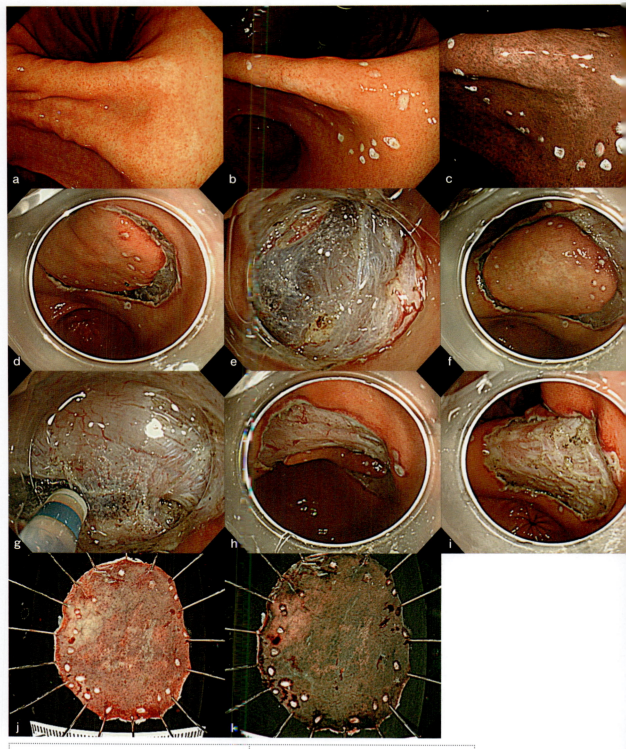

使用スコープ：GIF-H290Z（マーキング）、GIF-2TQ260M（ESD）
使用ナイフ：デュアルナイフ
局注液：グリセオール

高周波：VIO300D
　マーキング時 Soft 凝固 effect 4/50W
　切開時 dry cut effect 2/30W
　剥離時 Swift 凝固 effect 4/30W

◀ 治療時の内視鏡像

a：病変の周囲に前回の陰性生検痕を確認できる。

b：陰性生検痕上にマーキングを行い、それらを繋ぐようにして全周にマーキングを行う。

c：マーキング後に NBI でも病変範囲を再度観察し、十分なマージンがとれていることを確認する。

d：肛門側からの粘膜切開。スコープを強く push しないと近接しにくい部位であった。

e：肛門側からのトリミング・粘膜下層への潜り込み。剥離を行おうとしたが筋層と対峙してしまう。

f：追加の粘膜切開。口側から剥離を行う方針に切り替え、早めに全周切開を行う。

g：剥離時。順方向操作にてセカンドベンドを用い視野を作る。フード下端で検体を押し下げるようにして剥離スペースを確保する。視野が近接すると筋層と対峙するため、適度な距離を保つ。

h：検体摘出直前。順方向操作ではスコープを強く push する必要がなく、患者の苦痛も軽減される。

i：切除後潰瘍。潰瘍底の露出血管を soft 凝固で焼灼止血する。

j, k：ESD 検体

フォロー

- 本症例の治療時は胃癌に対する ESD/EMR ガイドライン第 2 版の刊行前であり、適応拡大治癒切除と判定した。上部消化管内視鏡検査と造影 CT での治療後サーベイランスを行う方針とした。

- 治療後は異時性多発胃癌やリンパ節転移などは認められず、フォロー中である。

フォローのポイント

- 胃癌に対する ESD/EMR ガイドライン第 1 版では、適応拡大治癒切除の場合には上部消化管内視鏡検査に加えて、年に 1 ～ 2 回の腹部超音波検査、CT 検査などで転移の有無を調べることが推奨された。

- 一方で胃癌に対する ESD/EMR ガイドライン第 2 版では、本病変は ESD の絶対適応病変となり、内視鏡的根治度は eCura A となる。eCura A では異時性多発胃癌の発見を主目的に上部消化管内視鏡検査を行うことが推奨されている。

- 本症例は ESD 時のサーベイランス方針を継続し、上部消化管内視鏡検査に加えて造影 CT を年に 1 回行っているが、いつまで施行すべきかは定まっていない。

症例のまとめ

- 人間ドックのスクリーニング内視鏡検査にて発見された *H. pylori* 未感染胃における印環細胞癌（いわゆる pure-sig）の症例である。術前精査にて 20 mm 以下、UL0 の cT1a、未分化型癌と診断し、治療当時は適応拡大病変として ESD を施行し、適応拡大治癒切除となった。治療後は内視鏡・造影 CT での年に 1 回のサーベイランス

を継続中である。現行の胃癌に対する ESD/EMR ガイドライン第 2 版では ESD の絶対適応病変、内視鏡的根治度は eCura A となる。

おさえるべきエビデンス

- Takizawa らは、直径 2 cm 以下、UL0 の cT1a の未分化型早期胃癌 275 例において、ESD における curative resection は 195 例（71%）、5-year overall survival は 99.3%、また curative resection となった 195 例においては局所、遠隔再発はみられず、原病死も認められなかったと報告している（JCOG1009/1010）。胃癌に対する ESD/EMR ガイドライン第 1 版（2014 年）では適応拡大病変であったが、JCOG1009/1010 による多施設共同前向き臨床試験の結果により、第 2 版（2020 年）において ESD の絶対適応病変に組み込まれた。

Takizawa K, Ono H, Hasuike N, et al. A nonrandomized, single-arm confirmatory trial of expanded endoscopic submucosal dissection indication for undifferentiated early gastric cancer: Japan Clinical Oncology Group study (JCOG1009/1010). *Gastric Cancer* 2021 Mar; 24(2): 479-491.

第4章 胃

国際医療福祉大学市川病院 消化器内科 ● 鈴木 翔

11

症例：70歳台、男性
検査目的：慢性胃炎のサーベイランス目的

発見

- 慢性萎縮性胃炎のサーベイランス目的の上部内視鏡検査で、幽門輪大弯に約1cm大の隆起性病変を認めた。白色光では表面平滑な無茎性ポリープ様病変に見え、非拡大のNBIでは表面は微細な腺管構造に観察された。

発見のポイント

- 前庭部に腸上皮化生を伴う高度萎縮粘膜を呈していることから、分化型胃癌のハイリスク症例である。
- 病変は境界明瞭の無茎性隆起で、一見すると過形成ポリープのようである。しかし、発赤調や窩間部の開大した表面構造といった過形成ポリープの典型的所見は呈していない。
- 通常観察と非拡大NBI観察のどちらでも、密で微細な凹凸のある腺管構造に見える。
- 生検が行われ、Group 4（tub1疑い）が確認された。

発見のアドバイス

- 腸上皮化生を有する高度萎縮粘膜は、分化型胃癌を念頭に観察する。

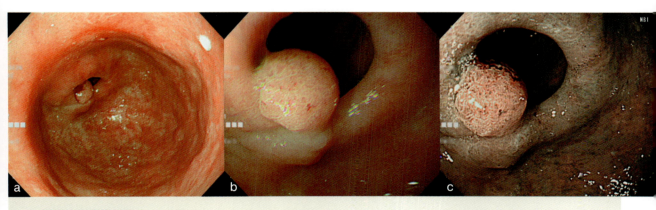

発見時の内視鏡像
a：胃前庭部は腸上皮化生を伴う高度萎縮粘膜を呈し、幽門輪大弯前壁に自然出血を伴う隆起性病変を認める。
b：白色光近接観察では、病変は周囲粘膜と同色調で表面平滑な無茎性ポリープ様所見である。
c：非拡大NBI観察では、病変表面はやや密な腺管構造に見える。血管構造は確認できない。

- ポリープ様病変を認めた場合には、白色光であっても表面構造に着目する。過形成ポリープでは、発赤の色調と表面平滑で開大した窩間部が特徴的所見である。腫瘍では腺管構造は密で微細な凹凸がある。
- 過形成ポリープに典型的ではない所見を呈する、または新規に発生した病変は、積極的に生検する。

精査

- 小さなポリープ様病変であり、粘膜内癌の可能性が高く、ESD の適応である。しかし、隆起が炎症に伴う変化であれば、隆起の周囲にも病変が進展している可能性があるため、術前の精査が望ましい。また、幽門輪上の病変は、十二指腸側への進展の有無で ESD の難易度が異なるため、その点も事前に確認する必要がある。

精査内視鏡のポイント

- 早期胃癌の範囲診断の基本は、周囲の正常粘膜側から病変側に向かって観察し、粘膜の色調と凹凸の変化を評価することである。その方法で病変範囲に着目すると、周囲の正常粘膜と比較して光沢に乏しいやや白色調の領域が、発赤隆起の口側に存在することに気が付く。
- 白色光、インジゴカルミン色素内視鏡、NBI 拡大観察では、白色調の領域の境界を全周では確認できなかった。
- 酢酸＋インジゴカルミン色素散布後の観察では、白色調の平坦領域の全周に境界が明瞭に観察できた。
- 十二指腸へ進展している病変では、ESD 時に球部でのスコープ反転操作が必要になることもある。そのため病変の肛門側の境界診断が重要である。この病変では、発見の契機となった隆起の肛門側にも平坦病変が進展しており、通常の見下ろし観察では病変の肛門側境界を診断できなかった。十二指腸球部でスコープを反転させて観察することで病変の肛門側境界を診断できた。

最終診断

- 平坦領域に一段高い隆起を伴う複合型の肉眼型であるが、隆起部は小さく緊満感もないため粘膜内癌（T1a）と診断した。最終的に 0-Ⅱa＋Ⅰs, 2.5 cm, T1a, tub1, UL（-）と診断した。

精査内視鏡のアドバイス

- 胃癌では、発赤、隆起など分かりやすい領域だけではなく、その周囲にも病変がある可能性に留意する。
- 癌が疑わしい領域は、白色光、LCI/TXI、NBI/BLI 拡大、色素内視鏡など各種観察

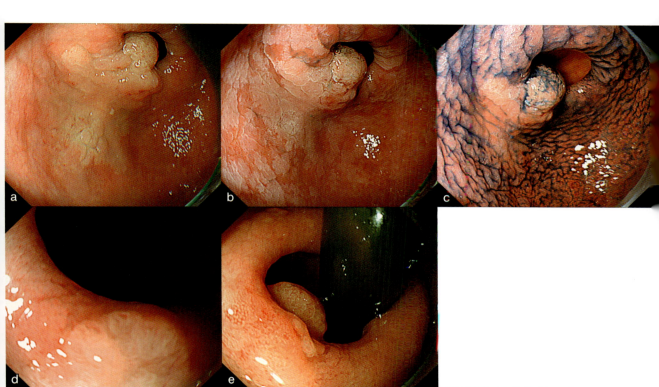

精査時の内視鏡像

a：通常白色光観察では、既知のポリープ様病変の口側にやや白色調の平坦な領域があるように見える。白色調平坦領域は、特に前壁側で境界が不明瞭である。
b：1.5％酢酸散布後。酢酸散布から1〜2分後に白色調平坦領域と周囲の腸上皮化生粘膜が白色化する。
c：酢酸散布後にインジゴカルミン色素を散布した。ポリープ様隆起と白色調平坦領域が浮き出るように観察され、病変の境界が明瞭となった。
d：病変肛門側の境界は十二指腸側に存在しており、胃からの見下ろしアプローチでは先端フードを使用しても明瞭に観察できなかった。
e：十二指腸球部内でスコープを反転させることで病変肛門側の境界を明瞭に視認できた。

法を併用して範囲を診断する。
- 分化型胃癌では、酢酸＋インジゴカルミン色素散布後の観察で範囲が明瞭となることがある。当院では、食酢を3倍希釈した1.5％酢酸20 mLを病変に散布し、その2〜3分後にインジゴカルミン液を散布して観察している。
- 精査内視鏡時には、ESD時の操作と戦略もイメージする。例えば、見下ろしと反転のどちらの操作が病変へ接線方向にアプローチしやすいかを事前に試す。また、十二指腸内でのスコープ反転など特殊な操作を要さないことも確認する。
- この病変では、発見の契機となった隆起の肛門側にも平坦病変が進展しており、通常の見下ろし観察では病変の肛門側境界を診断できなかった。十二指腸球部でスコープを反転させて観察することで病変の肛門側境界を診断できた。

治療

- 上記の術前診断により ESD の適応病変と判断した。

ESD のポイント

- ESD 時にも確実に範囲を診断するために、酢酸＋インジゴカルミン色素散布観察を行い、マーキングした。

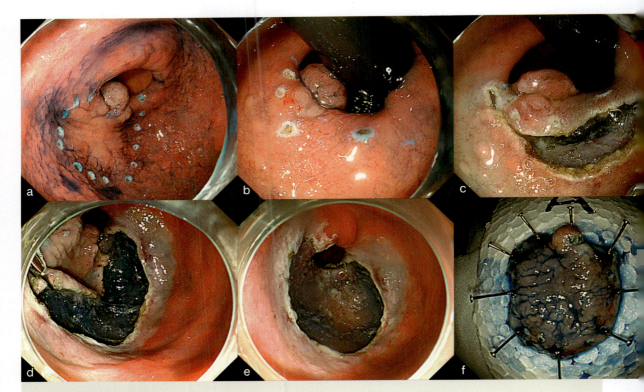

治療時の内視鏡像

a：ESD 時も酢酸＋インジゴカルミン色素散布法で範囲を診断し、周囲にマーキングした。
b：病変肛門側は、十二指腸内でスコープを反転させてマーキングした。先端部の短い観察用スコープ（GIF-H290）を使用し、透明フードも短く装着した。
c：粘膜切開は、最も操作が困難な十二指腸側から開始した。幽門輪上まで反転操作で十二指腸側から剥離した。また、幽門輪上は広範な切除とならないようにマーキング近傍を切除した。
d：その後は胃側から見下ろし操作で全周の粘膜切開と剥離を行った。粘膜下層剥離ではデンタルフロス付きクリップ牽引法を用いた。これにより切除粘膜が十二指腸へ移動するのを防ぎ、剥離の操作性が向上した。
e：切除後潰瘍。穿孔や出血なく ESD を終了した。
f：ESD 検体。ポリープ様隆起と平坦隆起部分がどちらも切除検体内にあることがわかる。

- はじめに、最も操作が困難な病変肛門側の粘膜切開と剥離を、十二指腸内でスコープを反転させて施行した。
- ESD 後の幽門狭窄のリスクを低減するため、幽門輪上は広範な切除とならないよう、マーキングから離れすぎないように粘膜を切開した。
- 病変の十二指腸側を幽門輪上まで剥離した後に口側（胃側）の切開剥離に移行した。
- 病変が十二指腸へ移動すると粘膜下層剥離が困難となるため、デンタルフロス付きクリップ牽引法で病変を口側に牽引しながら剥離した。

ESD のアドバイス

- 先端部の短い観察用スコープ（本症例では GIF-H290）を使用し、透明フードも短く装着すると、十二指腸内で反転しやすい。
- 十二指腸粘膜を短軸方向（内視鏡画面の左右方向）に切開する場合には先端系ナイフの方が操作しやすい。
- ウォータージェットが搭載されていない観察用スコープを使用する場合には、出血にくれぐれも留意する。
- 噴門部や幽門部の広範な切除は術後に狭窄をきたすことがあるため、切除範囲が広範とならないよう留意する。
- トラクション法は、病変の十二指腸への移動を防ぎながら粘膜下層の視認性とテンションも向上させるため、幽門近傍の病変では特に有効である。

ESD 病理診断

- 0-Ⅱa＋Ⅰs, 25×15 mm, tub1, pT1a (M), pUL1, Ly0, V0, pHM0, pVM0

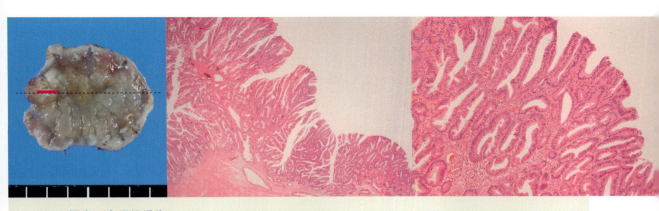

ESD 標本の病理組織像

赤線部の組織像。最終診断は 0-Ⅱa＋Ⅰs, 25×15 mm, tub1, pT1a (M), pUL1, Ly0, V0, pHM0, pVM0 で、内視鏡的根治度 A (eCura A) であった。

フォロー

- 内視鏡的根治度 A（eCura A）にて定期的な内視鏡サーベイランスが推奨される。

フォローのポイント

- ESD 後の遺残・再発と異時性多発胃癌の発生を念頭に置いた、定期的な内視鏡サーベイランスが必要である。
- 広範な切除、または噴門部や幽門部の ESD では、術後に通過障害を呈することがある。そのため術後数ヵ月は症状の観察が推奨される。

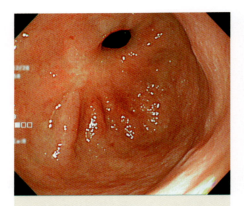

ESD 1 年後の内視鏡像
ESD 後瘢痕部に再発はなく、また幽門狭窄もない。

症例のまとめ

- ポリープ様隆起部と平坦部の形態が混在した粘膜癌の症例である。正確な範囲診断のためには、目立つ所見だけではなく周囲にも病変がある可能性に留意し、各種特殊光や酢酸＋インジゴカルミン色素散布観察を含めた様々な観察法を駆使することが重要である。ESD では、まず操作が困難な十二指腸側を十分に切開剥離することが肝要である。

おさえるべきエビデンス

- Hong らは、酢酸＋インジゴカルミン色素散布観察と通常白色光の早期胃癌の範囲診断能を比較した前向き試験を報告している。酢酸＋インジゴカルミン色素散布観察の範囲診断能は早期胃癌全体で 73％、特に分化型胃癌で 93％ と良好であり、白色光の診断能である 47％ と 48％ を有意に上回っていたと報告している。

 Hong SM, Kim GH, Lee BE, *et al.* Association between mucin phenotype and lesion border detection using acetic acid-indigo carmine chromoendoscopy in early gastric cancers. *Surg Endosc.* 2022 May; 36(5): 3183-3191.

| 第4章　胃 | 富山大学附属病院 光学医療診療部 ● 藤浪 斗 |

12

症例：70歳台
検査目的：HP除菌後のスクリーニング

発見

- HP除菌後のフォローアップ目的で1年に1回の上部消化管内視鏡を施行していた。スクリーニング検査の施行中に、体下部大弯の萎縮境界に、昨年は指摘されていなかった30 mm大の平坦隆起型病変が認められた。

発見のポイント

- 除菌後では腸上皮化生が発赤粘膜として認識され、そこには腸上皮化生を背景とした胃癌が潜んでいると考えられ、慎重に観察する必要がある。
- 白色光観察（WLI）で萎縮境界領域を注意深く観察すると、萎縮粘膜の一部に血管透見が不良な部分を認める。NBIで観察すると、腸上皮化生を示す緑色背景の中に境界不明瞭な茶色領域を認めた。同部位の生検からadenocarcinoma（tub1）と診断された。

発見のためのアドバイス

- 除菌後フォローアップの検査で、前年の内視鏡所見に異常がなくとも、新たな視点でスクリーニング検査を行う。

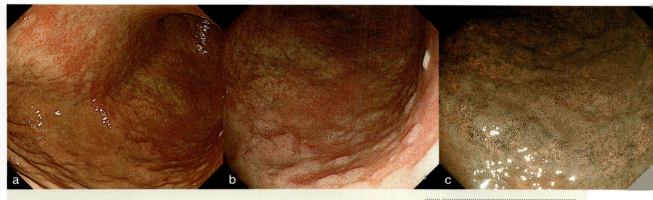

発見時の内視鏡像
a：萎縮境界に地図状発赤を認める。
b：近接観察では萎縮領域に血管透見不良な領域を認める。
c：NBIによる遠景での観察。腸上皮化生の緑色の中に境界不明瞭な茶色の領域が確認される。

使用スコープ：GIF-H290
鎮静剤：なし

- HP 除菌後の多彩な胃粘膜変化に注意する。特に萎縮境界に病変が多く存在するため注意深く観察する必要がある。
- 体下部大弯は内視鏡挿入時に接触して修飾が加わることがあり、挿入の最初の段階で観察するなど工夫が必要である。

精査

- 発見時の内視鏡検査でWLIやNBIによる観察では病変の範囲が不明瞭であったため、拡大内視鏡観察のほか、インジゴカルミンや酢酸など、様々なモダリティーを駆使してESD前の範囲診断を行う方針とした。
- この病変は体下部大弯に存在していたため、精査内視鏡の時はルーチン検査とは違い、病変に傷をつけないように深部挿入は行わないことも重要である。

精査内視鏡のポイント

- まず病変を内視鏡で接触させないように挿入時から空気で十分に胃を伸展させ、病変の洗浄はウォータージェットを直接当てないようにし、優しく洗浄する。
- 発見時の内視鏡ではWLIにて病変がわかりにくかったため、まずNBIの遠景で観察し、大まかな範囲を確認して徐々に拡大倍率を上げて精査を進めた。遠景で観察すると病変は境界を持った茶色の領域として認識されたため、NBI拡大での観察を行った。
- NBI拡大検査では、病変の全体で表面微細構造の形状不整を認めたが、病変の範囲診断として一様にすべてのDLを確認することができなかった。そのため一部のDLが追えない部分については念のため陰性生検を行い、病変範囲をより確実なものとした。

最終診断

- 早期胃癌 C-IIa，深達度 m，30mm大

精査内視鏡のアドバイス

- 精査内視鏡時はルーチン検査での観察の順序にこだわらず、病変を傷つけないように配慮すべきである。
- 除菌後胃癌では特に病変の辺縁で表面微細構造の不規則性が低下し、明瞭な境界を認めにくく範囲診断が難しい。
- そのためESD時に病変の境界がわかりにくくなってしまうことも念頭に置き、複数のモダリティーによる範囲診断を行うようにしている。

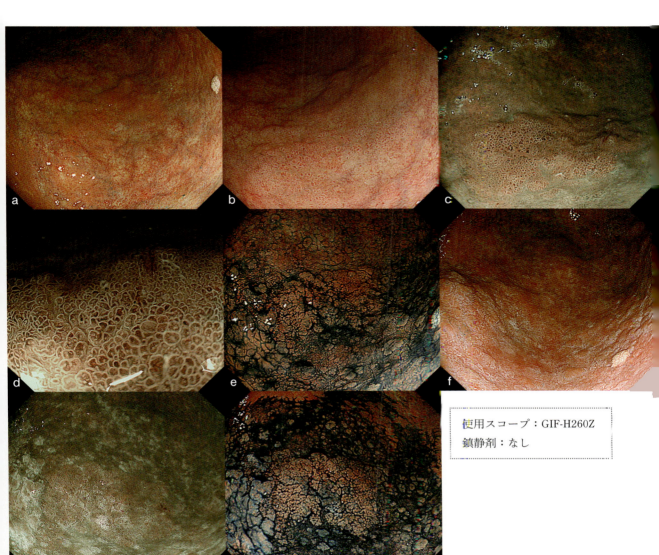

精査時の内視鏡像

a：発見時の目印となった黄色腫との位置関係から、病変の存在部分をWLIで観察している。

b：近接して観察すると、粘膜表面の血管が点状・斑状に拡張した領域を認める。

c：NBIに切り替え全体像が把握できる距離で観察すると、緑色背景の中にある程度明瞭な茶色の範囲として確認できる。

d：NBI拡大すると、表面微細構造の形状の多様性・不規則性を認め、癌と判断できる。

e：インジゴカルミン散布像では、周囲の腸上皮化生の中に、表面が微細顆粒状を示す領域として確認できるが、病変境界はやや不明瞭である。

f：酢酸散布後の写真。黄色腫との位置関係で病変部位が推測できるが、範囲はわからない。

g：酢酸散布後のNBI画像。背景粘膜はNBIで白色〜緑色とやや明るく描出される一方、病変部は茶色に描出され、明暗コントラストが際立ち範囲診断しやすくなった。

h：AIMでも病変部分が赤く抜けて見えたため、範囲診断として有効であることが確認された。

治療

- 体下部大弯の大きさ 30 mm の m 癌と診断し、ESD を行う方針となった。

ESD のポイント

- 病変の境界診断は WLI で困難であった。NBI では腸上皮化生を背景とした緑色の中に胃癌が茶色の領域として認められたため、NBI の観察下で Hook ナイフを用いてマーキングを行った。
- 大弯病変では、粘膜下層に脂肪組織を多く含み、局注液を十分注入しても粘膜下層は視認しにくく、また出血時の止血操作も困難になることが多いため、トラクション法を多用している。病変はマーキングに沿って IT-2 ナイフで全周切開を行った。1 周トリミングを行ったあと、最も口側に S-O クリップを固定し、対側（小弯側）に牽引した。トラクションがかかると粘膜下層の視野が良好となり、脂肪層の直下で筋層直上の剥離層を捉え、安全に剥離を完遂することができた。
- 剥離後は、視認できる露出血管に対して post ESD coagulation（PEC）を行い、終了した。

ESD のアドバイス

- 周辺切開の時から出血させないように注意する。最初は粘膜を浅めに切開し、切開ラインにある血管を切らないようにする。周辺切開で深く切開すると、出血した際に出血点が見えずに止血に難渋することがある。
- トリミング時に粘膜下層の情報を確認しながら、深く切開すると出血のコントロールがしやすい。
- IT-2 ナイフではスコープを反転させ肛門側から剥離するが、大弯病変の場合、粘膜下層剥離時に反転したスコープで筋層を押し下げてしまうため、剥離しようとしている部分が水没する。
- 本例のような大弯病変では、小弯側に牽引ができるトラクション法を選択することになる。S-O クリップは任意の方向に牽引が可能であるため、特に大弯病変の ESD では有用である。
- S-O クリップを用いた ESD では反転操作は行わない方がよいため、本例のように見下ろし操作での粘膜下層剥離を行う。そのため筋層を引き上げるテンションがかかっており、水などが押しのけられて視野が良好となる。

ESD 病理診断

- Adenocarcinoma（tub1）, type 0-Ⅱb, 45×3 mm, pT1a（M）, ly0, v0, HM0, VM0

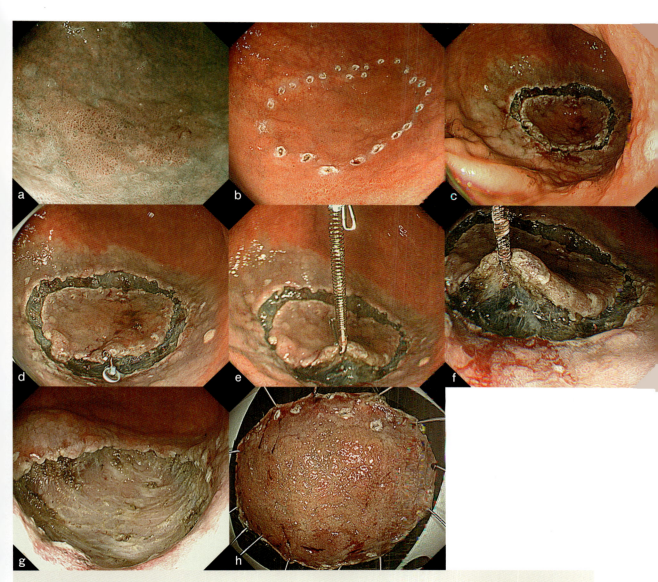

治療時の内視鏡像

a：病変を NBI で観察すると、緑色の背景粘膜に病変部分が茶色として認識される。

b：Hook ナイフの先端を閉じた状態で全周をマーキングした。肛門側に 2 重マークを行った。

c：粘膜切開は IT-2 ナイフで浅めに行うことで、粘膜下に存在する血管をなるべく傷つけないように全周を切開した。

d：口側を少しトリミングして S-O クリップを施した。

e：S-O クリップは対側壁に固定するのが基本であるため、胃内の空気を少なくして小弯側に垂直に牽引して固定した。牽引力は胃内の空気量を調整することで行う。

f：しっかりトラクションがかかると粘膜下層の視認性が向上し、安全・確実な粘膜下層剥離が可能である。

g：視認できる露出血管に対して PEC を施行して終了した。

h：切除病変。肛門側の 2 重マークをしっかり残して一括切除し得た。

使用スコープ：GIF-H260Z
使用ナイフ：Hook ナイフ（マーキング・プレカット）、IT-2 ナイフ（周辺切開・剥離）、Coagrasper（止血）
局注液：ヒアルロン酸＋グリセオール混合液
高周波：VIO300D
　マーキング時 Forced 凝固 effect2/30W
　切開時 Endocut I effect 2/duration 3/interval 3
　剥離時 Swift 凝固 effect4/50W
　止血時 Soft 凝固 effect4/80W

フォロー

- ESD翌日のセカンドルックでは、早期出血や追加止血が必要な露出血管は認めなかった。ESDの病理結果から治癒切除であったため、3ヵ月後の粘膜治癒確認と、その後1年毎の内視鏡検査を行うこととした。
- ESD後2年目のフォローアップ内視鏡で、胃角部後壁の平坦隆起性病変を指摘され、NBI拡大からも癌を示唆する所見を認めたため、生検を行ったところadenocarcinoma（tub1）と診断され、後日ESDの方針となった。

フォローのポイント

- ESDは治癒切除であったため、除菌後の異時性胃癌に注意して1年に1回程度のスクリーニング検査を行う。
- この時、異時性多発病変が発見されるリスクが高いことを患者にも説明し、毎年のスクリーニング検査を継続して受けてもらえるように配慮すべきである。
- 毎回同じ施行医が内視鏡検査を行うと、観察する視点が固定されがちであり、できる限り内視鏡施行医を変えて観察を行うようにしている。

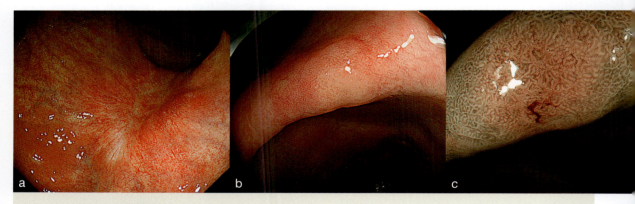

フォロー時の内視鏡像
a：治療後半年の内視鏡像。遺残再発なく完全に瘢痕治癒化している。
b：ESD後2年のフォローアップ内視鏡検査で、胃角部後壁にやや白色調の隆起性病変を認めた。
c：NBI拡大観察では、DL（+）, MSP（irreg）, MVP（irreg）で癌と診断した。

使用スコープ：GIF-H260Z
鎮静剤：なし

症例のまとめ

- 除菌後のフォローアップで早期胃癌が発見され、2年後に異時性胃癌を認めた症例である。初回の胃癌は地図状発赤内にあり、NBI により拾い上げることができ、範囲診断も NBI による緑色と茶色のコントラストで可能であった。
- ESD は全周切開時の出血を抑えるために全周切開を浅く行い、大弯病変では反転操作時に水が溜まり、脂肪層が厚く適切な粘膜下層への潜り込みが困難であることから、S-O クリップによる牽引法を併用することでスムーズな粘膜下層剝離が可能であった。
- ESD 後は年に1回の確実なサーベイランスを行うことで、異時性胃癌の発見に至った。

おさえるべきエビデンス

- Okada らは、除菌成功後に発生した原発性胃癌に対する ESD 後に発生した異時性胃癌のリスク因子に関して報告している。初回 ESD 後の異時性胃癌の累積発生率や腫瘍学的特徴は、年齢、分化型胃癌、および初期の多発病変が独立した危険因子であり、除菌のタイミングが ESD 前か後であっても同等のサーベイランスが必要であると報告している。

Okada K, Suzuki S, Naito S, *et al*. Incidence of metachronous gastric cancer in patients whose primary gastric neoplasms were discovered after *Helicobacter pylori* eradication. *Gastrointest Endosc*. 2019 Jun; 89(6): 1152-1159.

ESD エキスパートが教える
上部消化管内視鏡診療のすべて

第5章

十二指腸

第5章 十二指腸

1
症例：40歳台、女性
検査目的：スクリーニング

慶應義塾大学医学部腫瘍センター低侵襲療法研究開発部門●中山敦史・矢作直久
慶應義塾大学病院医学部内視鏡センター●加藤元彦

発見

- スクリーニングのため上部消化管内視鏡検査を施行した。十二指腸球部からスコープをさらに挿入し上十二指腸角（SDA）に差し掛かったところで、短軸方向に進展する発赤調の陥凹性病変が認められた。

発見のポイント

- 比較的平坦な病変が多いので、白色光（WLE）では領域性のある色調の変化に着目する。表在型非乳頭部十二指腸上皮性腫瘍（SNADET）では、本症例のように発赤調を呈することもあれば、白色調を呈する病変も多い。
- SDAや下十二指腸角（IDA）のような屈曲部では、視野が取りづらいこともあるので、ゆっくりとスコープを挿入していく。IDAを越えて水平部まで挿入できれば、スコープをストレッチし抜去しながら再度ゆっくりと観察する。

発見のためのアドバイス

- 十二指腸は屈曲が多いので、抜去時にスコープが容易に胃内まで抜けてしまうことがあるため注意が必要である。
- ストレッチしながら再度観察することで、挿入時に視認できなかった病変が見えてくることがある。

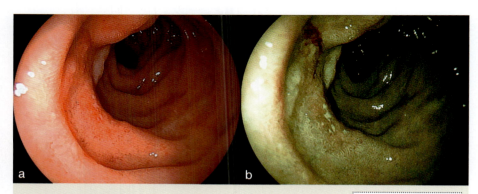

発見時の内視鏡像
a：短軸方向に進展する軽度発赤調の陥凹性病変がみられる。
b：BLIにするとbrownish areaとして認識される。

使用スコープ：
EG-L580NW7

◆ 観察の際に Vater 乳頭を同定しておくと、病変の位置関係が分かりやすくなる。

精査

◆ 発見時の内視鏡で凹凸などいわゆる関心領域は無さそうなので、内視鏡治療の適応となる可能性が高いと考える。当院では、拡大画像強調内視鏡（IEE-ME）を含めた内視鏡所見を評価して質的診断を行いつつ、さらには病変径とスコープの操作性をチェックして治療法（ESD か、EMR をはじめとしたスネアリングによる切除なのか）を決めていく。

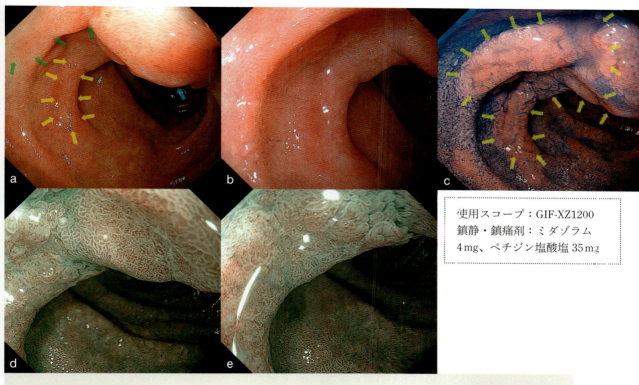

使用スコープ：GIF-XZ1200
鎮静・鎮痛剤：ミダゾラム 4 mg、ペチジン塩酸塩 35 mg

精査時の内視鏡像

a：SDA 内壁から前壁にかけて軽度発赤調を呈する type 0-Ⅱc を認める（黄矢印）。この時、検査者は手前にある副乳頭（青矢印）は意識しているものの、そこにまたがるように進展している（緑矢印）ことにまだ気づいていない。

b：内壁側には明瞭な陥凹面を認める。

c：インジゴカルミン散布すると病変の全景が明瞭となった（矢印）。

d：NBI 拡大観察では、病変辺縁に小型のドット状を呈する pit 様構造（open-loop structure：OLS）を認めた。White opaque substance（WOS）は陰性であった。

e：病変の中心部付近では、絨毛状様の構造（closed-loop structure：CLS）を認めた。WOS はやはり陰性であった。

精査内視鏡のポイント

- WLE で観察を行い、Vater 乳頭との位置関係から病変の部位を同定する。次に、病変の大きさ、色調、肉眼型などの形状を評価する。本症例では副乳頭と近接していた。
- 次いでインジゴカルミン散布を行う。病変の全景を捉えやすくなることがある。他に発赤の程度や凹凸などについても WLE と同様に評価する。
- IEE-ME では、病変部の表面構造について評価する。本症例は細かなドット状であったり pit 様構造がうかがわれ、open-loop structure（OLS）が認められたが、背景とやや類似した絨毛状様を呈する closed-loop structure（CLS）も混在していた。また、white opaque substance（WOS）は陰性であった。

最終診断

- SNADET（十二指腸癌疑い）、病変径 35 mm 大

精査内視鏡のアドバイス

- WLE では病変の部位と大きさが質的診断に重要である。すなわち、病変が球部や SDA といった比較的近位側に位置していること、病変径が大きいことは癌を推測し得る重要な情報である。
- IEE-ME ではまず表面構造を評価する。CLS があると癌の可能性が示唆される。また、WOS 陰性であることは癌を予測し得る因子である。
- 十二指腸腫瘍の精査内視鏡では、質的診断のみならず内視鏡治療を行うことを想定して操作性を確認しておくことも重要である。
- 一部の症例では複数の SNADET を認めることがあるため、他の部位を含めてくまなく観察しておくことも重要である。
- 質の高い精査内視鏡を実施しようとすると、時間を要し患者の苦痛につながる。そのため、適切な鎮静や鎮痛を行っておくとよい。

治療

- 当院では、20 mm を超える大きな病変の場合には、予測される病変の悪性度や一括切除率を加味して ESD を選択していることが多い。本症例では、病変径が 35 mm 大であったためにスネアリングによる一括切除が難しいと判断したこと、また病変径および IEE-ME 所見（表面構造 CLS あり、WOS 陰性）から癌のリスクが高いと判断したことより ESD を行う方針とした。
- 十二指腸 ESD ではデクスメデトミジンによる鎮静下または全身麻酔下を行うことが多いが、本症例では病変部位が SDA で操作性があまりよくなかったことを加味して全身麻酔を選択した。

ESDのポイント

- 病変がSDAという屈曲部に位置していたため操作性が不良であった。SDAやIDA、また下行部内壁側や水平部など、難しいことが予想される部位については精査時の段階で病変のトレースが安定してできるかどうか評価しておく。
- 当院では、十二指腸ESDの際にはwater pressure method（WPM）を用いている。送気下と比べると、①操作性が良好になることが多い、②粘膜下層への潜り込みが容易にできる、③視野が良くなり、特に繊細な剥離操作や血管視認によるプレ凝固ができることが主な利点である。
- 十二指腸ESDでは、胆汁および膵液の影響に伴う遅発性穿孔を防ぐために、ESD後に縫縮を行うことが重要である。

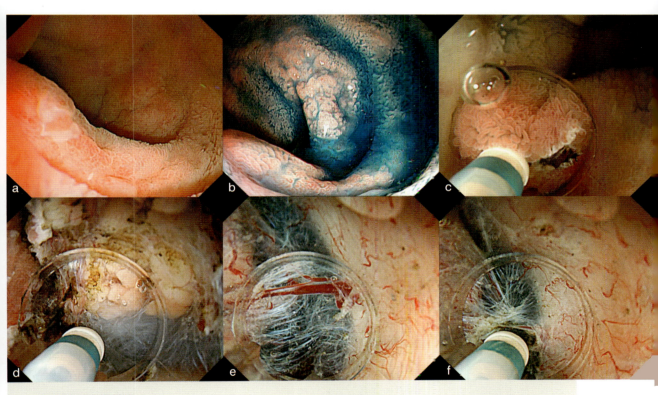

治療時の内視鏡像

a：WLE画像。スコープの操作性不良も相まって、精査時同様に病変の全貌が分かりにくい。
b：インジゴカルミンを散布すると病変の境界が分かりやすくなった。
c：浸水下にするとスコープの操作性がやや改善した。この状態で病変のアプローチが難しくなる遠位側に近接して局注を行い、同部位の粘膜切開を開始した。
d：近位側にも粘膜切開をつなげて全周切開を置き、同側より水圧をかけながら粘膜をめくりつつ粘膜フラップを徐々に作成していき、粘膜下層へ侵入した。
e：粘膜下層剥離の途中で穿通枝を認めた。
f：不用意に通電すると出血をきたして視野が一気に不良となってしまうため、血管をForced凝固で十分に通電した。

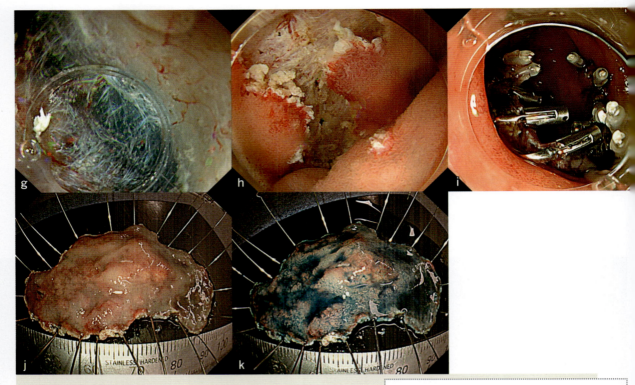

治療時の内視鏡像

g：血管が白色に変化したことを確認できたら、Precise SECT で
　　ゆっくり切離していくと出血させずに血管を処理できる。
h：ESD 後の潰瘍底。
i：本症例は潰瘍底があまり大きくならなかったため、開閉可能
　　クリップおよび EZ クリップを用いて単純縫縮を行った。
j：ESD 切除検体（WLE）
k：ESD 切除検体（インジゴカルミン散布像）

使用スコープ：GIF-H290T
使用ナイフ：Dual Knife J 1.5 mm
局注液：グリセオール
高周波：VIO3
　切開時 Endocut I effect 1
　剥離時 Precise SECT effect 3.0
　ナイフ止血時 Spray 凝固 effect 1.2
　コアグラスパー止血時 Soft 凝固 effect 3.5
　プレ凝固時 Forced 凝固 effect 3.0

ESD のアドバイス

- WPM を行う際には、注入した生理食塩水が逆流し誤嚥性肺炎の可能性がある。そこで、時折食道〜胃内に逆流が無いかどうかを確認したり、口からの吸引を（SpO_2 の推移を見ながら）定期的に行うことが重要である。スコープを十二指腸から一旦抜去することで、胃内に溜まった液体を吸引して嘔吐を未然に防いだり、スコープ操作性が改善することもある。また、山科精器より内視鏡治療時の持続吸引カテーテル（エンドスウィーパー）が販売されている。これにより誤嚥を防止できる可能性があり、当院でも使用する機会が増加している。

- ESD 中に出血があると、WPM では視野が一気に増悪することがある。そのため、血管を同定した際にはプレ凝固（当院では Forced 凝固，effect 3.0）を行っている。小出血であればデュアルナイフ J の先端を閉じた状態で Spray 凝固，effect 1.2 にて

止血操作を行っている。こまめに止血を行い、出血で視野が妨げられないようにしていくことが大切である。

- ESD 後潰瘍底は大きくなると縫縮が難しいこともある。当院では String clip suturing method や Origami method を用いて完全縫縮することを原則としており、もし縫縮困難であった場合には経鼻胆管膵管ドレナージを行うこともある。

ESD 病理診断

- Superior duodenal angle of duodenum, 55×32 mm, Type 0-Ⅱa, 40×20 mm, tub1, pT1b (1000 μm), INFb, Ly0, V0, pHM0, pVM0（胃癌取り扱い規約第15版に準ずる）
- 免疫染色：CD10 陰性、MUC2 部分的に陽性、MUC5AC および MUC6 陽性より胃型形質と診断された。

フォロー

- ESD 切除検体の病理組織診断より本症例は非治癒切除であると判断した。胃型形質の SM 浸潤癌であり、追加外科手術を行う方針とした。
- 後日、消化器外科にて膵頭部十二指腸切除術が施行されたが、切除検体には明らかな癌の遺残はなく、リンパ節（#8a および本体付着リンパ節）転移も認めなかった。以後、外来で経過観察を継続中である。

手術病理結果

- No residual carcinoma state after ESD. No lymph node metastasis.

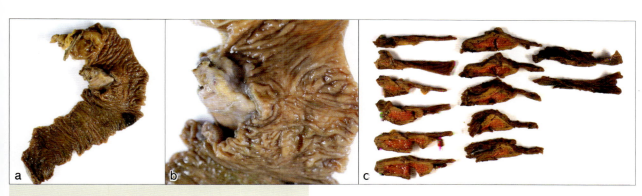

手術検体
a：膵頭十二指腸切除検体（全体像）
b：膵頭十二指腸切除検体（ESD 後瘢痕部近接像）
c：切除検体の割面

フォローのポイント

- 病理診断にて SM 浸潤、深部断端不明・陽性、脈管侵襲陽性のいずれかが認められた場合には、追加外科手術を考慮する。
- 可能であれば病変の粘液形質（胃型もしくは腸型）も評価する。本症例では胃型形質と診断された。腸型形質と比較して胃型形質の癌は予後不良とされており、生物学的悪性度がより高い可能性が示唆されている。

症例のまとめ

- スクリーニング内視鏡時に指摘された十二指腸癌の症例である。精査内視鏡時には 35 mm 大の粘膜内癌を疑って ESD を施行した。WPM を用いて偶発症なく ESD は終了し、縫縮も可能であった。その後、遅発性偶発症は認めなかった。病理組織学的に胃型の粘液形質を有した SM 浸潤癌であると診断され、膵頭十二指腸切除術が行われた。

おさえるべきエビデンス

- Nakayama らは、SNADET における癌を予測し得る内視鏡所見について報告している。そこでは、病変径と WOS 陰性であることが癌と独立して関連しており、他に表面構造 CLS も癌と関連している傾向があったと報告している。

 Nakayama A, Kato M, Takatori Y, *et al*. How I do it: Endoscopic diagnosis for superficial non-ampullary duodenal epithelial tumors. *Dig Endosc.* 2020 Mar; 32(3): 417-424.

| 第5章　十二指腸 | 京都府立医科大学 消化器内科 ● 土肥 統 |

2 症例：60歳台、男性
検査目的：スクリーニング（対策型検診）

発見

- 近医で対策型検診の上部消化管内視鏡検査を施行した。十二指腸球部に淡い発赤を伴う陥凹性病変を認めた。生検では Group 1 であり、経過観察となった。1年後に再度検診の内視鏡検査を行い、病変の増大を認めたため、当科紹介となった。

発見のポイント

- 白色光では、周囲の非腫瘍粘膜との段差や色調（発赤調）の違いにより発見が可能であったと考える。
- 中央の陥凹辺縁が不整であり、上皮性腫瘍をまず疑う所見である。
- 本例は1年前に発見できていたが、生検で腫瘍の診断とならなかったため、経過観察となった。後方視的に見ると、内視鏡所見から腫瘍を疑って短期間のうちに再検査を行うべきであった。

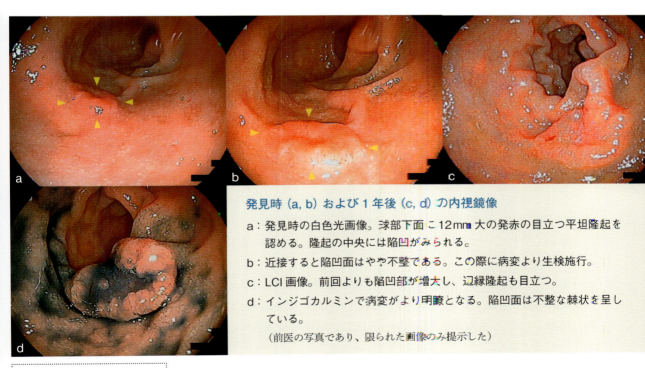

発見時（a, b）および1年後（c, d）の内視鏡像
a：発見時の白色光画像。球部下面に12mm大の発赤の目立つ平坦隆起を認める。隆起の中央には陥凹がみられる。
b：近接すると陥凹面はやや不整である。この際に病変より生検施行。
c：LCI画像。前回よりも陥凹部が増大し、辺縁隆起も目立つ。
d：インジゴカルミンで病変がより明瞭となる。陥凹面は不整な棘状を呈している。
（前医の写真であり、限られた画像のみ提示した）

使用スコープ：EG-L580N
鎮静剤：なし

発見のためのアドバイス

◆ 球部は、異所性胃粘膜、Brunner 腺過形成など良性の病変が好発する部位である。境界が明瞭、不整を伴うなどの上皮性腫瘍を疑う所見の有無を観察することが、鑑別診断に重要である。

◆ 白色光のみでも発見は可能であるが、BLI、LCI、インジゴカルミンのような画像強調内視鏡はより確診度が高くなる印象である。

◆ 十二指腸病変に対する生検診断には限界があり、生検診断と内視鏡診断の乖離がある場合は、拡大内視鏡観察などの精査が望ましい。

◆ 本例は、クリニックでの検診内視鏡で経鼻内視鏡であったこともあり、詳細な観察ができていない。細径内視鏡はコシが弱く、十二指腸の挿入や観察には適していない。また生検が十分に病変を捉えていない可能性もある。

精査

◆ 腫瘍か非腫瘍かの診断がついておらず、まずは腫瘍かどうか（治療が必要か）の精査が必要である。したがって、精査内視鏡は、鎮静下に拡大内視鏡観察が可能なスコープで行うべきである。

精査内視鏡のポイント

◆ まずは、腫瘍か非腫瘍かの診断が非常に重要である。白色光で上皮性変化があるかどうか、つまり周囲粘膜と比べて明らかな表面構造、凹凸、色調の変化や境界があるかを観察する。これらが明らかであれば、上皮性腫瘍と診断することは難しくない。その場合には、生検で診断がつかない場合でも内視鏡診断を優先して、再検査や場合によっては内視鏡治療でも良いと考える。ただし、球部では異所性胃粘膜やBrunner 腺過形成などの隆起性病変が好発し、胃型の上皮性腫瘍の鑑別が難しい場合には、生検による診断が重要である。

◆ 上皮性腫瘍を疑った場合は、低異型度腺腫なのか、高異型度腺腫あるいは腺癌なのかの診断が必要である。白色光によるスコアリング診断（サイズ、色調、肉眼型、結節の有無）が報告されており、白色光でも十分に診断が可能である。また、NBI拡大観察による微細構造に基づく鑑別診断の有用性も報告されている。どの診断法が最も優れているかは明らかではないが、様々な方法から最終的な診断を行うのが良いと考える。

◆ 拡大内視鏡観察で、構造と血管の不整から腺癌と診断した。十二指腸癌は SM 浸潤癌の頻度が非常に低く、本症例も肉眼的に粘膜下層浸潤を疑わなかったが、疑われる場合は EUS を考慮しても良い。ただし、EUS は深読みする傾向もあるため注意が必要である。

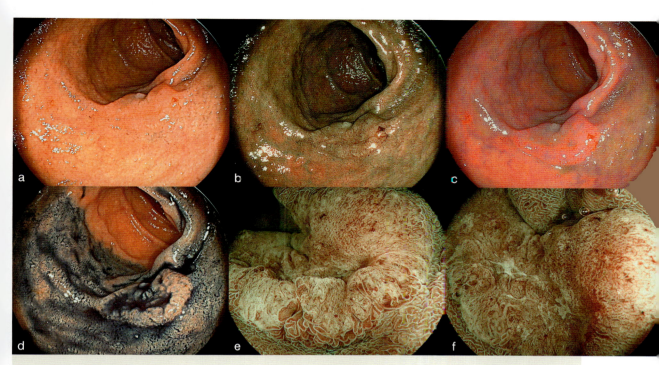

精査時の内視鏡像

a：淡い発赤を有する陥凹性病変。送気によりしっかりと伸展するが、前医の所見と同様に陥凹辺縁の隆起が目立つ病変であった。癌であれば、粘膜内癌と考えられ、積極的に SM 癌を示唆する所見とまでは考えなかった。

b：BLI-bright 画像では、より陥凹が目立ち、境界がより明瞭となる。この時点で上皮性腫瘍を考える。

c：LCI では陥凹部がオレンジ調に強調される。

d：インジゴカルミンでは陥凹辺縁と陥凹内の凹凸が不整であり、腺腫よりも癌を疑う所見である。

e：病変に近接し BLI 拡大観察を行うと、辺縁隆起の途中から構造が不明瞭化し、血管は mesh 状のパターンを呈していた。

f：病変の中央はさらに血管が途切れ途切れとなり、不整さが増している。以上より腺癌と診断した。

使用スコープ：EG-L600ZW
鎮静剤：ミダゾラム

最終診断

- 十二指腸癌、深達度 M、大きさ 20 mm

精査内視鏡のアドバイス

- 1 年間で明らかな増大や肉眼型の変化が見られるため、素直に腺腫よりも腺癌を考えなくてはいけない。腺癌と診断した場合に、治療法を考慮した観察が重要である。つまり、内視鏡治療でも EMR, UEMR, ESD などの方法があるため、部位や大きさがその選択に重要である。

- 拡大観察には先端アタッチメントが非常に重要である。十二指腸はひだや屈曲が存在するため、先端を少し長めにした方が観察しやすい。

- 拡大観察は、診断のみならず治療を行う際のスコープ操作を確かめるのにも有用で

ある。拡大観察が問題なく可能であれば、内視鏡治療時も慌てることなく臨むことができる。

治療

- 本症例は、検診内視鏡で発見されたにもかかわらず、生検で診断がつかなかったため、1年後まで治療が遅れた。しかし、精査内視鏡で粘膜内癌と診断し、CT でリンパ節転移や遠隔転移がないことを確認した。そのうえで、20 mm 程度の大きさ、球部で Brunner 腺が豊富に存在するため EMR や UEMR では挙上不良となり一括切除が困難となる可能性が十分にあることから、ESD を施行した。

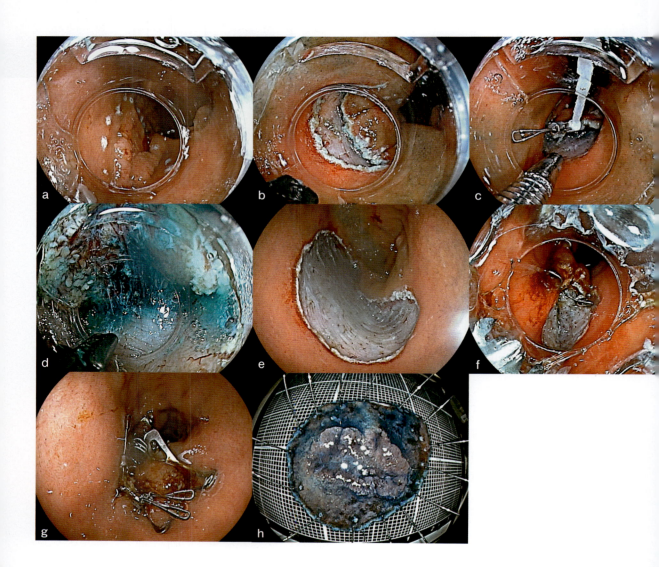

ESD のポイント

- 球部は Brunner 腺が発達しており、局注しても挙上不良なことが多い。このような場合にトラクションを何らかの形で使うことが重要である。
- 粘膜下層のスペースが狭い場合に、先端系ナイフは穿孔のリスクが高い。クラッチカッターなど粘膜下層を把持し、筋層から離れる処置ができる安全なデバイスを選択することが望ましい。

ESD のアドバイス

- 糸付きクリップで牽引を行う場合、強く引っ張ると筋層も牽引されるため、強すぎないように注意が必要である。
- 粘膜下層のスペースが狭い場合には、先端系ナイフよりも安全なフックやハサミ型のデバイスを使うことをお勧めする。
- 十二指腸は操作性が不良であり、鎮静が効きにくい時には処置が非常に困難となることが多い。したがって、全身麻酔下で行うことが、十二指腸 ESD の導入には必須と考える。本症例は ESD 導入初期であり、全身麻酔下の ESD を選択した。

◉ 治療時の内視鏡像

- a：マーキング。病変外側から 5mm 以内にマーキングを行った。
- b：口側の粘膜切開。クラッチカッターで口側の粘膜切開を行い、pocket-creation method を行うため、粘膜下層に入り込もうとする。
- c：糸付きクリップ装着。Brunner 腺の影響で粘膜下層への潜り込みが困難であり、糸付きクリップで牽引しながら粘膜下層の剥離を行った。
- d：粘膜下層剥離。粘膜下層の Brunner 腺が見られる。粘膜下層の膨隆はあまり得られないが、クラッチカッターで少しずつ粘膜下層の剥離を行い、十分に粘膜下層を剥離した上で、全周切開を行った。
- e：一括切除後。穿孔なく一括切除可能であった。
- f：潰瘍縫縮。通常のクリップでは縫縮は困難と判断し、over-the-scope clip (OTSC) で縫縮を試みた。
- g：OTSC 2 個と通常クリップで完全縫縮が可能であった。
- h：ESD 検体。画面下方向が口側である。マーキングを含めて、病変が確実に切除された。

使用スコープ：EG-L580RD（マーキングまでは EG-L600ZW）

使用ナイフ：針状ナイフ（マーキング）、クラッチカッター 3.5mm
（粘膜切開および粘膜下層剥離）

局注剤：ヒアルロン酸ナトリウム（ムコアップ原液）

高周波：VIO 3
　マーキング時 Forced 凝固 2.5
　切開時 Endocut I effect 1, duration 4, interval 1
　剥離時 Soft 凝固 5.0

鎮静：全身麻酔（手術室）

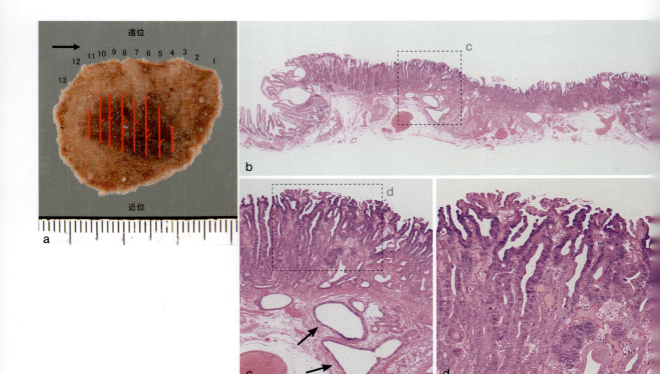

ESD 標本の病理組織像

a：陥凹内に一致して癌が存在した。散在性に SM 浸潤を認めた（斜線部）。
b：不整な管状乳頭状構造を呈する腺癌が粘膜ほぼ全層にみられる。
c：粘膜筋板を保ちながら、粘膜下層に浸潤している（矢印）。D2-40, EHE で確認したが、脈管侵襲は陰性であった。
d：一部に微小乳頭状構造が見られる。

ESD 病理診断

- Adenocarcinoma, tub1＞pap＞tub2, 0-Ⅱa+Ⅱc, 19×12 mm, pT1b-SM2（700 μm）, Ly0（D2-40）, V0（EHE）, pHM0, pVM0

フォロー

- ESD の病理結果は深達度 SM2 であり、CT でリンパ節転移はみられなかったが、転移リスクを考慮し、追加治療を推奨した。
- 追加外科手術として、膵頭十二指腸切除術が施行され、リンパ節転移（No.6, 1/19）を認めた。十二指腸内に遺残は認めなかった。

追加治療のポイント

- 十二指腸 SM 癌はリンパ節転移リスクが高く、基本的に追加手術が推奨されている。球部であっても膵周囲のリンパ節転移リスクがあり、膵頭十二指腸切除術が標準的な手術と考える。
- エビデンスはないが、6ヵ月ごとに経過観察の CT を行っている。

症例のまとめ

- 検診の内視鏡検査で発見された十二指腸癌である。発見時に生検を施行したが、Group 1 であったため、1 年後まで経過観察となっていた。画像から上皮性腫瘍を考えるべきで、早期に再検が望ましい病変であった。
- 白色光、拡大内視鏡で腺癌と診断可能であったが、SM 浸潤までは診断できなかった。筋板を保ちながら粘膜下層に浸潤し、粘膜下層内の腺管密度がそれほど密でないことから、術前診断は難しかったと考える。しかし、球部などの乳頭口側は SM 浸潤のリスクが高いという報告もあり、EUS を検討すべきであった。
- 深達度が SM2 であったことから、追加手術を行い、リンパ節転移を認めた。やはり、SM 癌はリンパ節転移のリスクが高いことを認識し、侵襲が大きいものの追加手術を行うべきであると考える。

おさえるべきエビデンス

- Nakagawa らは、十二指腸癌の手術症例を多施設共同研究で治療成績と予後を調査した。リンパ節転移の割合は、M 癌 1.5％、SM 癌 14.0％であった。腫瘍の部位に関係なく、膵周囲リンパ節および上腸間膜動脈リンパ節に多く転移が認められたため、膵頭十二指腸切除術を標準術式とすべきであると述べている。

Nakagawa K, Sho M, Okada K, *et al*. Surgical results of non-ampullary duodenal cancer: a nationwide survey in Japan. *J Gastroenterol*. 2022; 57: 70-81.

- Kakushima らは、十二指腸の低異型度腺腫と高異型度腺腫または腺癌の鑑別診断において、内視鏡所見による簡便なスコアリングシステムを作成し、その有用性を報告している。

Kakushima N, Yoshida M, Iwai T, *et al*. A simple endoscopic scoring system to differentiate between duodenal adenoma and carcinoma. *Endosc Int Open*. 2017; 05: E763-E768.

第5章 十二指腸

3 症例：70歳台、男性
検査目的：早期胃癌内視鏡治療後のサーベイランス

獨協医科大学 内科学（消化器）講座 ● 郷田憲一・石川学・川田陽介・近藤真之・金森瑛・阿部圭一朗・入澤篤志
獨協医科大学 病理診断学講座 ● 石田和之

発見

- 早期胃癌に対する内視鏡的切除後のサーベイランス目的で上部消化管内視鏡検査を施行した。十二指腸下行部のVater乳頭部付近からの観察では、病変は視認できなかった。しかし、後述するテクニックで下十二指腸角まで挿入し、水平部以深を観察すると、白色調を呈する扁平隆起性病変が視認された。その所見から、表在性の非乳頭部十二指腸上皮性腫瘍（腺腫・粘膜下層浸潤までの腺癌）、いわゆるSNADET（superficial nonampullary duodenal epithelial tumor）と考えられた。

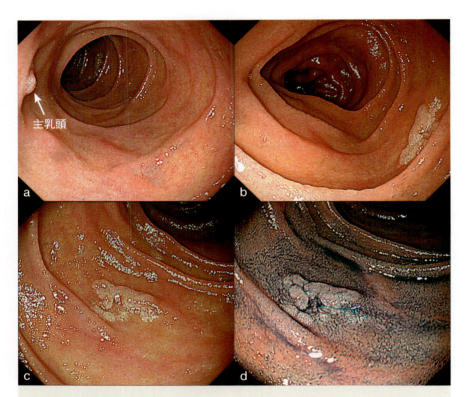

発見時の内視鏡像
a：下行部主乳頭部付近からでは病変は発見できない。
b：下十二指腸角から深部十二指腸を観察すると水平部に病変を発見した。
c：15mm大の乳白色調を呈する扁平隆起性病変を認めた。
d：病変の境界は明瞭かつ不整であった。病変中央部には生検痕と思われる引きつれを伴う陥凹を認めた。

発見のポイント（前処置・スコープ操作など）

- 十二指腸は最も蠕動の強い消化管の１つである。腸蠕動は 10 mm 未満の小さな SNADET の発見を妨げる原因となりえる。特に蠕動の強い水平部以深では、観察の困難さも相まって、見逃しリスクが高まる。上部消化管内視鏡において、可能な限り、鎮痙剤を投与するようにしている（ブスコパン®、グルカゴン® ともに禁忌に注意する）。

- 上部消化管内視鏡でルーチンに観察される十二指腸が、第１部（球部）のみから第２部（下行部）までとなるに従い、SNADET の最も頻度が高い局在部位が第１部から第２部へと変遷した歴史がある。本症例のような深部十二指腸（第３・４部）の SNADET は、以前はきわめて稀とされてきた。しかし近年、確実に増加傾向にあり（我々の報告では 20 ％超）、稀ではなくなっているため、見逃さぬよう第３部以深の観察に努めるべきである。

- 胃からスコープを十二指腸球部（第１部）に進めた後、定石通り up angle を加え右にひねりながら短縮しつつ（right turn shortening）、第２部へスコープを挿入する。通常、right turn shortening したスコープの先端は、主乳頭と下十二指腸角の間付近にあるため、そのままでは第３部以深の SNADET は見逃されてしまう（発見時の内視鏡 a）。

- 第３部以深の十二指腸を観察するためのポイントは、right turn shortening した際の右にひねった体位を維持しつつ（ひねりを戻さない）、中等度の up angle をかけて少し脱気しつつ、スコープをゆっくりとプッシュする。そうすれば、第３部とともに、やや遠景になるものの第４部の観察も可能となる。

- 我々の経験では、この手技を用いた場合、８割以上の症例で第３部以深の十二指腸の観察が可能となる。SNADET の見逃しリスクを軽減し確実に拾い上げるために、今後、深部十二指腸（第３・４部）までの観察を啓蒙すべきと考えている。

- 家族性大腸腺腫症を除く散発性の SNADET の 70 〜 80 ％は第２部に局在し、その過半数は主乳頭部対側に多いとの報告がある。よって、SNADET の発見には第２部を重点的に観察すると同時に、特に乳頭対側を入念に観察する必要がある。

発見のポイント（特徴的内視鏡像）

- SNADET は粘液染色をはじめとする免疫組織化学的染色によって、胃型・腸型の２つの表現型（phenotype）に大別される（混合型もある）。以下に示すごとく、phenotype 別に特徴的内視鏡像が大きく異なることを十分に理解した上で観察することが SNADET 発見の第一歩となる。

- 頻度的には圧倒的に腸型が多く（約 80 〜 90 ％）、胃型は少ない。腸型の SNADET の多くは第２部に局在（70 〜 80 ％程度）しており、大多数（85 ％以上）が白色化を伴っている。白色化は通常白色光では milk-white mucosa（MWM）、NBI 拡大所見として white opaque substance（WOS）と呼称されている。MWM/WOS は腫瘍上皮細胞内に蓄積した微小脂肪滴を捉えた所見であり、SNADET の検出・診断の際に

有用な所見である。さらに MWM/WOS は粘液形質の予測にも有用で、前述のごとく腸型の大多数が MWM/WOS 陽性で、胃型では稀である。腸型の肉眼型は扁平隆起や陥凹型（ⅡaまたはⅡc）、それらの混合型を示す場合が多い。
- 一方で、胃型の SNADET の大多数は球部または主乳頭口側に局在し、丈の高い隆起型（Ⅰs）を示す場合が多い。基本的に白色化（MWM/WOS）の所見はない。

精査

- SNADET を疑う病変を発見した場合、非腫瘍 vs. 腫瘍、腫瘍なら腺腫（低異型度）vs. 腺癌（高異型度腺腫を含む）、腺癌なら粘膜内癌 vs. 粘膜下層癌の順序で質的診断を進めていく。

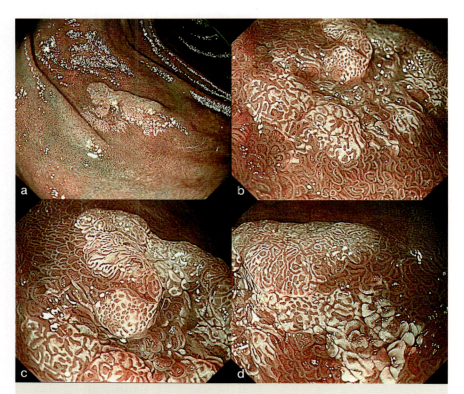

精査時の内視鏡像

a：画像強調観察において、病変全体に白色化（MWM/WOS）が認められる。

b, c, d：病変の境界は明瞭で、口側辺縁から中心部にかけて生検による変形（陥凹）がみられ、やや肥大した絨毛状構造がみられる（再生性過形成疑い）。周囲の小指様の絨毛状構造と異なり、白色調の病変部では類円形〜スリット状の pit 様の表面構造を認め、軽度の形状不均一がみられる。また、白色変化は腫瘍上皮部にほぼ限局しており、MWM/WOS として矛盾しない。

精査内視鏡のポイント（非腫瘍 vs. 腫瘍）

◆ 非腫瘍性病変の代表格として、異所性胃粘膜（先天性・後天性）、Brunner 腺過形成、過形成性ポリープなどがある。前 3 者は通常内視鏡でも容易に鑑別可能な場合が多い。異所性胃粘膜（先天性・後天性）は十二指腸第 1 部に限局し、境界明瞭な白色〜発赤調を呈する丈の低い隆起を示す小病変（10 mm 以下）で多発することが多い。Brunner 腺過形成は第 1 〜 2 部に好発し、粘膜下腫瘍様の立ち上がりを示す隆起性病変で、頂部に開口部（漿液性の粘液が漏出：いわゆる粘液産生隆起）を有すること、多発することも少なくない。

◆ このような良性病変で病変境界（demarcation line）明瞭な場合、拡大観察を用いた鑑別診断が必要となる。その際、特に過形成ポリープは通常白色光で鑑別困難な場合があるが、拡大所見である enlarged marginal epithelium（EME）が良悪性の鑑別に有用（あれば過形成）との報告がある。

精査内視鏡のポイント（腺腫 vs. 腺癌）

◆ Vienna 分類における category 3（低異型度腺腫）vs. category 4/5（高異型度腺腫・腺癌）の診断を進めていく。

◆ SNADET に対する組織学的異型度の診断には、腫瘍径や MWM/WOS（分布）、画像強調拡大所見が有用であることを我々が最初に報告した。最近では前述の通常内視鏡所見と同様に画像強調拡大所見においても、粘液形質別に組織学的異型度を予測する分類・診断システムの高い有用性が報告されている。

◆ それらの報告から、胃型の SNADET は全体の 10 〜 18 ％程度と少ないが、腸型に比し有意に異型度が高く category 4/5 が多い。そのことを反映してか、これらの報告に共通する category 4/5 の特徴的内視鏡像は、①局在部位：主乳頭口側、②腫瘍径が大きい（＞ 10 mm）、③表面構造：類円形（open type）・松毬様（closed type）が混在 / 不均一（multiple type）または単一性に closed type（胃型に特徴的）、④ MWM/WOS 陰性、を示す傾向にあると報告されている。

◆ 我々は MWM の分布と組織学的異型度との関連性を検討し、全体的（≧ 80 ％：entire type）に MWM を認めた場合、腺腫（low grade adenoma：category 3）の頻度が有意に高いと報告した。

◆ 本症例は腫瘍径 10 mm 以上で表面構造はやや不均一であるものの、第 3 部に局在し、MWM 陽性（entire type）、大部分が open type（pit 様：腸型に特徴的）の表面構造であることから、最終診断を下記のごとく考えた。

最終診断

◆ 腸型、15 mm 大、0-Ⅱa 様、低異型度腺腫

精査内視鏡のアドバイス

◆ 高倍率で拡大観察する際、スコープ先端とターゲット病変が 2 mm ほどに近接した

状態を保持することが重要で、それにはフードの装着が有用である。本症例では良好な視野を妨げる最大要因となる出血を避けるためにも、柔らかい黒フード（オリンパス社製 MB162/MB46）を装着している。また、空気量を少なめにし、十二指腸壁の緊張を緩めることも出血リスクの低減につながる。

- 腫瘍・非腫瘍を問わず、十二指腸には丈のある隆起性病変が多い。拡大観察の際、水を注入する水浸法は有用である。屈折率の変化により焦点深度が深まり、高低差のある病変でも近点・遠点ともに焦点の合った良好な画像が得られる。
- 最近の全国多施設検討において、SNADET 2472 例のうち多発例は 9%（同時 7%、異時 2%）と報告された。常に多発病変の存在に留意し、前述のごとく水平部以深の深部十二指腸までの観察に努めたい。

治療

- 非乳頭部十二指腸腺腫は、孤発性であっても経年的に組織異型度が増加すること、また一定の割合で治療前の生検診断よりも治療後の組織診断で異型度が増加していることを考慮して、十二指腸癌診療ガイドラインでは「非乳頭部十二指腸腺腫に治療を行うことを弱く推奨する」とされている。治療法に関する選択基準は未だないが、本症例は腫瘍径が 10 mm を超えており、表面構造の一部がやや不均一であったため、粘膜内癌の可能性が否定できないことより、cold polypectomy ではなく、高周波を用いた内視鏡切除を施行した。
- 本症例は腺癌であっても M 癌までの病変であり、サイズ的にも EMR で一括切除が可能と考えられるため、ESD より EMR を優先すべきとの意見があろう。しかし、①病変内に生検瘢痕があり、局注で良好な膨隆が得られず、スネアが滑る可能性があること、② SNADET の病理学的診断には免疫組織化学的検索（粘液染色など）が必須であり、断端がしっかりと確保された焼灼・挫滅の少ない切除標本が必要であること、の 2 点から hybrid ESD を施行した。

Hybrid ESD のポイント

- 全周切開に加え、トリミングをしっかりと行うことが重要である。病変と周囲粘膜とを十分に乖離することで、スネアリングがより確実となる。
- 内視鏡的切除後は、膵液・胆汁の暴露による遅発性穿孔のリスクがあるため、粘膜縫縮や PGA シートによって創部を被覆することが推奨されている。本症例ではクリップを用いて、粘膜欠損部を完全に縫縮した。

ESD 標本の病理組織所見

- 11×8 mm、管状腺腫、低異型度、腸型　（水平・垂直切除断端：陰性）

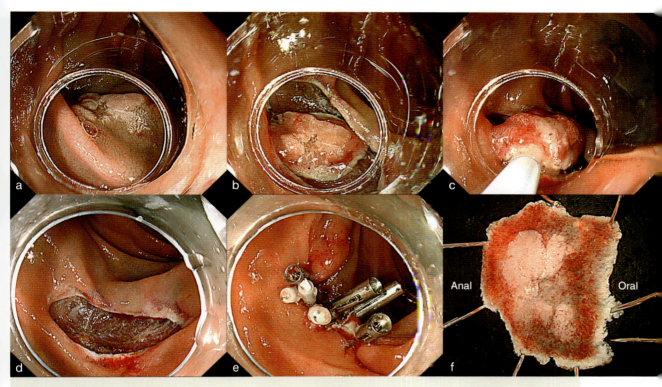

治療時の内視鏡像

a：ヒアルロン酸を病変とその周囲の粘膜下層に局注した。
b：全周性に切開した後、十分なトリミングを行った。
c：病変部直下にヒアルロン酸局注を加えた後、15mmスネアで絞扼して、通電・切離した。
d, e：切除後の粘膜欠損部をクリップで縫縮した。
f：ESD新鮮切除標本。境界明瞭、辺縁不整な白色調の扁平隆起性病変で、十分なマージンをもって切除されている。

フォロー

- 6週間、制酸剤（本例はPCAB）を内服させ、ESD 2ヵ月後にESD部の瘢痕化と遺残病変の有無を確認するため、上部消化管内視鏡検査を施行した。

フォローのポイント

- 前述のごとく、多発病変（同時性・異時性）を念頭において、深部十二指腸まで慎重な観察を行う。
- さらにSNADET患者では大腸腺腫（高異型度）や大腸癌が多い傾向があるため、大腸内視鏡検査を考慮する。

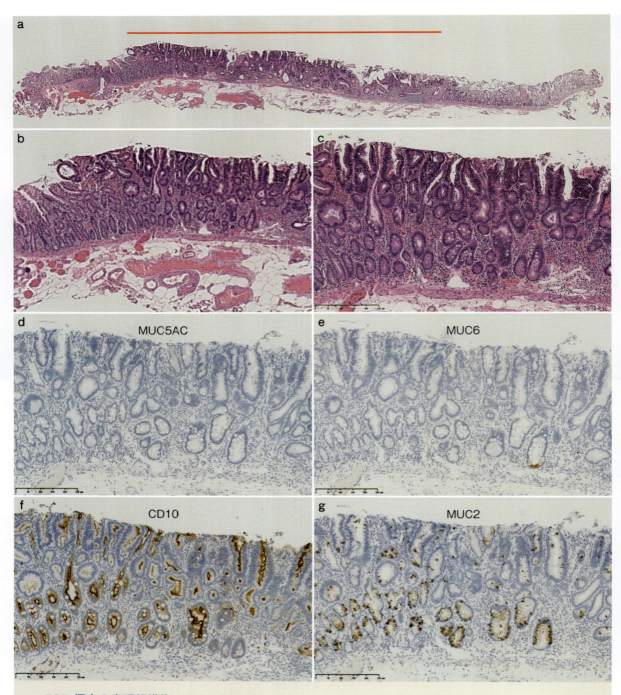

ESD 標本の病理組織像

a, b：明らかなフロントを形成して、粘膜の表層部を中心に明瞭な管腔を有する異型腺管が認められる。

c：核クロマチンの増量した紡錘形核を有する上皮細胞が、管状構造を呈しつつ増殖している。核の重層化は軽度で極性も保たれており、構造異型も軽度である。

d：MUC5AC 染色：陰性　　e：MUC6 染色：陰性

f：CD10 染色：陽性・びまん性　　g：MUC2 染色：陽性・散在性

症例のまとめ

- 早期胃癌内視鏡治療後のサーベイランス目的の上部消化管内視鏡検査で発見されたSNADET（低異型度腺腫・腸型）である。病変は第3部に局在していたが、深部十二指腸の観察を試みたため、発見することができた。局在、MM/WOS あり（entire type）、拡大観察された表面構造（大部分は open type）から、低異型度腺腫の術前予測が可能であった。生検瘢痕があり、焼灼・挫滅の少ない標本を得るために、hybrid ESD で病変を一括完全切除した。

おさえるべきエビデンス

- 本症例の診断・治療は、基本的に十二指腸癌診療ガイドラインに準拠して行った。

十二指腸癌診療ガイドライン2021年版, 十二指腸癌診療ガイドライン作成委員会, 金原出版, 東京

- 最近の3000例を超えるきわめて大規模な全国多施設検討の事後解析において、内視鏡的治療がなされたSNADETの多発例は9％（同時7％、異時2％）と報告されたため、常に多発病変の存在に留意し、水平部以深の深部十二指腸までの観察に努めたい。また、SNADET患者では大腸腺腫・腺癌の罹患率が高いことから、内視鏡切除には大腸内視鏡検査の施行を推奨したい。

Yamasaki Y, Kato M, Takeuchi Y, *et al*. Characteristics of synchronous and metachronous duodenal tumors and association with colorectal cancer: a supplementary analysis. *J Gastroenterol*. 2022; 58: 459-469.

第5章　十二指腸　　　群馬大学医学部附属病院 光学医療診療部 ◉ 竹内洋司

4
症例：80歳台前半、女性
検査目的：下腿浮腫、貧血の精査

発見

- かかりつけ医（クリニック）から下腿浮腫、貧血の原因精査目的で前医（二次医療機関）消化器内科に紹介された。詳細は不明だが脳梗塞の既往があり、アスピリン内服中であるものの休薬は可能と情報提供を受けている。消化器症状はなかったが生来内視鏡検査を受けたことがなかったため、前医で上部消化管内視鏡検査を施行され、ファーター乳頭部より5cm程度肛門側の十二指腸水平部に隆起性病変を指摘された。

発見のポイント

- 病変自体は明瞭な境界を有する隆起性病変で、視野に入れば見落とす可能性は低いが、明確な消化器症状のないスクリーニングに近い状況での上部消化管内視鏡検査でも、初めての内視鏡検査であれば十二指腸下行部で内視鏡を直線化して可及的に十二指腸の遠位部（できれば水平部）まで観察することが肝要である。

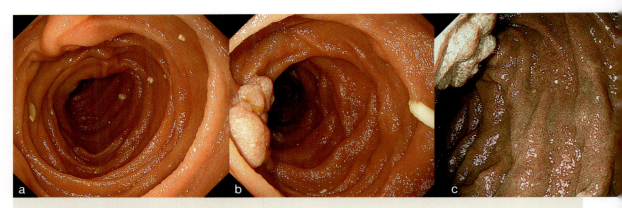

発見時の内視鏡像

a：十二指腸下行部。乳頭部周囲には病変を認めない。ルーチンの内視鏡ではこの程度の観察にとどめることが多いため、水平部の病変は通常発見されないことが多い。
b：内視鏡を直線化し観察した十二指腸水平部。屈曲側（内側）に白色調の隆起性病変を認めた。
c：十二指腸水平部のNBI観察像。内視鏡を挿入長の限界まで押し込んで挿入しても内視鏡がたわんで病変の遠位側は確認できず、病変の全体像が把握できていない。観察範囲内では明らかな浸潤の所見を認めない。

使用スコープ：GIF-H290

発見のためのアドバイス

◆ 内視鏡を直線化することで可及的に遠位側まで観察し、屈曲部でも死角を作らないように内視鏡のアングルを効かせた丁寧な内視鏡操作が十二指腸水平部の病変発見には必要である。

◆ ただし、症例の年齢や病変の悪性度などを考えると、超高齢症例の予後に影響しないような病変を発見するために遠位部まで観察することが本当に患者利益につながるのかは疑問である。

◆ もちろん発見された病変は放置するわけにもいかず、症例の日常生活動作（ADL）や併存疾患などを十分考慮した上で治療の必要性を検討するべきである。

◆ 今回は貧血の精査目的であったため遠位部までしっかり観察し偶発的に病変が発見されてしまったが、病変の発見だけを成果として捉えるだけでになく、検査目的を考慮して予後も見据えた臨床的に妥当な検査を日頃から心がけるべきである。

精査

◆ 発見時の内視鏡では全体像が観察できておらず、まずは全体像の把握が必要である。

精査内視鏡のポイント

◆ 通常白色光で観察を行い、まずは全体像を把握する。細径大腸内視鏡を押し込んで十二指腸水平部まで挿入し、病変の遠位側まで観察した。大きさは約20 mm強と判断した。

◆ 全体に上皮の変化により周囲よりわずかに隆起した病変（0-IIa型）であり、白色調で強い発赤や陥凹などは認めず、空気量や蠕動による変形も見られ、通常観察では浸潤癌の所見は認められない。

◆ 十二指腸においては、病理医によって腺腫、粘膜内癌の鑑別診断が異なることがある。内視鏡診断ではさらに明確な診断基準は確立しておらず、内視鏡診断では腺腫と粘膜内癌を明確に鑑別できない。

◆ 外科手術例における十二指腸の浸潤癌のリンパ節転移割合に関するデータは十分ではなく、現時点では浸潤癌であれば追加外科手術の適応と考えられている。一方、消化管の粘膜内癌は一般的に転移のリスクは低いと考えられる。すなわち、内視鏡治療で完結する粘膜内病変か、浸潤癌かの鑑別が治療方針の決定に必要となる。

◆ 一般的には消化管の浸潤癌では desmoplastic reaction（間質の線維芽細胞の増生に伴う線維化）による硬化像（空気量の変化による変形の乏しさ）やひだ集中、粘膜下層における腫瘍塊による正常粘膜を押し上げるような粘膜下隆起、浸潤癌の露出による粘膜表面構造の消失や癌浸潤に伴う潰瘍形成などが浸潤癌を示唆する所見と考えるべきである。

◆ NBI 拡大観察でも表面構造は明瞭で、明らかな浸潤癌を疑う所見に乏しく、やは

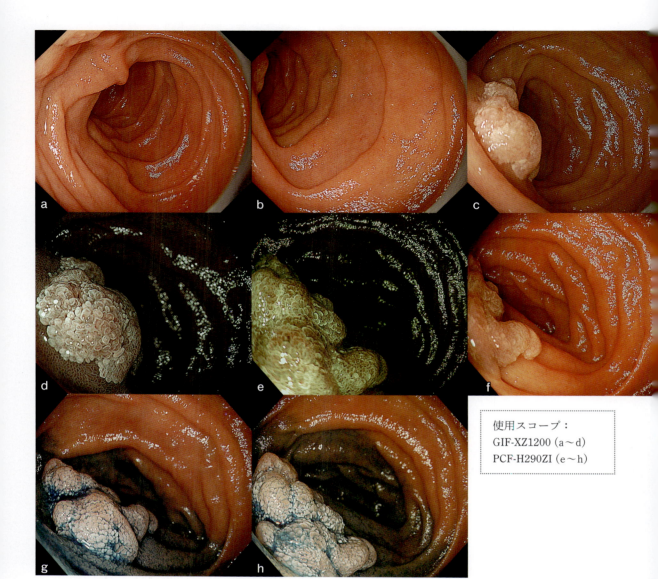

り腺腫もしくは粘膜内にとどまる癌と判断した。
- 生検は粘膜下層の線維化の原因となり、後の内視鏡治療（EMR や ESD）の際に手技を困難にする要因となりうるが、治療の危険性、偶発症の重篤さなどを考慮すると、侵襲のある治療を提供する上で組織的な診断の裏付けは必要である。意見が分かれるところではあるが、個人的には線維化も問題にならない underwater EMR を選択する場合、組織的な根拠を示すため生検は行うべきと考える。
- 本精査時では終始病変が内視鏡画面上 7 時方向に位置しており、大腸内視鏡の鉗子チャンネルが 5 時方向であることを考慮すると病変を絞扼しにくい部位である。治療の際に内視鏡の位置取りを工夫する必要があると推測される。本症例では術前検査は術者（筆者）が担当しておらず、直線化した際の画像が記録されていなかったが、治療当日に操作を試せばいいので術者本人による再検査は不要と判断した。

精査時の内視鏡像

a：十二指腸下行部乳頭部周辺。明らかな異常所見はなく、このまま検査を終了すれば病変を指摘できない可能性がある。

b：下十二指腸角周辺。内視鏡を直線化し下行部遠位側にまで挿入すると、画面左上にわずかに隆起性病変の辺縁が認識された。乳頭部遠位側までの観察とわずかな変化を見落とさない注意深さが病変の発見につながる。

c：病変の近接像。近位側しか観察できていないが、観察可能な範囲では病変自体に硬さを示唆する所見はなく、明らかな陥凹面や発赤も認めず、粘膜内病変と考えられる。

d：NBI 拡大観察像。表面は絨毛状の構造が明瞭に認められ、明らかな浸潤を疑う所見に乏しい。

e：病変中央部での NBI 拡大観察像。細径拡大大腸内視鏡を用いて病変の中央部を含め、全体を観察した。全体に絨毛状の上皮の変化を認め、浸潤癌を疑う所見を認めなかった。

f：病変の遠位側。細径大腸内視鏡に変更したことで病変遠位端が確認でき、全体に一様な絨毛状の上皮で覆われていることと、大きさが 20mm 強であることが確認できた。

g：インジゴカルミン散布後近位側近接像。もともと境界は明瞭であるが、境界や凹凸など全体像の評価がより鮮明となる。

h：インジゴカルミン散布後全体像。全体に絨毛状の粘膜で覆われていることが確認でき、浸潤の所見に乏しいことが確認できる。

最終診断

◆ 十二指腸水平部 屈曲側（内側）、粘膜内病変（腺腫もしくは粘膜内癌）、22mm 大

精査内視鏡のアドバイス

◆ 病変の遠位側を認識できなければ病変の全体像を把握できないため、遠位まで観察できる範囲が広がる大腸内視鏡は十二指腸病変の観察に有利である。先端フードを併用した浸水下での挿入によりトライツ靱帯を超えて空腸近位側までの観察も可能である。

◆ いかなる内視鏡治療時にも病変の遠位側に治療用デバイスの先端を持っていけなければ完全切除は不能であるため、遠位側を視認できるかどうかは内視鏡治療の可否の判断上不可欠である。さらに内視鏡治療時、特にスネアを用いた切除の際にはダウンアングルで粘膜を十分に押さえる必要があり、ダウンアングルの可動域が広い大腸内視鏡を使用することが手技を成功させるコツである。実際の治療時の動作の予行演習をしておくことが肝要であり、精査の際には細径大腸内視鏡で観察しておくとよい。

◆ 十二指腸における浸潤癌を疑う所見について一定の見解はないが、少なくとも他の臓器でも浸潤癌を示唆するような所見は十二指腸でも同様に浸潤癌を疑うべきであり、通常、色素散布、NBI 拡大観察でそれらの所見の有無を観察する。もちろん粘膜内病変のように見える病変が浸潤している可能性はあるが、それは切除後の病理診断で判断すればいいことであり、明らかな浸潤癌に手を出さないようにすること

が肝要である。

- 内視鏡を押し込んだ状態と直線化した状態では、内視鏡画面上の病変の位置が大きく異なる。また、その間の中間的な位置でも見え方が変わるので、最適な内視鏡の位置取り（病変を内視鏡画面上5時方向におく）ができるようにさまざまな条件を試してみるべきである。

治療

- 20 mm をやや超える大きさではあるが粘膜内にとどまると考えられる病変であり、内視鏡治療の適応と考えられた。アスピリン内服中で高齢者ではあるものの、ADL は良好で長期予後が望めることを考慮すると、最小限のリスクでの治療を選択するべきである。分割切除になる可能性を考慮しても underwater EMR による内視鏡切除が妥当と判断した。

➔ 治療時の内視鏡像

a：PCF-H290TI を押し込んでたわませた状態の通常観察像。やはり病変は内視鏡画面上左方向に位置する。水平部のためアングルやトルクでの可動域が限られており、この状態では病変を画面上5時方向に位置させることはできなかった。

b：直線化した際の内視鏡像。内視鏡を直線化した後に軸に左回転（トルク）をかけダウンアングルで観察することにより、病変を画面上5時方向に位置させることが可能となった。ただし、ダウンアングルを使い切ってようやくこの画面が出されているので、操作性は不良であった。

c：浸水下での病変の観察。内視鏡を一旦抜去し、先端透明フードを装着した上で再挿入し、十二指腸内腔の気体を吸引した上で浸水させ病変を観察した。操作性はやはり良くないが、画面上の病変の位置は5時方向で理想的である。

d：浸水下でのスネアリング。画面上5時方向に病変を位置させることができたため、スネアが鉗子チャンネルから出てきてすぐの場所で操作が可能である。事前に観察した病変の縦方向の広がりをイメージし、十分な大きさのスネアを全開にさせ、病変がスネア内に入るイメージを持ちながら、透明フードの先端で粘膜直を押さえ、さらにスネアシースでも病変を軽く押さえながらゆっくり絞扼する。

e：切除後の粘膜欠損部。創部を先端フードで押さえながら、遺残がないことを確認する。

f：止血鉗子（コアグラスパー）を用いて、拍動する血管をソフト凝固モードで処置する。遅発性穿孔を避けるため過通電は厳に慎み、最低限の処置にとどめるべきである。

g：ROLM (reopenable-clip over the line method) による創縫縮。送気量が多くなると内視鏡を創部に近づけることも難しくなってくる。

h：ROLM による完全縫縮後。

i：切除標本。隆起のため全周性に正常粘膜が確保されているかはこの画像ではわかりにくいが、内視鏡を振って辺縁を観察すると完全切除されていることがわかる。

使用スコープ：PCF-H290TI
使用スネア：ラッソホット 25 mm（メディカルリーダース）
注入した液体：生理食塩水
高周波装置：VIO 3 (Endocut Q effect 3, Forced coag. effect 5.0)

Underwater EMR のポイント

- 前述の通り、病変遠位側まで内視鏡を到達させるため、かつ、ダウンアングルの可動域が広いため、細径大腸内視鏡を用いる。
- 胆膵内視鏡の際には内視鏡の右アングルと内視鏡の軸を右回転（トルク）させて下行部に内視鏡を進め、右トルクは解除しないまま処置を継続することが多いが、水平部に内視鏡を進めて直線化した後、内視鏡の軸を左トルクさせながらダウンアングルを十分に使うことで、内視鏡が近位側に抜けることなく、内側の病変を 5 時方向に位置させることができる。
- Underwater EMR は病変を浸水させるのが難しいとの声も聞くが、十二指腸に水を溜める感覚ではなく、付近の気体を脱気した上で最低限の視野を確保する感覚で注

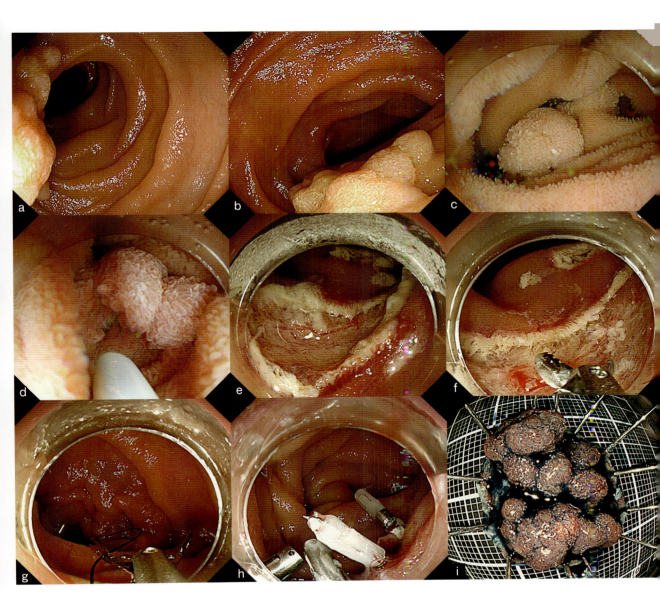

水する。特に胃内に気体が多いと、左側臥位では重力と反対側に位置する十二指腸下行部に空気が溜まりやすいため、胃内の空気を吸引し、ある程度水で満たした上で十二指腸に内視鏡を進めて浸水下の状況を作り出す。

- 送水量を減らすためにも、また視野の確保と内視鏡画面の安定のためにも先端透明フードは有効であり、処置の際は必ず使用する。

- 分割切除が容認できるとはいえ、一括切除が分割切除よりも優れていることは論を俟たない。一括で切除するためにスネア先端を必ず病変の遠位側外側に位置させてスネアを展開し、スネアの中に確実に病変が入るように調整し、スネアを閉じて病変を絞扼する。

- 穿孔を避けるために、スネアを粘膜に強く押し付けず、あくまで水中に浮かぶ病変を優しく掴むようにゆっくりスネアを閉じる。

- 切除後に病変が遠位側に流れてしまうことはまずないが、送気すると水とともに遠位側に転がりがちなので、切除後浸水下のまま可及的速やかに病変を回収する。分割切除となった場合でも内視鏡の再挿入を面倒がらず、ひとつひとつの標本を丁寧に回収する。

- 切除後、創部周辺の周囲粘膜を丁寧に観察し、病変の遺残がないかを確認する。遺残が疑わしい場合は迷わず追加で切除する。遺残病変の大きさや形態により、通電しない cold snare polypectomy を併用することもある。

- 切除後、創部を十分観察し、拍動する露出血管があれば止血用鉗子（上部消化管内視鏡用コアグラスパー）、もしくはクリップを用いて予防的止血術を実施する。

- 遅発性有害事象の予防のため、創部は可能な限り縫縮して終了する。

Underwater EMR のコツ

- 注入する液体は水、食塩水、視野確保用ジェル（ビスコクリア）などの報告があり、一長一短がある。筆者はあまりこだわらないが、簡便性と万が一穿孔が生じた際に刺激の少ない方が良いかもと考えて生理食塩水を使用することが多い。

- 水を使用した報告では低ナトリウム血症の有害事象が報告されているが、生理食塩水では心負荷となりうるし、視野確保用ジェルはコストがかかり、バイオシールドイリゲーターを準備する手間が必要である。水や生理食塩水の場合は、視野を確保するのに必要最小限の注入量にとどめることが肝要である。

- 病変の境界を明瞭に認識できるようにするため、NBI 下で処置をする。

- スネアは柔軟性がよく、強く押さえつけても筋層を絞扼しにくいと考えられる細めのスネアが適している。ラッソホット（25 mm；メディカルリーダース）は横方向の展開も良く、最近好んで用いている。

- 絞扼の際には病変の左右がスネアの内部に入っているか確認しながらゆっくりスネアを閉じる必要があり、そのためには内視鏡画面の安定が何より大事である。しっかりダウンアングルをかけることで先端フードを粘膜面に固定し、内視鏡が前後しないように慎重で安定した手技が要求される。

- 創部の縫縮は時に難しく、特に本症例は十二指腸脚の内側でダウンアングルをいっぱいに使用しても処置具が届きにくいため、クリップ単独による確実な閉鎖が難しいと判断した。ROLM は使用するクリップの数が多くなるが、糸とクリップの摩擦で縫縮を強固にするので、強くクリップがかけられない状況でも確実な縫縮が可能である。

切除後病理標本
- 切除断端は組織診断上不明と判断されたが、低異型度腺腫で内視鏡観察像と併せて治癒切除と考えた。

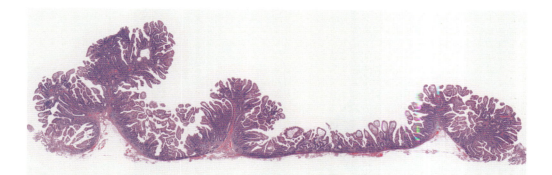

病理組織像

Tubular adenoma, intestinal type, duodenum. 円柱上皮細胞が管状絨毛状の構造を形成しながら密に増殖する。核の極性は概ね保たれており、異型は軽度である。表層分化が見られ、絨毛の先端部では細胞質の淡明化が認められる。切除断端は挫滅により評価困難である。

術後経過観察

- 病理診断上は断端の評価が不明とされたものの、内視鏡視診上は遺残なく切除できており、治癒切除と判断した。
- 遺残の可能性は否定できないため 3 ヵ月後実施した内視鏡検査では、局所遺残を認めなかった。

術後経過観察のポイント
- 有効性は明らかではないが、慣習的に術後酸分泌抑制剤（PCAB もしくは PPI）を投与している。
- 創部の治癒と遺残の有無の確認、および多発病変の検索のため、2〜3 ヵ月後を目処に内視鏡検査を再検する。

- 治療後でも病変のアプローチの難しさは変わらないため、できるだけ治療時と同じく細径大腸内視鏡を用いてできるだけ遠位側まで挿入し、治療後の瘢痕部を観察する。遺残の確認には拡大観察が望ましく、先端フードを装着したほうが良い。
- 同時多発病変を 7％ に、累積異時多発病変を 5 年間で 2％ に認めると報告されており、治療局所のみならず多発病変の存在にも留意が必要である。

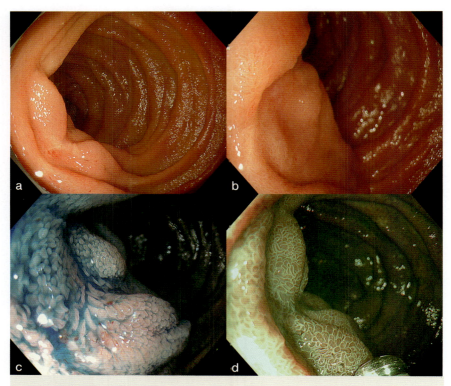

経過観察時の内視鏡像

a：PCF-H290ZI を用いた通常観察。瘢痕部と思しき変形と白色調瘢痕が画面 9 時方向に認められ、(この際も術者自身が検査できなかったが) 内視鏡をたわませた状況で観察していることが見てとれる。また、先端フードも装着されていない。

b：瘢痕部の近接拡大観察。非腫瘍と思われる周囲の粘膜と同じ絨毛状粘膜が周囲を完全に覆っており、明らかな遺残の所見は認めない。瘢痕の一部しか焦点が合っておらず、画面も少しぶれている。適切な処置具を使用せず、正確な位置取りができていない影響が出ている。

c：インジゴカルミン散布後の瘢痕部。非腫瘍性の絨毛に覆われ遺残の所見を認めない。

d：瘢痕部の NBI 拡大観察。やはり明らかな遺残を疑う所見を認めないが、フードを用いていないため拡大が不十分で、一部にしか焦点が合っていない。この後、組織確認のために生検を採取し、遺残がないことを確認した。

症例のまとめ

- 抗血小板薬内服中の高齢女性に偶発的に発見された十二指腸腺腫の症例である。病変の大きさからは ESD も選択肢には上がるが、悪性、もしくは浸潤癌を積極的に疑う所見に乏しく、生命予後に関与する可能性は低いため、局所の根治性にこだわる根拠に乏しいと判断した。疾患背景からは内視鏡治療に伴う有害事象が致命的になる可能性すらあるため、安全性を優先させたマネージメントが必要と判断した。分割切除になる可能性を考えても underwater EMR が妥当と判断し、ROLM による創閉鎖術も併せて行うことで、有害事象を伴うことなく安全に治療ができた。切除標本の組織診断では切除断端の評価は不明ではあったものの、根治切除が期待できる結果であった。内視鏡的な短期成績にとらわれず、患者背景を考慮した臨床的に妥当な治療方針を選択した症例である。

おさえるべきエビデンス

- Iwagami らは、20 mm を超える病変も含めた散発性の十二指腸非乳頭部腫瘍に対する underwater EMR の長期成績を報告している。20 mm を超える大きな病変や分割切除例では遺残再発が発生する可能性が高くなるため十分な経過観察が必要ではあるが、再発症例でも適切な経過観察と適切な追加治療がされれば良好な経過が得られることを報告している。

 Iwagami H, Takeuchi Y, Yamasaki Y, *et al*. Feasibility of underwater endoscopic mucosal resection and management of residues for superficial non-ampullary duodenal epithelial neoplasms. *Dig Endosc*. 2020 May; 32(4): 565-573.

ESD エキスパートが教える
上部消化管内視鏡診療のすべて ◉ 索引

ア

アルコール　2

イ

インジゴカルミン　36, 81, 180, 192, 208, 236
異時性胃癌　247
異所性胃粘膜　17, 40, 258, 267
胃角部　29
胃穹窿部　29
胃腺窩上皮化生　40
胃前庭部　29
胃体部　29
胃底腺型胃癌　168
胃底腺型腺癌　169
胃底腺粘膜型腺癌　169
胃粘膜下腫瘍様病変　174
胃幽門部　29
萎縮粘膜　235
糸付きクリップ　46, 95, 142, 212
印環細胞癌　228
咽頭反射　72

エ

エンドスウィーパー　254
エンドセイバー　12
塩酸ペチジン　2, 52, 72

オ

嘔吐反射　64

カ

ガスコン　113
下咽頭後壁　72
下十二指腸角　39, 250
化学放射線療法　99
過形成ポリープ　235, 267
画像強調内視鏡　2, 16

ク

潰瘍瘢痕　223
拡大内視鏡　2

キ

気管切開法　11
逆萎縮　207
穹窿部病変　171
狭窄予防　118
胸部食道　16
局注液　23
局注針　23

ク

クッションサイン　151
グリセオール　56
クリップ　46
グルカゴン　265

ケ

ケナコルト　111, 162
経口挿管　9, 55
経鼻挿管　9, 55
経鼻内視鏡　4
頸部食道　16
頸部リンパ節再発　84
血管透見不良　114

コ

孤立性静脈瘤　154
口腔癌　6
好酸球性食道炎　19
光線力学療法　102, 139
喉頭鉗子　13, 61
喉頭鏡　9
喉頭展開　9
喉頭浮腫　12, 14, 76

索引　283

サ

サルベージ ESD　102
佐藤式弯曲型喉頭鏡　72, 81
細径大腸内視鏡　273
細径内視鏡　12
酢酸　132, 236

シ

ジメチコン　32
自己免疫性胃炎　169, 207
持続吸引カテーテル　254
色素沈着　2
色素内視鏡検査　16
樹枝状血管　159
十二指腸球部　257
十二指腸水平部　272
術後狭窄　128
除菌後胃癌　186, 214, 227
消泡剤　113
小弯　32
上十二指腸角　39, 250
食道アカラシア　144
食道胃接合部　18, 130
食道入口部　116
食道癌取扱い規約　109
食道扁平上皮癌　16, 89
食道扁平苔癬　148
食道メラノーシス　18
神経内分泌腫瘍　207
進行食道癌　99
浸水下 ESD　204

ス

スクラッチサイン　192
ステロイド局注　111

セ

舌癌　6
舌根　78

腺窩辺縁上皮　208
腺癌　259, 267
腺腫　259, 267, 273
先端系ナイフ　12, 36, 95
先端フード　114, 164
全周切開　36

ソ

早期胃癌　28
早期食道癌　114
側方範囲診断　224

タ

ダブルマーキング　190
体部小弯　214
大腸内視鏡　275
大弯　29
大弯ひだ　200

チ

チオ硫酸ナトリウム　89
地図状発赤　186, 222, 241
中咽頭反転法　78
超音波内視鏡下穿刺吸引術　174
超音波内視鏡検査　21, 90, 92, 151, 174
腸型腺腫　220
腸上皮化生　201, 235, 241
鎮痙剤　60, 265
鎮静剤　2

テ

ディスポーザブル高周波スネア　147
デトキソール　92
デュアルナイフ　12, 23, 111, 225, 254
デンタルフロス付きクリップ牽引法　239

ト

ドット状血管　72, 78, 160
トラクションデバイス　13, 55, 212

トリアムシノロン　25, 116

ニ

日本食道学会分類　20

ネ

粘液形質　40
粘膜萎縮　201
粘膜下層癌　266
粘膜下層剥離　24, 36
粘膜切開　23, 36
粘膜内癌　236, 266, 273
粘膜内白色不透明物質　41

ハ

ハイドロコートン　76
ハサミ型ナイフ　95
バルサマウス　4, 72
バルサルバ法　4, 66, 72
ハレーション　195, 214
バレット食道　135
バレット食道・表在腺癌に対する拡大内視鏡分
　類　131
バレット食道腺癌　18, 131
白色光　2
白苔　78, 130

ヒ

ヒアルロン酸　204
ビスコクリア　90, 92, 183, 278
ピュアスタット　118
ピンクカラーサイン　66, 121
非乳頭部十二指腸上皮性腫瘍　264
微小血管構築　224
表在咽頭癌　7
表在型非乳頭部十二指腸上皮性腫瘍　39, 250
表面微細構造　224
病変境界　267

フ

フード　114
ブスコパン　265
ブチルスコポラミン　60
フラッシュナイフ　12, 140
フラッシング　2
フルズーム浸水法　34
ブルンナー腺過形成　40, 258, 267
プレ凝固　254
ブレード型ナイフ　23, 36
フレックスループ　197
プロナーゼ　32
プロポフォール　2
腹腔鏡内視鏡合同手術　47
分化型胃癌　20
分化型早期胃癌　224

ヘ

ペチジン　2, 52, 72
扁平上支下乳頭内血管　18
扁平上皮癌　7, 16

ホ

ボーリング生検　174
ボスミン　81
ポリープ様病変　235
ポリグリコール酸　46

マ

マウスピース　4, 66
マルチベンディング2チャンネルスコープ
　231
マロリー・ワイス症候群　127
慢性萎縮性胃炎　235

ミ

ミダゾラム　2, 52
未分化型腺癌　228

索引　285

ム
無血管領域　114

メ
メラノーシス　2, 58, 71

モ
毛細血管拡張症　18

ヨ
ヨード染色　8, 16, 75, 89, 92

リ
梨状陥凹　2
輪状後部　4, 72

ル
ルゴール染色　61

A
adenocarcinoma　241
AIM：acetic acid-indigocarmine mixture　132
AVA：avascular area　20

B
background coloration　121
BLI：blue laser imaging　2
brownish area　53, 58, 114
Brunner 腺過形成　40, 258, 267

C
C 字切開　109
carcinoma in situ　139
Chicago classification　144
CLS：closed-loop structure　252
cold snare polypectomy　278
crypt opening　169
CSP：cold snare polypectomy　43

D
demarcation line　185
desmoplastic reaction　273
DL：demarcation line　41, 208
Dual ナイフ　12, 23, 111, 225, 254
dysphagia score　129

E
EBV 関連胃癌　178
eCura system　35, 206
ELPS：endoscopic laryngopharyngeal surgery　66, 81
EME：enlarged marginal epithelium　41, 267
EMR：endoscopic mucosal resection　36
endocrine cell micronest　210
endocytoscopy　145
ESD：endoscopic submucosal dissection　36
esophageal lichen planus　148
EUS：endoscopic ultrasonography　21, 90, 92, 151, 174
EUS-FNA：endoscopic ultrasound-guided fine needle aspiration　174

F
field cancerization　63, 69
Flush ナイフ　12, 140

G
gel immersion endoscopy　183

H
H. pylori 現感染胃癌　28
H. pylori 除菌後胃癌　28, 186, 214, 227
H. pylori 未感染胃癌　28, 228
hybrid ESD　268

I
IEE：image enhancement endoscopy　2, 16
inter-vascular background coloration　18, 121

intervening part　169

IPCL：intrapapillary capillary loop　18, 137

IT ナイフ　23

IT ナイフ 2　219, 244

IT ナイフ nano　92

J

JES-BE 分類　131

L

LCI：linked color imaging　16

light blue crest　202

M

marginal crypt epithelium　208

MESDA-G　34, 185

microsurface pattern　185

microvascular pattern　185

multi-bending scope　225

multi-loop traction device　153, 155

multi-point traction 法　147

MWM：milk-white mucosa　265

N

NBI：narrow band imaging　2

O

OLS：open-loop structure　252

OS-1 ゼリー　183

OTSC：over-the-scope clip　46, 261

P

PDT：photodynamic therapy　102, 139

pocket creation method　45, 164, 261

POEM：peroral endoscopic myotomy　144

post ESD coagulation　244

R

radial incision and cutting　164

RDI：red dichromatic imaging　125

right turn shortening　265

ROLM：reopenable-clip over the line method　276

S

sig：signet ring cell carcinoma　228

SMT 様隆起　131, 151

SNADET：superficial non-ampullary duodenal epithelial neoplasia　39, 250, 254

S-O クリップ　171, 172 , 244

SSBE：short-segment Barrett's esophagus　18

SWS：small white signs　131

T

tumor thickness　77

TXI：texture and color enhancement imaging　78, 169

type A 血管　20

type B1 血管　20

type B2 血管　20

type B3 血管　20

type R 血管　20

U

underwater EMR　44, 277

V

verrucous carcinoma　145

Vienna 分類　267

VS classification system　185

W

water pressure method　45, 204, 253

whitish area　228

WLE：white light endoscopy　159

WLI：white light imaging　169

WOS：white opaque substance　41, 252, 265

ESD エキスパートが教える
上部消化管内視鏡診療のすべて

定価 (本体 7000 円＋税)

2024 年 11 月 3 日　第 1 版

編　集	菊池大輔
発行者	梅澤俊彦
発行所	日本医事新報社 www.jmedj.co.jp
	〒101-8718 東京都千代田区神田駿河台2-9
	電話 03-3292-1555 (販売)・1557 (編集)
	振替口座 00100-3-25171
装　丁	Malpu Design
印　刷	ラン印刷社

© 2024 Daisuke Kikuchi, Printed in Japan

ISBN978-4-7849-0100-5

JCOPY ＜(社)出版者著作権管理機構 委託出版物＞

本書の無断複写は著作権法上での例外を除き禁じられています。
複写される場合は，そのつど事前に(社)出版者著作権管理機構
(電話 03-5244-5088・FAX 03-5244-5089・e-mail：info@
jcopy.or.jp)の許諾を得てください。

電子版の閲覧方法

巻末の袋とじに記載されたシリアルナンバーで、本書の電子版を閲覧できます。

手順① 弊社ホームページより会員登録（無料）をお願いします。
（すでに会員登録をしている方は手順②へ）

会員登録はこちら

手順② ログイン後、「マイページ」に移動してください。

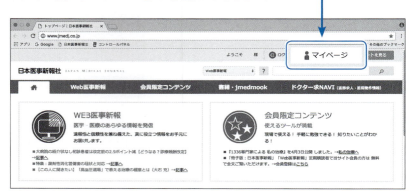

手順③ 「電子コンテンツ」欄で、「未登録タイトル（SN登録）」を選択してください。

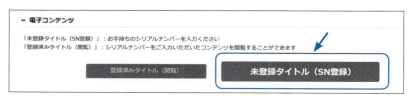

手順④ 書名を入力して検索し、本書の「SN登録」を選択してください。

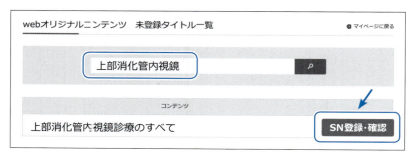

手順⑤ 次の画面でシリアルナンバーを入力すれば登録完了です。
以降は「マイページ」の「登録済みタイトル」から電子版を閲覧できます。